# つながりあう「いのち」の心理臨床

## 患者と家族の理解とケアのために

木村 登紀子

新曜社

# はじめに

本書は、患者と家族が医療の場でどのような体験をしているのか、必要なケアを提供するにはどんな方法があるのかを、主として心理学の立場から問い、理解しようとしている。

そして、この問いの根底には、病気であろうとなかろうと、限りあるいのちを生きるわれわれが、医療の場で、相互に理解し支え合って生きていくにはどうしたら良いのか、それを探究して実現したいという願いのようなものが在る。筆者が、こうした問いと願いを抱くのは、おそらく次のような体験があるからだろう。

ひとつづつ　風を伝へて　もみぢ逝く

これは、1999年の秋に、筆者がはじめて単著を出版したとき、友人や知人に献本する際に添えたことば（一句）である。そのとき筆者の脳裏にあったのは、人が、それぞれのいのちを生きて、ひとりずつの人生を通して自分が生きた証を、あるいは与えられたいのちのメッセージを伝えて、この世という舞台を通り過ぎて行く姿であった。とくに、その十数年前に、生後5ヵ月足らずのいのちを懸命に生きた次女に贈る一句でもあった。もみぢ（紅葉）のような手の乳児が、その存在によって、いのちという見えない風に乗り、風に舞う葉っぱという形で、風からのこの世へのメッセージを伝えてくれた。そして、早すぎる晩秋を迎え、静かに、しかし陽を受けて輝いて逝った。ごくろうさま、ありがとう、みんなに伝えるからね、安らかに……という想いであった。

この子の遺したメッセージを、どのように「心理学のことば」に直して人びとに伝えるかが、その後の人生課題となって、筆者の研究と教育と心理臨床を導いたと思う。そして、上に述べた著書、『医療・看護の心理学――病者と家族の理解とケア』（川島書店刊）の執筆の動機ともなった。そして現代の医療状況への問いと答えの模索、また、筆者の置かれた教育と研究と心理臨床という職業上と専門性の立場から自らに問われてくること、あるいは筆者には個人的な種々の経験が偶然の中の必然性とも思えたことなどについて、この書に記したのだった。これらの執筆の動機と契機は、本書においても踏襲されている。

当時、筆者は、聖路加看護大学の心理学担当の教員であり、看護の研究と教育を側面から支える任にあった。そして2001年春、心理学科を新設することになった現在の職場、淑徳大学に移って、後輩たちに臨床心理学の理論と技とを伝えることになった。

**身を埋めて　いのち育む　落ち葉かな**

これは、前任校を去るにあたり、その広報誌に教員として最後に遺したことばである。これからの人生を後輩の指導にあたりながら、心理臨床という側面から「いのちの風」を伝えるために、自分へ課した所信表明のようなものである。しかし現状は、ひと様からいのちをもらって生き延びている、要注意の「紅葉マーク」かもしれない。

本書では、前書で試みた、医療の場の患者と家族の心理学的な理解への模索を踏まえているが、とくに、病気や死別の苦しみの中で、しばしば患者と家族が直面する「生きることへの問い」をどう理解し、そのときどのように「生きることへのケア」を提供できるのか、ともにそこに身を置きながら、何らかの支えとなるにはどうしたらよいのかを、模索している。その際、心理臨床的な知見や技をどのように応用できるのか、また、患者と家族とケア提供者の相互的な対人関係において、どんなことが生じており、ケア提供者の側に必要な態度はどのようなことであるかについても、述べたいと思う。
また、個別的な現場のケア提供において実際的な問題として不可分に絡んでいるのが、その組織における施設運営のあり方や人件費を賄う予算、病院を例にするなら病棟あたりの人員の数や質の確保、その人がベッドサイドに居られる時間などであり、これら社会システム上のハードとソフトの接点が問われなければならない。その上でこそ、それをどう運用してより良いケアを提供するのかという問題設定がはじまるのである。しかし本書はケアにおける心理臨床にテーマを絞ることとし、これらの問いについてはあまり取り上げていない。せめて、現場で切実となる点を、例をあげて問題提起するという形をとらせていただいた。一市民としては、医療の状況を少しでもより良くしていくための、折々の発言と実践の努力をしていきたいと思っており、本書に記して問うている内容も、そのささやかな自分なりの努力のつもりではある。

それを棚上げにしても、実は、長年、どうもしっくりこないが、かといって積極的な代案もなく、何となくやましい気持ちを潜ませながら抱えてきたことがある。そのことについては、幸い２００４年から大学で「人間性心理学」という科目を担当させていただいており、毎年、最後のひとこま、筆者があがいているこの疑問への答えを模索しつつ、学生を相手に話をさせてもらってきた。３、４年生が履修していることもあって、いろいろ反応してくれる。そのおかげで、ようやく最近、問題の焦点を一般化してことばにすることができるようになってきた。本書においては、そのことも意識的に取り上げてみる。

すなわち、長年の何となくやましい疑問とは、臨床心理学における主要なアプローチのひとつであって、筆者も基本的にはその立場に同意しているところの、心理学における第三の潮流と標榜される人間性心理学《ヒューマニスティック・サイコロジー》をはじめ、実存心理学においても強調される主張の一部分についてである。たとえば、本書において筆者自身も大いに語っているのであるが、臨床の場において重要なのは、その人の主体性を確保し、それを重んじることである。医療の場においても、患者の自己決定は、十分に保証されなければならない、そのためには、インフォームドコンセント（説明と同意）が丁寧になされる必要がある、……と言われている。しかしながら、医療の現場に限らず、世の中にはそうした自己決定を可能とする選択肢がそろっていない場合がしばしば存在するのである。自己決定、自己責任という大義名分においてなされる非人間的な強制であったり、筆者を含めて、当事者の傍に居て、役に立ちたいけれども本質的にはどうしようもない状況での、ケア提供者の自己欺瞞とはなっていないないだろうか。

この主体性の確保については、前書において、V・フランクルの言う、意識性存在と責任性存在としての人間の「態度価値」に言及して、その重要さを述べたが、自己決定をなし得ない存在、つまり主体性を発揮できない場合に、人間は生きるに値しないのかという筆者の問いは、前書において、一応の答えに到達している。それは、関係性において生きる人間の姿を浮き彫りにすることによって、見えてきたことであった。この点については、重複になるが本書においても再び論じてから、その後の問いである心理臨床的なケアやケア提供者のあり方、また、自己決定に潜む残酷さなどについて検討してみるつもりである。これらについては、主として、第4章に述べることになろう。

このように述べると、人間性心理学や実存心理学が、いかにも問題があるかのような印象を与えてしまったかもしれないが、筆者にとっては相変わらず、基本としている好きな学派である。人間性尊重は大切であり、それを標榜している学派の知見を借りて、この書の論を展開しているわけである。筆者が上記のようなことに触れたのは、その中にも一部に欺瞞点が潜んでいないかという警鐘としてである。そして考察するならば、そうした問題点は、何も米国人間性心理学や実存心理学派に端を発するものではなく、西欧社会に根ざしている人間観、すなわち、人間は理性と意志をもった存在であり、そこが動物とは違うのであるから、できるだけ曇りのない理性でものごとを捉え、正しく判断をして、それを意志をもって実行することが大切であるという、西欧社会で当然とされている見方への、筆者の同意しつつの、小さな、しかし強い疑問なのである。精神的な病いで現実認識のできない人を含めて、意識性存在たりえない、責任をとりえない状況に置かれた人をどう救出するのかということへの、筆者の問いなのである。

本書における基本的な問いは、以下のように表現できる。

「医療の場において、患者や家族は、どのような体験をしているのだろうか。それは、心理学的にはどのように理解され得るのだろうか。そして、人間が、どんな状態にあっても、それぞれの人が十分に〝その人らしく〟生きられる医療の場は、どんなところか。そして、それはどのようにして実現可能なのだろうか。」

本書の目的は心理学の立場からこの問いを探求し、果たせる役割を見出すことである。そして、その際、医療の場を単なる治療の場や死に逝く場所としてではなく、人間が人間らしくともにつながって生きる場として捉えなおすことを試みる。

もともと本書は、筆者の博士学位論文を基本にしている。そのため研究の方法論が詳述されているが（第1章）、そうしたことに興味のない方は第2章から読んでいただいても意味は通じると思う。

研究の方法論としては、筆者が研究に着手した１９８０年代の学界の状況と、現在の質的研究の発展とでは雲泥の差があり、筆者が用いた方法は、一例報告の、しかも断片に切り取った形であり、今から見れば不備はあるが、質的研究の多様性の範囲のものと位置づけている。病気と病者を抱えて生きる人々が遭遇する「生きることへの問い」とそれへのケアという課題に迫ろうとするときには、一例報告であっても1人称の事例であっても、少なくともそれぞれが現実に起こったこととしての重みをもっている。それらの中に潜む普遍的な人間性の姿をどこまで読み取ることができるかが、問われるのだと思う。今、筆者から見えている現実を捉えて言語化して提出し、われわれがそれぞれの場所で何ができるのか、何をする必要があるのかを、ともに考えるきっかけとなって欲しいと願っている。

# 目次

## 第1章 患者と家族を理解するとはどういうことなのか

本章では、「患者と家族を理解すること」というテーマに心理学の角度から取り組むために、この大きな課題をまずいくつかの問いに分けてみる。そして、それらの問いにアプローチするためには、どんな方法論的な前提を踏まえなければならないのか、具体的にどのような方法が相応しいのかについて検討する。そして、本書で主として採用している方法とその特徴、併用した方法の必要性、それらの方法を使用する際の枠組みなどについて、できるだけ明確にしたいと思う。

### 第1節　問いの設定

#### 1　前提となる問い

本書は、さまざまな種類と程度の病気や障害を抱え、ときには死を意識しながら、患者とその家族が、人間としてどのように生きようとしているのかに焦点を当てて、その姿を理解することを試みる。そして、それぞれの状況で、あるいは個々の状況を超えて、その人らしく生きるにはどのようなケアを必要としているのかを探究したい。

また、このテーマを扱うには、何らかの意味で価値の問題を避けて通ることができなくなるので、主として科学としての心理学に依拠しながらも、価値包括的な視点を排除せず、場合によっては、積極的に関連する諸学の智恵を求めることにする。

この大きな問いを心理学の角度から扱うことができるように、本書ではいくつかの「問い」に分割し、それらの問いの探求のための方法論を選択する。その際、それらの方法論の依って立つものの見方や、研究の前提、明示的ないしは暗黙のうちに機能しているであろう人間観（患者観や病気観）をも視野に入れて検討を試みる。その上で、具体的な方法、その枠組み、データ収集の手続きについて述べてゆく。

## 2　7つの問いに分ける

本書の大きな問い（テーマ）を、心理学的に取り扱うために、次の7つの問いに分割した。

**問1**　医療の場において、患者と家族はどのような体験をしているのだろうか。
**問2**　患者と家族は、どのような理解とケアを必要としているのだろうか。

問1は、医療の場を、単なる病気の治療や回復、健康の維持や増進、あるいは死に逝く場所、看取る場としてだけではなく、人間が「人間らしく生きようとする場」として捉え直すために、まず、人々が、実際にそこでどんなことを体験しているのかを把握しようとするものである。そして、問2は、そのような患者と家族は、どのような理解とケアを求めているのかという問いである。そして、この問1および問2に答えるには、患者や家族の心理的な体験の根底にある、存在としての人間の営みを視野に入れる必要が生じてくる。このような存在の次元を含めて人間の「こころの動き」を理解することによって、その時、どのような援助が相応しかったのかを明らかにすることが可能となるであろう。

**問3**　医療の場における大小のさまざまな危機的な状態あるいは限界状況において、患者と家族は「人間として」どう生きようとしているのか。

**問4**　人間としてどう生きるかが問われる状況に直面している患者と家族を、心理学の立場からはどのように理解し、より良いケアを提供できるのか。その方途は何か。

この問3および問4は、人間存在の根源的なあり方への模索を含むことになる。医療の場においては、突然患者となって救急救命処置を受けるとか、重篤な慢性疾患を抱える、生涯にわたる後遺症を告知される、あるいは不治の病や残された余命の宣告を受けるなど、生と死をめぐる危機的な状況が日常的に生起している。また、他の人から見れば些細なことであっても、その当事者にとっては大きな危機となるような出来事もある。それらを、心理学の立場からはどのように把握しえるのだろうか。そして、そのとき、患者と家族が真に必要としているのは、どのようなことなのだろうか。いずれにしても、問3および問4は、本書の中心的な問いとなる。

**問5**　なぜ、当該の具体的な状況や場面が研究対象として選び取られたのか。そして、なぜ、そのような理解がなされ、そのケアが必要と見なされたのか。それらは、研究の目的に適っているのか。

これは、研究方法が研究の目的に適っているかという判断にかかわる問いである。研究そのものの認識上の前提への問いでもあり、また、角度を変えて言えば、研究者の人間観、この場合は患者観や援助観の吟味を要求する問いでもある。研究上の仮説的な、あるいは暗黙の前提となる人間観として、必要に応じて言語化し提示する必要があるだろう。

**問6** 患者と家族をはじめとする医療の場に生きるさまざまな人々を、理解しケアするための概念枠組みあるいは理念モデルは、どのようなものが相応しいだろうか。医療の場における人間性の尊重にとって示唆的な、新しい理念モデルを提出できるだろうか。

**問7** 以上の知見を踏まえ、改めて、医療の場における患者と家族にどのような心理臨床的ケアが提供できるのだろうか。また、人間を尊重することにとって、心理学的な理解とケアの吟味だけで足りるのだろうか。

問6では、問1から問5までの結果を踏まえて、それぞれの状況にあって、人間としてより良く生きようとする患者と家族、あるいはそれらの人々にケアを提供する人々を理解しケアするために相応しい概念枠組み、あるいは理念モデルはどのようなものであろうかを考える。医療の場に対して、あるいは、個々の医療従事者や患者と家族に対して、何らかの意味で貢献できるような新しい提言ができないだろうか。

そして、問7は、理念モデルによる把握でははみ出してしまう個別的な人間とその生きる姿を理解し、ひとりひとりが必要としているケアをどのようにしたら提供できるかについて模索するための問いである。第一には、それぞれの状況に置かれた各人にとって、どのようなケアが必要かを問うことになり、第二には、それらのケアを提供するために、社会的啓蒙や社会的システムをいかに構築してゆくかという課題をも含むことになる。

問1および問2については主として、本書の第2章と第3章の前半で述べる。問3については本書の第3章の後半において、問4については、第4章で取り上げる。問6については第5章で検討する。問5および問7については章立てには反映されておらず、本書において詳述されていないが、必要に応じて各章において言及されている。

## 第2節　テーマにアプローチするための方法論の模索

### 1　患者の心理学的理解にまつわる、さまざまな問題

一口に患者（と家族）を理解するといっても、患者のどういう側面をどのように理解するのか、何をもって理解したと言いえるのかという問題（問い）が生ずる。

そもそも人を人が理解するという場合、理解される人も理解しようとする人も、時々刻々に変化している。この、変化するものを変化しているものがどう捉えるのかという問いは、物を扱う物理学においてさえ解決困難なテーマである。まして、人間が人間を理解する場合、各人の内面そのものが不可分に絡み合う。またある人がその人の独自な枠組みに沿って捉えるのであり、その尺度となる「ものさし」そのものが、刻々変動しているわけである。

本書では、ケア提供を医療の場に限定して検討する。ケアする者を「医療従事者」と呼ぶが、医師、看護師、保健師、心理カウンセラーなど、広義の意である。医療の場における患者と家族への、より適切な理解とケアの方法を見

出していきたい。

さて、医療従事者が「患者を理解する」場合に、次のような4つの重大な問題に直面する。

第一の問題は、われわれの捉えている世界は外在的な実在なのか、それとも単なる自分の内面世界の反映としての、われわれの主観によって知覚された世界なのかという問いである。本書のテーマ（課題）に即して言えば、「医療従事者が患者を理解する」という場合、理解の対象としての「患者」は、認知の主体である医療従事者にとって、客観的な実在なのかという問題であり、ここで「心理学的事実とは何か」という疑問が浮かび上がる。

第二は、理解の対象となっている「患者」の側の認知に関するもので、患者の見ている外界をその人の内側から捉える必要性である。人間の外界把握が、万人に共通に成立する外在的客観的実在をそのまま捉えているのではないとすれば、誰かを理解しようとする際、ある状況でその人が自分の外界をどのようなものとして捉えたのかを知らなければならない。そのためには、われわれは「その人の眼に映った外界を、当人の内側から理解しようとする作業」を必要とする。

第三は、第一と第二の問題から派生する事柄である。すなわち、患者の内面世界をできるだけ患者に即して「ありのまま」に捉えようとするならば、医療従事者は自己の内面を吟味し、自分のもつ「ものさしやフィルター」を自覚しながら、同時に患者の見ている世界を相手の内側に入り込んで捉えなければならない。

第四の問題は、医療従事者と患者が医療場面において対面するとき、患者を見ている医療従事者（認知の主体）が、実は「患者によって見られている対象（被認知者）」となり、この認知の主体と客体との逆転関係が、医療従事者と患者の双方に同時に起こっているということである。たとえば、患者は「何日ぐらい入院が必要ですか」などと問いながら、実は医療従事者から言語的および非言語的に発せられる種々のメッセージを注意深く観察し、言外の意味をも読み取ろうとしている。そして、得られた情報を患者なりに意味づけて一喜一憂したりする。一方、医療従事者もまた、患者の種々の反応によって意識的ないし無意識的に影響を受けながら応対している。こうして時間経過に伴って時々刻々に変化する状況の中で、両者間のコミュニケーションが多様な可能性をはらみながら展開されていくのである。

上記の第一の問題は、心理学の人間における知覚と認知という領域にかかわり、以下の（1）において検討する。第二と第三の問題については、心理学における現象学的アプローチといわれる学派の知見を参照しながら、（2）において多少とも検討を行なおう。第四の問題に関しては、相互作用という側面からは、心理学における対人認知論やコミュニケーション論、あるいはグループ・ダイナミクス論における検討を参照することになるだろう。そして、特に患者を「かけがえのない存在」として理解しケアしようとするとき、医療場面における「出会い」や「我《われ》－汝《なんじ》関係」の問題として吟味する必要がある。この側面は、以下の（3）に示している。

それでは、これら4つの問題のそれぞれについて、心理学の立場からはどのような議論があり、また、患者（家族、医療従事者）をよりよく理解しようとするための方法論とどのように関連するのかについて、吟味していこう。

## （1）心理学における事実とは？

患者の心理学的な理解にまつわる第一の問題は、「人は外界をどのように把握するのか」という患者理解の基本となる事柄でもあり、また、「医療の場」を患者や家族の側から捉えることの意義を説明することにもかかわっている。

心理学は、19世紀の後半に、それまではもっぱら哲学で扱われていた「心とは何か」という問いを、物理学や生理学が行なっていた観察、実験、測定という方法を使用し解明することによって、独立科学として誕生した。その成立の経緯から言っても、物理学の影響が大きい。ガリレオやニュートン流の物理学における「外界」は、「独立した、客観的に知ることのできる宇宙」であったが、ハイゼンベルクの不確定性原理以降、物質的な外界でさえ「宇宙についてのわれわれの観察」のあり方の影響が免れないことが示され（Schultz, 1981/1986）、心理学にも大きな影響を与えた。

われわれが一般に外界をどのように認知するかについては、ゲシュタルト学派（心理学における現象学派と言われる）が多くの研究をしている。たとえば１９３０年代に、デンマークのＥ・ルビンは図１－１のような「反転図形」を作成した。白い部分を「図」として捉えれば盃に見え、この場合、黒い部分は背景（地）として後方に退き、実体のない漠とした空間になるが、黒い部分を「図」として見ると向かい合っている２人の人の横顔が浮かび上がってきて、黒い部分がはっきりした形をもつ実体となり、白い部分は背景となって後景に退く。この「ルビンの盃」は、物理的には同一の絵が２つの異なるものに見え、しかも「図」と「地」が入れ替わることを示している。

また、Ｅ・Ｇ・ボーリングの「若妻と姑」の絵では、いわゆる客観的物体としての絵は全く変化していないのに、われわれはこの絵から、若い婦人と老婆という意味の異なる情報を認知することになる（図１－２）。

同じくゲシュタルト学派のＫ・コフカは、ドイツの民話を引用して、心理学が扱う「事実」について説明している。

冬のある日の夕暮れ時、強く吹きつける吹雪の中を馬に乗った一人の男が宿にたどり着いた。彼は何時間もの

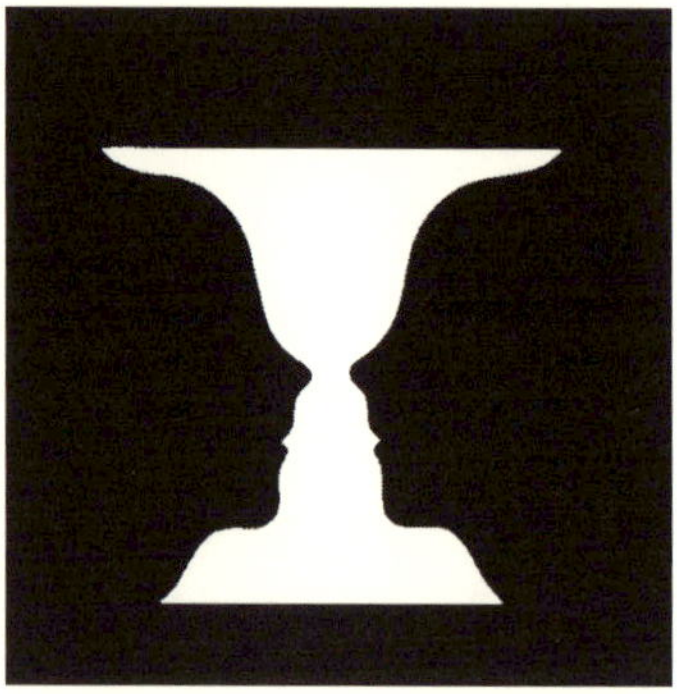

図１-１　ルビンの反転図形

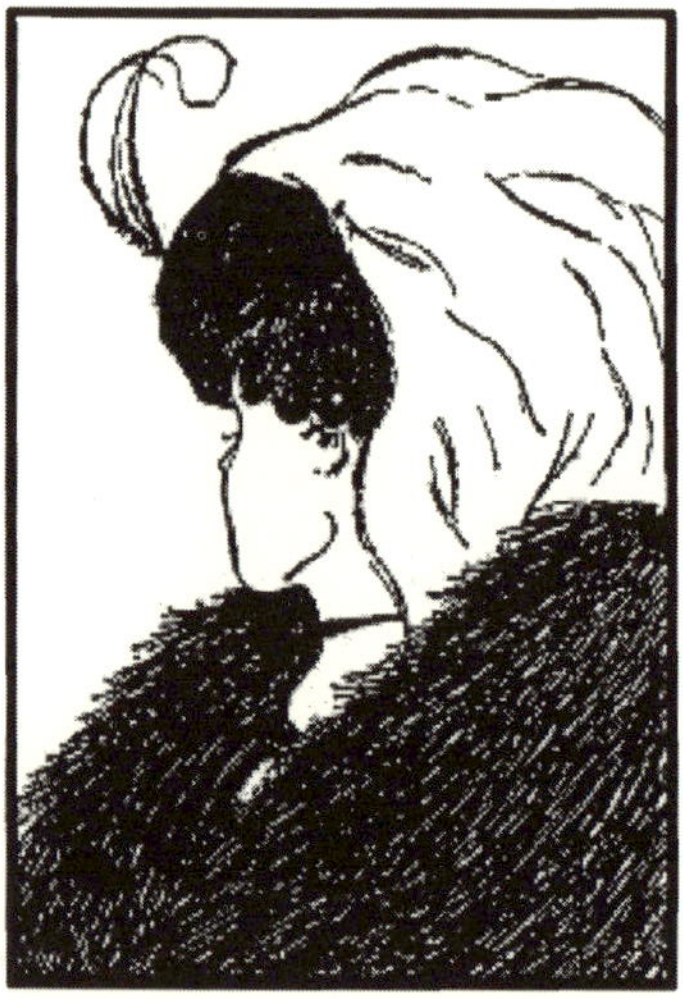

図１-２　ボーリングの「若妻と姑」

間、一面の雪のために道も陸標も覆われた風の吹き荒ぶ平原をやってきて、こうしてこの避難所にたどり着けたのは幸運であった。ドアの所へ出てきた主人は驚きの眼差しでこのよそものを眺め、そして彼にどこからやってきたのかを尋ねたのである。男は宿とは全く反対の方を指差したが、すると主人は畏怖と驚異の声で言った。「コンスタンス湖の上をやってきたことを知っているのですか。」それを聞いて、男はばったりと倒れ宿屋の主人の足下で息絶えた。（Koffka, 1935/1988, pp.31-32）

旅人は、「大平原」だと認知して、凍った湖の上を横切ってきた。地理的・物理的な「事実」は湖であるが、「旅人にとっては」大平原もまたやはり「事実」なのである。コフカは湖を地理的環境、大平原を行動的環境と呼び、この両方を心理学は同時に扱っていかなければならないことを指摘している。

また、「闇夜のカラスは見えない」と言われるように、われわれにとって認知が可能になるためには、刺激と刺激の間に何らかの差異が必要であり、ものの見え方はこうした刺激布置によっても影響される。そして、選択的に知覚されやすい刺激には一般的な法則があることも明らかにされている。ほとんどの人がいわゆる客観的物理的世界を「誤認」する、いわゆる錯視図の問題や、各人が属する社会階層や社会・文化的基準の差異によって生ずる外界認知の仕方の差異なども、さまざまに実験されたり論議されたりしてきている。

さらにS・フロイトが創始した精神分析理論は、外界の把握が個人の側の欲求や動機によって左右されることを明らかにした。また空腹の人は、外界の刺激を食物として認知する傾向があることなども知られている。一方で、人によって外界の捉え方には独自でかつ一定した傾向があることが注目され、動機と外界認知の特徴としてのパーソナリティ研究や、その変容を目指す心理療法への応用など、多様な方向に展開されている。

これらの知見から、次のような一般化が可能であろう。すなわち、人は誰でも、自分を取り巻く環境をありのままに認知しているのではなく、意識的にせよ無意識的にせよ、異なるものを選択的に認知しており、しかもそれに基づいて外界のものや人とかかわりつつ暮らしているのである。上記の「旅人」の例で言うならば、厳冬の夕暮れであったからこそ、旅人は湖を「大平原」と見誤り、まさに薄氷を渡ったのである。しかし、土地の者（宿の主人）であれば、同一の状況下でも、決して湖を渡ることはしないであろう。

日常的な医療場面においても、医療従事者にとってはあまりにも当然であるために、説明の必要さえ感じられないことに対して、患者や家族の側からはそれが全然見えておらず、不安な体験をしていたり、あるいは全く見当違いの認識をして、医療従事者には予想もつかない反応を起こしたりすることがある。また、医学上の病態やバイタルサイン（人体の現在の状態を表す医学的な数値情報。脈拍、呼吸数、血圧、体温、意識レベル等）などに現れるいわゆる客観的データと、各患者の病状の受け取り方とは必ずしも一致しない。そして、患者の苦しみや痛みも極めて主観的な体験であり、かつ個人差も大きい。そして、それにもかかわらず、患者にとっては、当人の捉えている病状や痛みこそが「事実」なのである。

医療の場においても、外界の物理的（いわゆる「客観的」）状況と、各人にとっての認知的（いわゆる「主観的」）状況との両方を、そしてさらには、複数の人々の相互的な認知的状況を同時に扱い、そこに起こった「事実」として考慮の対象とすることが極めて重大な場合が多い。

### (2) 患者を「その人の内側から」「ありのままに捉える」とは？

この節の冒頭で示した第二と第三の問題、すなわち患者をその人の「内側」から「ありのままに捉える」ことについて考えてみたい。

「患者を内側から捉える」とはどういうことだろうか。心理学における現象学的アプローチと称される立場の人々は、人間を理解するには、いわば各人の内面世界をその人に固有な「現象の場」の全体的な体制の中で、その文脈に沿って捉えなければならないと主張する。たとえば、G・W・オールポートは、ある人を真に理解したいと思うなら、その人を、その住む世界における独自な存在として全体的に捉えることが必要であり、単にその人の性格特徴を知ったり、その人の過去を知ったり、面接してその人が言うことを知ったりしても充分とは言えないと指摘する。そして、A・W・コムズとD・スニッグ（Combs & Snygg, 1959/1970）によれば、その人の「現象の場」の最も一貫し安定した部分が「自己」であり、この「自己」がその人のするあらゆることの照合枠（point of reference）として機能している。こうした自己の中核となっているのが「自己概念（self-concept）」であり、たとえば自分を「ナポレオンである」と思い込んでいる患者は、ナポレオンのように、少なくともその人がもっているナポレオンについての概念のように行動するだろう。したがって、ある場面で人がどのような行動をとるかは、その人が「自分というものをどのように知覚するか」によって、また自分が「巻き込まれている状況をどのように知覚するか」によって決定される。このとき、照合枠としての「自己」の働きによってあらかじめ抱いている自己概念に合うように外界の事態を受け取るので、一度形成された自己概念は、一貫して強固に維持される傾向があるという。なお、コムズとスニッグの言う「照合枠」は当人にとって意識されているか、あるいは意識しようとすればできる範囲のものを指しており、たとえばS・フロイトの無意識的な自我の機能とは性質が異なっている。

ここでわれわれの日常生活にとって重要なのは、医療従事者あるいは研究者が患者の内面世界のありのままを捉えようとするとき、患者の内面の多様な諸相の中から、「何」をいわば「図」として「ありのまま」と見なすかは、理解しようとする人の側の選択にかかっており、いったん事実として（事実であるかのように）把握された事柄が固定的に事実とされてしまうことである。この選択には、その時々の医療従事者の動機や欲求ばかりではなく、患者を理解しようとする者の抱く意識的ないし無意識的な「人間への見方」が、明瞭な、あるいは暗々裡の仮説や偏見として作用し、患者の捉え方を左右しているのである。したがって、研究者や医療従事者自身のもつ人間観、特に何を人を動かす源としての中核的な動機や欲求と見なしているかを吟味することは、極めて重要である。

さて、医療従事者としての関心事は、患者の知的・意識的側面における独自性や全体性そのものにあるのではなく、心身をもった存在の全体的あり方としての患者を、われわれとの関係において理解することである。そこで、次に「生命体（organism 有機体とも訳されている）の体験過程」を重視し、それに基づく自己理解と、それによって開かれる他者への共感的理解の可能性を唱えるC・R・ロジャーズの見解を概観してみよう。

ロジャーズによれば、人は、各人がその中心であるところの、絶えず変化してやまない諸体験の中に住んでおり、人を理解するには、「その人自身によって見られるままの」その人の世界を知ることが大切である。そして、「諸体験の総体」としての個人は、「生命体」と呼ばれる。各人は、他者によって自己のありのままの現実が受容され、共感的に理解されるという経験を通じて、この感覚的・内臓的な体験をも含む生命体としての全体験をありのままに知覚し、自己概念に組み込むことができるようになる。そして、そうした状態では、「生命体として経験されているにもかかわらず、自己によって認知されないもの」に脅かされることがないので、その人は、ますます生命体としての自分自身のより全体的な体験に気づくようになり、十分に現実に即して自己や他者を認知することができるようになる。こうして個人は「経験に開かれ」「十分に機能している人」として、自己と他者をあるがままに受容し、相手を共感的に理解しつつ生きることが可能になるのである。

ロジャーズの協同研究者であるE・T・ジェンドリンは、生命体としての全体的な経験を把握する方法をより一層深めて、フォーカシングという方法を開発した。フォーカシングについては第4章であらためて取り上げるが、フォーカサー（focuser 自分自身の体験を感じとろうとする人）とリスナー（listener それを聴く人）とによってなされる心理療法ないしは人間理解の方法である。フォーカサーは、まだイメージにもことばにもならない漠として体験されている自分の内面に注意を向け、焦点づけ、次第に湧き出てくるイメージや感じを少しずつことばにしながら、体験過程をすすめていく。リスナーは、フォーカサーの傍に寄り添って、微妙な姿勢や表情、雰囲気など相手の身体から発せられるわずかなメッセージをもしっかりと受け取りながら、その体験過程と表現を支え、次第に単語や擬声語などをも含む「ことば」によって表現される内容を手がかりに、「あたかも自分がその人自身であるかのように」、相手の体験していることを直接的に受け取っていくのである。ジェンドリン自身が強調しているように、このとき重要なのは、リスナーがいわば己の実存をかけてフォーカサーとともに、そこに居ること、時々刻々と変容するフォーカサーの体験を思考を混ぜないでそのまま共有しようとしながらそこに居つづけることである（Gendlin, 1978/1982; 井上 2005他）。

医療従事者の患者理解が、実は医療従事者の自己理解の程度に応じて深くなること、また他者からの理解のされ方によって、患者自身の自己理解に変化が生ずることは、根源的には底面にこうした心と心の交流があるからであると言えよう。したがって、患者をよりよく理解するには、医療従事者が自分自身の理解を深め、患者とのかかわり方そのものの「質」を高める必要があるのである。

### （3）人格的出会いにおける患者の理解

さて、本節の第四の問いについて、以上の（1）と（2）を踏まえながら、検討を加えてみよう。

M・ハイデッガー、M・ブーバー、メルロ・ポンティなどの実存哲学の流れに立つ人々は、意識現象の根拠である「人間存在」そのものに関心を向け、状況の中で具体的・個別的に生きる「ひとりの人間の全体」を問題にした。とくにブーバーは、「我《われ》－汝《なんじ》」と呼びかけあう他者との「出会い」において、2人称として相手を理解しようとする。すなわち、「我－汝」という人格的関係によって成立する自己と他者との「実存」を、関係そのものの中で理解していこうというのである。ブーバーの「まことに、我は、汝と出会うことによってはじめて、真の我に」なり、「わたしが我となるにしたがって、わたしは相手を汝と呼びかけることができるようになる」との一文は、「我－汝」関係によってはじめて、相互に主体的人格になり得ることをよく表現している（Buber, 1923/1958）。

このように「実存」とは、汝としての相手に向きあうことによって、「我－汝」関係の中で相互にかけがえのない人格として相手と出会い、「真実なる生」を具現することである。われわれのあり方は、先に述べたように、自分とは無関係に存在している物や人を客観的に見出して関係を結ぶのではなく、「関係の中において自分や他人やものを見出す」のであり、人間のあり方そのものが、常に「対象」と呼ばれるべき「何かあるもの」を志向しており、その「何かに向かって存在している」とも言い得るのである。それゆえ、われわれは「ものとかかわりつつ、他の人々にかかわりつつ、そして同時に自分自身とかかわりつつ存在」するのであり、しかも「ひとりの人のその全体としての存在の仕方を特徴づけているのは、その人の自己へのかかわり方」（谷口他 1967）でもある。したがって、当然のことながら、この場合の「我《われ》」は、自我や我執の「我《が》」ではなく、単なる「私」でもない。「汝《なんじ》」との関係において成り立つ「我《われ》」であり、つながりそのものの中に存在しているのである。

「患者」は「病気や怪我によって、あるいはそれを契機とする社会・経済的苦境において、さらには、人間としての本質的あり方への問いをめぐって、さまざまな形で〝苦しむ者〟である」と規定されるが、そうした文脈で「患者」を捉えるならば、患者は苦境の中にあってなお、その苦しい自分自身から「外に出て」立ち、自己の苦悩と向き合うことによってはじめて、人間としての充実した生を営むことができる存在であるとの仮説も成り立つかもしれない。そして、患者が真の主体的な「我」として苦悩と取り組むには、「汝」として呼びかけてくれる「我」（人格的存在）を必要としている。医療の場において、医療従事者は患者にとって、物理的距離においても、また病気の内容を知り苦悩の意味を見出す模索の手助けをしてくれる人としても、最も身近で直接的な（「我－汝」としての）存在となり得る立場にある（木村 1987, 1988-90 他）。

以上、患者理解への心理学的アプローチにおける諸問題にかかわる心理学的理解の背景について述べてきたが、ここに簡単にまとめ、今後に残された方法論的問題を整理しておこう。

①人は、研究者も医療従事者も患者も、外在的な世界を客観的にありのままに認知しているというよりは、その

時々の外界の状況や、それらと自己の関係、あるいは自分自身の動機や欲求を反映させながら、各人なりに独自に把握している。そして当人にとっては、自分が「事実」として感じ取っている世界こそが、重要な意味をもっているのである。

それゆえ、人間理解の専門職（プロ）としての研究者も医療従事者も、自己の暗々裡に抱く人間観や、それによって影響される外界把握の特徴を吟味し、明確に知る努力が要求される。そして、必要に応じて自分のもつ人間理解の「ものさしやフィルター」を意識的に修正しつつ、現実に即した外界認知ができるようにならなければならない。

② 患者を理解するには、患者の捉えている世界を、患者の内面に即してできるだけ「ありのまま」に把握することが必要である。そのためには、研究者や医療従事者自身の「自己および他者の受容」に基づく自己と他者への理解の深さが、前提として重要な要件になっている。

③ 個別的で独自な患者の人間としての全体的あり方を把握するためには、相手を客観的に分析し説明するのではなく、その全人的存在を共感的に理解することが大切である。それには、彼や彼女という3人称の患者を把握するのではなく、目の前にいる「かけがえのない存在」としての2人称の患者とのかかわりの中で理解しなければならない。

これはさらに、「自分自身のものの見方の反省的吟味」「受容と共感」、そして「存在の次元でのかかわり」とまとめることができよう。本書では、このような観点に留意しながら検討を進める。その際に、面接や観察から得られた事例ばかりでなく、1人称としての筆者自身をも事例として取り上げていく。1人称としての事例は利点と欠点がある。素朴に考えるならば、体験した本人であるからこそその内容がわかるという側面と、ここに述べたような理由から筆者自身の自己認識の限界を考慮し、吟味する必要があるという側面である。特に、その出来事が筆者にとって危機的で重大であれば、さまざまな意味で防衛機制が働き、本質的なことが把握されがたいという側面がある。それを乗り越えるひとつの方法として、筆者は先に述べたフォーカシングという方法を採用した。それは、筆者の体験を二者関係（フォーカサーとリスナー）に持ち込んで、当事者としての漠とした体験、あるいは、苦痛を喚起する出来事をリスナーに支えられてイメージやことばとして捉え、自分の体験を受けとめることによって、明らかにするという方法である。

対人関係における相互作用の中での患者の理解の問題は、先に述べた「我－汝」の関係における理解の他に、対人認知やグループダイナミックス、あるいはコミュニケーションといった社会心理学の領域においても種々のアプローチがなされている。それらの観点も、必要に応じて分析に加えていく。

## 2　患者と家族の体験の一端を整理するための覗き窓

### (1)　4つの覗き窓からのアプローチ

以上、主として心理学のなかでも、いわゆる広義の現象学的アプローチに沿って、本書に採用すべき視点を定める努力を行なってきた。しかしながら、医療の場の患者と家族に接するとき、1つ2つの学派に添った理論や視点からだけでは、患者と家族に必要な十分なケアを見出すことには至らない場合がある。つまり、本書において達成したい目的に対して、現象学的なアプローチだけでは自ずから限界があることを、これまでの実践の中で経験してきた。

そこで、このような学派の見方とは独立に、患者と家族の理解とケアを「心理学における対象領域」から考えていくのも効果的であると思うに至った。現在の一般心理学における領域区分を借りるならば、知覚・認知、記憶、学習、感情、動機づけ（欲求）、パーソナリティ、自己、そして集団・社会という、いわば横断的な整理である。どの領域もそれぞれ重要である。

医療の場を心理学という側面から捉える場合に、すべての領域を一度に捉えることはできない。そこで、いわば、医療の場を垣間見るための窓として、次の（a）から（d）の4つを選んだ。それぞれを選択した理由も記しておく。

**（a）自覚されている心理的な体験の把握（第1の覗き窓）**

これはつまり、意識の理解、認知の領域の体験であり、これが重要なのは、第一に、患者と家族が、医療の場でどのような体験をし、そして、それをどのようなものと見なしているのだろうかという問いを明らかにするためである。これは一般心理学的な分類から言えば、知覚・認知の領域である。これを第1の覗き窓とする。医療の場を患者や家族の側から捉え直し、その内面に沿って体験を理解しようとする際にも、この領域からのアプローチが有効と言える。

**（b）感情の理解（第2の覗き窓）**

医療の場における患者や家族は、病気の予感や病名告知、手術や闘病生活においてその時々にさまざまな感情に揺れ動く。そこで、相手の内面を感じ取ること、すなわち感情的な動きを共感的に捉えることが重要である。

**（c）動機・欲求（第3の覗き窓）**

医療の場を垣間見る第3の覗き窓として、もともと人間の行動を引き起こす源として仮定された「動機や欲求」の領域を選択した。それは、行動はもちろん、感情も、そして認知さえもが、それによって左右されることが知られているからである。患者と家族の意識的な内面世界も、感情的な体験も、その時なぜそのように外界を捉えたか、なぜそのような感情が生起したのかを説明しようとすると、そこには動機と欲求が絡んでいることがわかる。また、人間としていかに生きるかを選択する際にも、この、人間心理の源にある動機が絡んでいる。

### （d）無意識による影響の理解（第4の覗き窓）

意識的な世界が動機や欲求によって影響を受け、また、感情によって左右されていることが理解されてくると、意識にも感情にも動機や欲求にも深い影響を与えている無意識という存在に注意を向ける必要が起こる。これに関しては、本章の第4節で述べる研究の枠組み、第2章の個別の事例や、第3章の心理学的説明において、それぞれ必要に応じて取り上げることにする。

これら4つの覗き窓から覗き見るような形で捉えられた患者と家族の体験と、それぞれの特徴については、主として第2章において検討する。

## （2）患者と家族、医療従事者の実存的な側面の検討（いわば5つ目の覗き窓）

ところで、医療の場に生きる患者と家族、そして医療従事者が、実存的な問いの前に立たされて苦悩する姿や、自分や大切な他者の「生きることへの問い」に遭遇している場合を捉えようとするとき、上記の心理学の4つの覗き窓から覗いただけでは十分理解できないであろう。筆者の前書においては、患者と家族の理解のための心理学の4つの側面について検討し、それらから抽出された「喪失」という鍵概念に基づいて、これらの人々の実存的な問いを整理してみた。しかしながら本書では、患者の心理学的な側面の理解のための4つの覗き窓の他に、哲学・倫理学的な「存在としての次元」を加味するアプローチとして、第5の覗き窓を追加した。それは本章第4節の図1−3（29ページ）に図示したように、医療の場に見立てた水槽を正面から見るのが心理学であるとすれば、もっとより実存的な位置から水槽の中を覗き込むための窓である。

人間は意識的にせよ無意識的にせよ、何らかの意味で自分にとって価値あるもの（事物や人や状況）には接近し、価値がないとか有害だと見なせば遠ざかる傾向がある。外界の把握においても同じである。自分にとって大切なもの、価値関心や興味があるもの、自分の好きなものは認知しやすい。一方、嫌いなものや避けたいものについては、必要以上に鋭敏に認知の対象としたり、あるいは無意識のうちに認知の対象外として無視したりして、極端な両極的反応となることが多い。そして、興味や関心、あるいは好き嫌いは人によって異なるので、外界の認知にも大きな個人差があることになる。そしてまた、その人の中核的な動機や欲求を引き起こしている根源には、意識的・無意識的な、その人が人間としてどう生きようとしているのかが関わってくる場合も多い。状況が危機的であればあるほど、これらの実存的欲求、人としての根源となっている動機の影響が大きく、それへの理解とケアが重要になる。「人間における中核的な動機や欲求を何であると見るか（人間観）」が、「患者の理解」のために基本的に重要な役割を果たすのである。

## 第3節　質的な方法論の検討

### 1　採用する方法論の位置づけ

以上を踏まえ、採用する研究の方法論について検討しよう。W・ウィンデルバンド（Windelband, 1933/1984）によれば研究には「法則定立的な（nomothetisch）」研究と「個性記述的な（idiographisch）」研究が区分され、自然科学に代表されるような法則科学では、普遍的な一般法則を求めようとするので法則定立的な研究を行なうが、歴史学に代表される事件（出来事）科学では、特殊的・一回的な事象を明らかにしようとし、個性記述的な研究をする必要があるとされる。

法則定立的な研究は、帰納的な仮説－検証型の実証的な量的方法と親和性が高い。一方個性記述的方法は、演繹的に事象を捉えて論理的整合性において論証しようとする、いわゆる質的研究方法と親和性が高い。個性記述的方法は、個別的な人をその内面的な世界に沿って理解しようとする際に適しており（北村 1991）、先の７つの研究設問に答えるには、個性記述的な方法が不可欠となる。しかし個性記述的方法も、法則定立的な研究も相互に他者を基礎としている点が多くあり、また、本書の研究課題を、今後、法則定立的な手法によって発展させる可能性もある。実際に、筆者自身、これまで法則定立的な方法も取り入れて研究してきた。しかし本書においては、患者や家族によって体験されていることとの心理学的な説明や解釈は、そのほとんどが、個性記述的な研究によって得られた情報に基づいている。

本書の研究設問は、質的研究におけるいわゆる作業の第１段階にあたると見なすべきであろう（Flick, 1995/2002）。A・ストラウスの分類で言えば、「生成的な問い（generative question）」（Strauss, 1987）である。すなわち、研究を進める上での方向を示そうとする問いであり、それらによって仮説を形成したり、特定のタイプのデータを収集することをめざすことができ、さらに隠れた問題を発見しようとする問いと言える。

また、本書では、従来主として精神医学の領域でさまざまな形で使用されてきている、いわゆる現象学的な方法（Jaspers, 1933/1953-1956; Van den Berg, 1966/1975; 1968/1982; 1972/1976; 荻野 1975, 1988 など）も、人間学的な心理療法（Rogers, 1957/1966, 1963 など）に範を求めて、応用的に使用している。そして一部に精神分析学派で言うところの無意識の解釈も採用している。これらの他にも、近年、人間理解の方法として確立されつつあるさまざまな質的研究方法を、適宜恣意的に参照している。また、研究の目的に沿って、量的発想と質的発想を組み合わせて使用するなど、大胆で危険とも言えそうな試みも行なっている（Flick, 1992, 1995/2002; 高橋他 1998; Willig, 2001/2003; 下山・丹野 2001）。

ところで、国内外において近年急速に発展している質的な研究方法の代表的なものを挙げながら、参照すべき主要なアプローチを概観しておこう。１９８０年代に、日本における社会学や看護学の領域に紹介されて使用され始めたグラウンデッド・セオリー・アプローチは、面接法や関与しながらの観察などによる構造化されていない多様なデータを収集し、1つずつのデータ処理を明示化しながらそれを積み上げることによって、モデルや理論に到達しようとする方法論である（Glaser & Straus, 1967/1996, 1996; 木下 1999, 2003 など）。ナラティヴ（物語り論）的なアプローチは、1990年代から少しずつ知られるようになり、21世紀に入って、一方ではナラティヴ・メディシンという領域の構築へと発展し、他方では、心理学における質的な学術論文として市民権を得つつあるところまで発展してきた。人は事実をそのまま記憶しているのではなく、ある物語りを構築してその中に生きていることに注目して、その物語りの生成と変容過程を追究している（Bruner, 1990/1999; 森岡 2002; やまだ 2000, 2007a, 2007c, 2008 など）。社会構築主義的な観点では、社会的現実は言語的相互行為によって構築されており、したがって背景となる文化や社会の要因を文脈として理解する必要があるとする（Bruner, 1995, Barber, 1976/1980; Berger & Luckmann, 1966/2003; Berger & Luckmann, 1977; 上野 2001 など）。

人類学と社会学のなかで生まれたエスノグラフィーは、観察、インタヴュー、会話、文書記録など種々のデータを収集し、その中から主要な問題を少しずつ浮かびあがらせる（箕浦 1999; 尾見・伊藤 2001; やまだ他 2001; 伊藤 2001; 松嶋 2005）。また、人々がどのように生きているかについてその気持ちや思いを理解しながら描き出すエピソード記述法（鯨岡 2005）などもある。現在、これらの質的研究に関する議論や方法に関する提案と工夫は飛躍的に発展しており、年ごとに、新しい書物と学術論文が続々と発表され増加している感がある。

しかし、本書においては、最近の質的研究の定石となりつつあるような知見や方法、あるいは手順を必ずしも採用してはいない。その理由の第一は、筆者がこのテーマの研究を開始した1980年代には、現象学的な方法とグラウンデッド・セオリー・アプローチくらいしか知られていなかったということもあり、既成の知見を、筆者の問い（研究設問）に合わせて自前で組み合わせることにならざるを得なかったためである。しかしながら、第二の理由は、あえて、最新の質的方法論に乗らなかったという面もある。それは、その後本書成立までの約20年間に、看護学や臨床心理学の領域の院生を相手に、心理学研究方法論を講じたり研究指導をする機会があり、その中で考えたことであるが、現在はまだ、それぞれのテーマ、関心に即して、各々思い思いの方法が工夫され、学問的な研究の裾野を豊かにしていく時期なのではないか、不備ではあっても、また多少古くはあっても、筆者の工夫もそのまま提示することに、それなりの意味があるのではないかと考えたからである。第三の理由としては、本書刊行の目的が単なる研究成果発表ではなく、広く医療の場における患者と家族の理解とケアに関心を寄せてくださる方々に、この領域のことを理解していただきたいということもある。

方法論の採用について、たとえばいわゆる心理学における現象学的方法に限って言及してみると、C・ウィリッグの『心理学のための質的研究法入門』（Willig, 2001/2003）には、現象学的方法を代表させて「解釈学的現象学」が解説されている。これは、偏見を排除しながら抽象度を上げるという目的にとって大変有効な方法である。しかし、これこそが現象学的方法の基本的方法論であるかのように述べることには危惧がある。さまざまな方法のうちのひとつとして、目的によって選択して採用するという位置づけが良いのではないかと筆者は思う次第である。既成の一つの方法論を採用しなかったもうひとつの理由は、本書における研究が、面接記録を逐語的に書き起こしたデータに基づくだけでなく、次の項で示すような多様なデータ収集の仕方を採用していること、場面設定のサイズが小さな「ひとこま」として切り取られていること、さらに、臨床的な場面では多少とも介入を伴っていることが多いこと、したがって双方向の相互作用を視野に入れる必要があることなどの点からである。そして、そもそも質的な研究を必要とする場合、そこには最初に特定の研究課題や研究設問があり、それに即して最も有効な方法が選び取られるか、あるいはそれぞれの目的に合わせて個別に方法が考案され、それによって、研究が遂行されてしかるべきであると筆者は考えており、既成の方法のどれかひとつに依拠する必然性を感じなかったからでもある。

## 2　多様な研究方法の組み合わせ

以下に、本書において採用しているさまざまな方法の組み合わせ、トライアンギュレーション（Flick, 1992）について述べるが、次の3種類の方法論を組み合わせる工夫を行なった。

第一には、研究方法上の多面性であり、事例として取り上げるデータの収集方法として、①参加観察法（関与しながらの観察）、②面接法、③対話場面の逐語録法、④患者や家族により公刊された手記、という4つの方法を組み合わせて用いた。

第二には、対象とする場面の多様性であり、①対話型の面接においては、出来事の危機がいったん終息した段階での患者本人による報告（語り）、②病室や外来診察室での参加観察の場合は、その出来事がまさに生起している場面および出来事の進行中の患者や家族と筆者自身のやり取りが対象となっている。

第三には、研究対象の人称性の多様化の試みで、①手記などによって書かれた3人称、②面接や対話場面という2人称、③筆者自身の体験という1人称の事例を研究対象としている。

### （1）研究方法と対象とする場面選択の多様性

①関与しながらの観察とは、研究に限らず、治療ないしは観察される相手が治療者や観察者と同じ場を共有するあらゆる場合に、実際には行なわれていることであるが、それを積極的に指摘して明示化したのは、精神医学者のH・S・サリヴァンである（Sullivan, 1953/1976）。本書においては、主として、患者や家族と筆者が直接関わりながら、言語的・非言語的なやり取りがなされた場面で、この方法が使用されている。しかし、患者や家族が、必ずしも筆者と直接に関わっているとは限らず、筆者がその場に居合わせて、患者や家族の行動を直接的に観察し

た場合もこれにあたる。しかし、この場合は、生の場面の観察という点で学ぶところが大きいが、患者のプライバシーの侵害の問題が潜んでいるので、後で了解を得られた場面のみをデータとして用いている。ところで心理療法であれ、データ収集のための面接場面であれ、それは治療者や研究者による関与しながらの観察でもあり、研究の全体を通して使用されている方法であると言える。

②面接法および対話の逐語録法の採用に関しては、さまざまな場合がある。

面接の第一の場合は、病院や診療所の外来診察室あるいは病室において、患者やその家族と、相互の合意のもとで心理療法を行なうなど「心理の専門家」として面接を行なった場合である。この場面には、常に専門職としての守秘義務が付随しており、本書には、その旨記載の上で使用した例外を除いて、使用していない。第二は、病院の外来診察室や病室で患者や家族と面接をした場合で、研究者であることを述べて研究協力を依頼し、そのときどきの心境、あるいは、受診するまでの過程などを聞いた場合である。この方法による面接データは、匿名性が確保できる場合には使用している。第三は、何らかの意味での知り合いとなった患者、家族と面接を行なった場合である。たとえば、病気見舞いという形で筆者がどこかの病院を訪問した場合もあれば、病院と同じ組織体の看護大学の者として面会をした場合もある。またボランティアとして病院訪問を行なった場合もある。しかしこの場合、匿名化するのが難しいし、公表についての了解を得るのも難しい。第四は、もともとの知り合いを見舞った場合の面会場面であり、本人の承諾を得ている場合と、本人がすでに死亡していても、予めその出来事を積極的に書くように等の意思表示を得ていた場合に、対話の逐語録として採用している。第五には、筆者が米国の州立病院の研修プログラム（ＣＰＥ Clinical Pastoral Education）において遭遇した場面、病室訪問の場面、研修生としてのケア場面における資料である。これに関しては、本書には1事例だけ使用している。

本書で設定した研究設問に答えるためには、患者ないしその家族に、その病気体験ないしは看病体験がいったん終息した段階で、あるいは、その過程の中で落ち着いている段階において、それらの体験を振り返り、そのとき意識されている内面的な世界を語ってもらうことによる情報収集が極めて重要である。したがって、基本的には、半構造化面接法によって情報を収集した。ただし、今回、本書を記述するにあたって、これらの面接法によって収集されたデータを、個別の事例の全体像としては提示していない。面接法による事例の全体像やその変化のプロセスに関しては、「患者や家族の内面世界の対話とそのプロセス」や、「病気体験の語り」として、目的と研究のサイズを変えて、別途にまとめる筋合いのものと判断したからである。むしろ、本書においては、対象となる場面のサイズを小さく区切って採用している。すなわち、本書においては、研究にとって妥当な場面のサイズにするため、あるいは、匿名性の確保のために、面接データをいくつかの小さな場面に区切って、バラバラの形で本文中に使用している。

面接に加えて、患者や家族の、現場におけるその時の心理的な体験を収集するために、対話の逐語法という方法を併用したのは、現実の医療の現場で、病気の体験をしているその時に、患者や家族が何をどのように体験しているかについて、いわば「生きの良いナマのデータ」を得るためには、その現場で採取される情報が重要だからである。

③ 患者や家族により公刊された手記も積極的に事例として取り上げた。重要な事例であってもプライバシーの問題のため掲載できない事例については、できるだけ類似の手記を探して置きかえる作業を行った。

## (2) 人称性のトライアンギュレーション

① 3人称のデータ —— 従来、科学としての心理学は、ある外界の「対象について」の研究であり、心理学の本来的な研究対象は3人称である。これについては、説明の必要がないであろう。本研究においてこれにあたるのは、主として患者や家族の手記であり、しかも、既に公刊されたものから、研究のサイズに合わせて、一部分を引用する形で採用している。

② 2人称のデータ —— 研究の対象としての2人称データは、さまざまな微妙な問題が発生しやすい。たとえば、心理療法家が、ある個人や家族との心理療法のプロセスとその結果について、事例研究として発表するとき、それは

多くの場合、2人称としての相手とともに作り上げた治療プロセスに関する内容を含んでいる。そして、そもそも相手を研究対象として心理療法を行なっているのではない。もしも、研究上の心理療法であれば、患者や家族との間で、最初からそのことについて了解を得、契約を交わしておかなければならない。本書に場面を取りあげた2人称の事例は心理療法の場面ではない。大部分が、患者あるいは家族と筆者との対話場面によるものであり、一部に面接法によるものを場面サイズを小さく区切って掲載した。

③ 1人称のデータ ―― これの妥当性に関しては、研究者間でも意見が分かれるところである。本書においては、数回にわたり筆者自身が事例として登場するが、その妥当性など方法論上の論拠は、次項において吟味する。

## 3　1事例および1人称の報告

### （1） 1事例の報告による研究の妥当性の問題

人間の営みのすべての現象は、厳密に言えばそれぞれが個別の事例であり、研究の第1段階は、事例性から出発することになる。すべての理論は、最初は特定のケースや対象に基づいているとの主張もある（Hamel, 1993）。患者や家族が医療の場で体験している心理的な内容を理解しようとすれば、それぞれの事例を大切にすることから研究が始まるであろう。その結果、普遍的な知見に至るのか、あくまで1事例としての知見にとどまるのかは、そこで起こった出来事そのものの性質もあるであろうが、それ以上に、その1事例を、どの程度まで深く理解し得たか、それによって、どこまで人間性の普遍性に到達しているかによって決まってくるであろう。そして、何をもって「深く」理解したと見なすのかという問いに答えるためには、研究上の前提となっている人間観、すなわち、その種の研究が必然的にもつ暗黙の価値観によるのであり、それを明示する試みが重要になる所以でもある（Banister, 1994/2008）。

## （2）1人称による研究データの適切性の根拠

1人称の記述は当然ながら1事例である。それが研究データとして妥当であることは、次の点から説明され得ると考える。第一には、上述した、すべての現象は、それぞれが1事例であり、それゆえ、研究の出発点も基本的には1事例だということである。しかし、これだけを論拠にするなら、研究としては、3人称における1事例を扱うべきではないかという批判を受けることになろう。

そこで考慮しなければならないのが、心理学における意識の問題（Allport, 1937/1982; 北村 1991）である。ここでは、意識そのものの心理学的な検討には立ち入らず、素朴に、1人称の心理学が必然的にもつ限界と可能性についてのみ論ずることにしよう。

1人称の事例は、私（1人称）の捉え得た私（1人称）に関する情報である。すなわち、1人称の主体の自分に関する意識の問題であり、それによって捉えられる事象の妥当性の限界と可能性を考察しなければならない。そのためには心理学における意識の問題の歴史を視野に入れる必要性があるので、簡単に概観しよう。

学問としての心理学の創始者W・ヴントは、心理学実験の被験者の内省報告をデータとして用いたが、J・B・ワトソンは、心理学が科学的であるためには主観的で観察できない意識を排除しなければならないとして、行動主義を唱えた。しかし行動主義は、科学的であろうとするあまり、心理学からこころを排除したと批判されるように、「こころなき心理学」となった。それを批判的に乗り越えようとしたのが、心理学における意識の復権を主張したオールポートである。この背景には、F・ブレンターノに始まりE・フッサールへといたる哲学における現象学があり、その流れを受けついだ精神医学者としてはK・ヤスパースやJ・H・ヴァン・デン・ベルク、荻野恒一などがあげられる。心理学では、知覚の現象学派と呼ばれる実験現象学が起こり、A・P・ジオルジに至る人間理解の理論と実践へと発展している。また、、オールポート（1937）からコムズとスニッグ（Combs & Snygg, 1959）を経て、ロジャーズ（Rogers, 1957/1966）やジェンドリンへ至る心理臨床的な展開があった。

一見極端な主張のように見えるが、戸川行男（1982, 1988）は、もしも現象学的な心理学が自己意識の妥当性を主張するのであれば、すべての認識は、私という意識によって捉えられた自己であり、したがって、すべての心理学は、何らかの意味で、意識を介在させているのであるから、心理学はすべて、「私」の心理学であるはずである。すなわち、私という意識を抜きにして心理学は成り立たないではないか、と論じている。この観点に立てば、3人称の情報も1人称の情報であることになる。

# 第4節　採用した具体的な方法

## 1　使用した枠組み

第1節の研究課題に掲げた第1から第4の問いを探究するために採用した方法について述べておきたい。まず第一の作業は、患者や家族の体験していることの素朴な把握であり、先に述べたさまざまな方法を組み合わせて種々の事例を捉えた。次にそれらについて心理学の知見をあてはめて説明を試みた（第2章に記載）。次に第二の作業として、それらの事象を整理するために心理学からの4つの覗き窓と実存的な側面を加えた5つ目の覗き窓を通して医療の場の患者と家族の理解を試みた。第一の作業は、いわば水槽の中を素朴に眺めるために泳いで患者と家族の体験していることを捉え、その事象をできるだけ生起しているままに捉えようと努力した。第二の作業では潜水艦の窓のようなものを5つ想定して、その枠組みから水槽の中を覗いている。筆者自身のこれまでに検討してきたことを研究の全体的な枠組みとして整理するために図示したのが、図1－3である。人間が病気になったときに生ずる心理的な変化を、

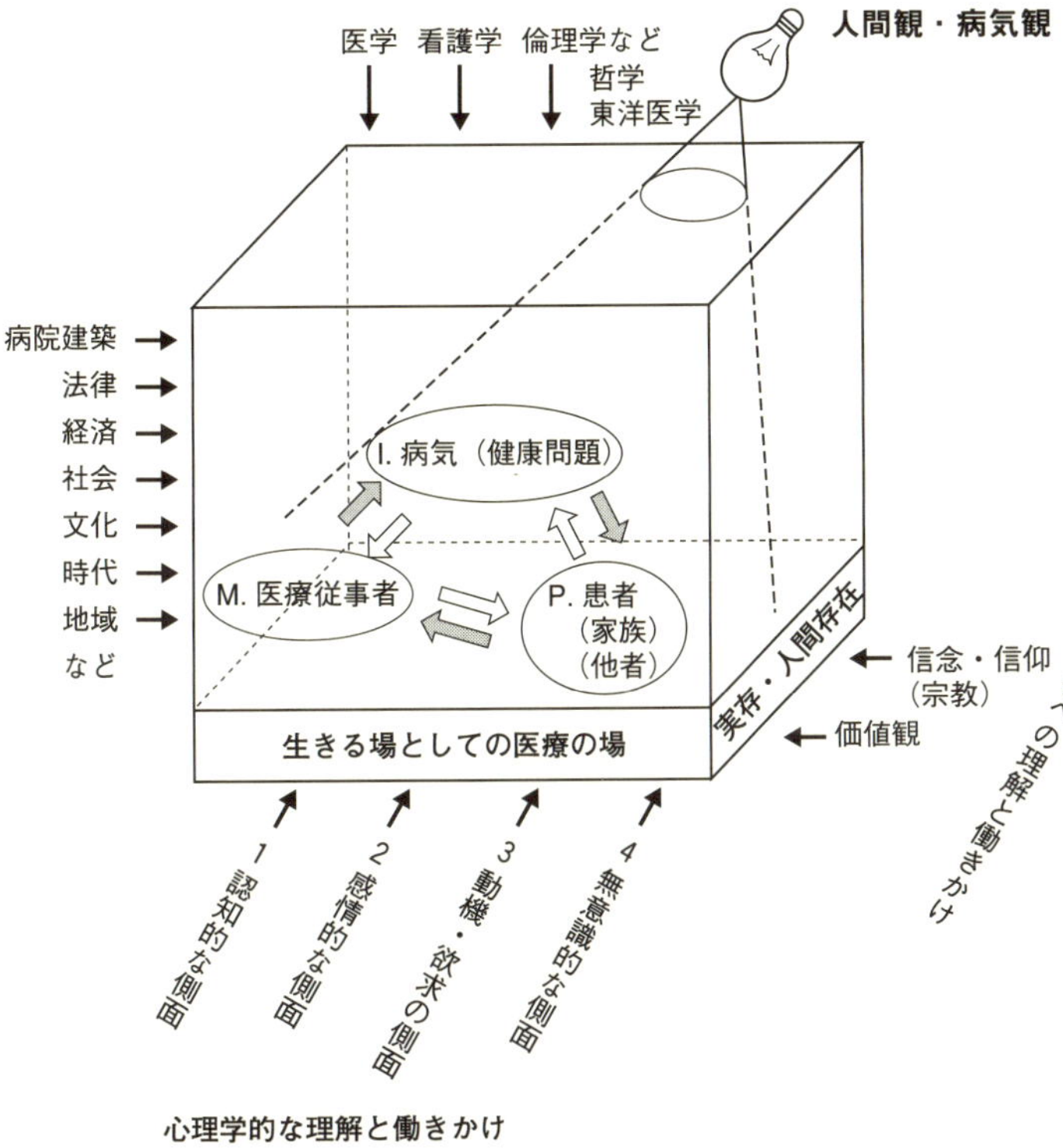


**図1-3　研究の全体的な枠組みの模式図**

認知、感情、動機ないし欲求、無意識という心理学の4つの領域と、実存的な側面という5つの覗き窓から探ることである。

その際、患者が医療の場と接するときの時間軸に沿って、各段階で、覗き窓――心理学の4つの側面と実存的な側面――がどのような様相を呈し、変化しているのか、あるいは変化していないのか、という分析視点をとった。時間軸とは、人が、おかしいな、何だろうと病気に気づく段階に始まり、受診を決心し、病院を選び、実際に病院に行き、待合室で待ち、診察室で医師に会うことから、検査、病名告知、通院、入院、治癒あるいは慢性期、死に逝くときなどの各時期であり、これらをいくつかの段階に分けて整理の枠組みとした。

第三の作業は、それまでの作業の結

果、医療の場の心理学的な側面に何が見出されたか、どんなことが浮かび上がってきたかを整理することである。そして、この得られた結果を踏まえて、第一の作業で行なった患者と家族の体験の記述や第二の作業で仮説的に開けた覗き窓が、研究課題を明らかにするために妥当であったかどうかを検討することとする。

## 2　仮説的な構想 ―― 模式図

### (1) 仮説的な模式図の作成

図1－3について説明すると、まず、図の右上方にランプが描かれて、医療の場である水槽を照射している。それは、本書では触れていないが、研究データの収集に先立って、人間観や病気観を哲学や東洋医学的な角度から検討し、言語化して記載した（研究設問の問5に相当する作業）。その視点から医療の場に光を当てたことを意味している。

この水槽には、病気や怪我など何らかの「健康問題」に襲われ、それに脅かされている患者と家族がおり、医療従事者が、患者と家族を治療したり支援したりしながら、それと戦っている。

この水槽の手前には、「心理学的な理解と働きかけ」とタイトルが付されている。これが、心理学的な理解の側面であり、この面に4つの覗き窓を開けて医療の場という水槽の中を覗いたわけである。したがって、患者心理の片鱗を、相対的に重要と思われる4つの窓から覗いたのであって、全貌を明らかにしようとしたわけではない。全貌を掴もうとするのは、そもそも無理な話であると考えているからである。

図の右方には「存在への理解と働きかけ」というタイトルがあり、水槽の下面には、「実存・人間存在」というタイトルがある。この部分が、心理学からはみ出さざるを得ないが重要な側面とした、実存としての側面を理解するための第5の覗き窓である。本書では、この側面については第2章と第3章で具体的な例とその理解のための鍵概念をあげ、第4章および第5章において、それへの心理臨床的なケアのあり方を検討し、そのための概念モデルを模索する。その際、できるだけ心理学の概念や用語に置き換えながら、人間の実存的なあり方に踏み込んで検討したい。この部分に光を当てるために、方法論を模索し、個々の体験の背景にある人間存在の普遍的な叫びのようなものを汲み取ろうと努力しており、本書の中核となっている部分であるとも考えている。

そして、この水槽は、いわば奥に長くいくつも並べられ、病気のプロセスの各段階ごとに1つずつ水槽がある、というふうに考えていただきたい。それが縦軸と称しているものである。

すなわち、患者が医療の場と接する時間軸に沿った各段階で、この5つの覗き窓から何が見えるかを検討する。それぞれの段階において、患者や家族がどのような様相を呈し、変化しているのか、あるいは変化していないのか、という分析視点をとっている。この時間軸をいくつかの段階に区切って、分析と整理を行なっている。

要するに、水槽として描かれた「医療の場」を、患者や家族と医療従事者が病気や健康問題を間に挟みながら生きるところと見なし、心理学的な側面の理解（手前）と人間として生きる患者や家族を理解する側面（右面）との両方から、水槽の中に迫ろうとしている。そして、このことを扱うための全体的な視点を哲学や東洋医学の知恵に求め（右上方のランプ）、そこから光を当てている。そこから光で照らすがゆえに、この水槽の中を覗く研究者の仮の視点を定め、また暗々裡に働く偏見（筆者の人間観やものをみる視点）を反省的に吟味することが可能となっているのである。そしてまた、心理学において実存や存在としての人間を理解することが可能となり、同時に、医療の場を人間が「生きる場」として捉え直すことができるようになっているのである。

そして、患者や家族がどのようなかかわりを求めているのか、何が援助的と言い得るのか、という問いに対しても、この枠組みの中で、それなりに答え得るのである。

### （2）方法論上の工夫

この枠組みの中で、ひとつの工夫を行なっている。すなわち、筆者自身の体験を事例として挿入していくことである。つまり、1人称としての研究者の事例をも研究対象としている。

1人称の場面を事例化する意義は、たとえば無意識を解釈する場合である。本人が自覚していない無意識的な出来事に、その場で本人が気づくことはない。(自分の反応が何か奇異だと感ずることはあるかもしれないし、精神分析の知識があれば、防衛機制が働いているに違いないというふうに知的に自覚されることはあるだろう。) したがって筆者が経験した1人称の事例をデータ化することによって、医療の場における無意識的な心の動きを取り上げ、解釈してそれを理解することの可能性が生まれる。また、第二の利点は、そのとき筆者が口にはしなかったし、将来他者にそれとして伝えることはないであろうが、意識にのぼったいわば表現しがたい患者や家族としての心理の片鱗を取り上げられるからである。そしてまた、筆者自身が援助を受けた経験から、どんな援助がありがたかったか、あるいは迷惑だったかを云々したいとき、筆者を事例化することで、普通は周囲への気づかいから言葉にしないことを事例として明らかにできる。

この場合、1人称としての筆者がどれだけ出来事を対象化し、歪曲なくそれを把握しているかという、いわゆる客観性の問題が生じる。この限界は、1人称の心理学には常につきまとう。しかし、荒っぽい言い方をさせていただくと、1人称のデータの客観性が2人称や3人称のそれに比べて、常に劣っているというわけでもないだろう。なぜなら、先にも述べたように、人間の外界把握そのものが、その人の主観を反映しているからである。ここでは、これ以上この議論に深入りしないが、心理学における「客観的概念」は、ここで取り上げた視点から見るならば、限定つきのものとなるか、「客観性」という「概念そのもの」の定義を変更して、「相互主観性」や「間主観性」などの用語と同等に扱うことになるであろう。すなわち、必ずしも、1人称が主観的であるから当てにならないとは言えないと考える。しかしまた、研究者が、今、その現象をどのような角度から見ているのか、背景にある暗々裡の人間観は何なのかということの吟味が不可欠だということにもなる。

この研究における独自な方法論上のもう一つの工夫は、たとえ継続的にかかわった事例であっても、場面ごとに切り離して、時間軸の各区切りの中で別々に扱っている点である。そのようにしたのは、研究の文脈において必要なデータが、時間軸によって区切られた段階ごとのものであったからである。もちろん、事柄の性質上、引用することのできない事例の方が多かったが、それでも、小さく区切ることによって、取り上げられる事例の数が結果的には増加するし、また、そのことによって患者の匿名性が保持されるという利点が生じ、倫理的側面からも安全性が保たれていると考えている。

## 3　データ収集の具体的な方法

具体的な対象について述べると、事例として本書に掲載されているかどうかは別として、筆者の経験している医療の場は、第一に、心理の専門家として出入りさせていただいたところであり、内科の場合は、民間の総合病院3ヵ所、公立の総合病院1ヵ所、私立の大学病院1ヵ所、精神科は、公立の総合病院2ヵ所、私立の診療所1ヵ所であった。また、米国研修では、州立病院のパストラル・サービスというチャプレン（施設づきの牧師）が常駐する部門の研修生として病院全体のニーズに応えることや、配属先の老人精神科と精神科の外来で、患者さんと家族に接しながら仕事をさせてもらった。第二に、依頼を受けたときにボランティアとして患者さんと関わった場合があり、民間の総合病院の内科、精神科、その他の病棟であった。大学病院の患者さんとか、訪問看護を受けながら療養をしている患者さんと家族の支援にあたったこともある。第三は、見舞い客として医療の場に接した場合であり、第四は、筆者自身が患者となったりその家族となったりした場合である。これらにおいて収集した資料やインタビューの記録の中から、本研究のデータとして適合性があるもので、なおかつ、対象となっている人々のプライバシーの侵害が起こらないもの、をデータとして採用した。

今回使用したデータの収集期間は、１９７０年代のものも含まれている。医療の状況が変化しており、妥当であるかという吟味が必要と思われたが、人間が生きることを問われるような出来事の場合は、時を越えて患者の中に見出せる心理的な特徴も多い。しかも年数を経過することによって、当該の患者を特定できなくなり、プライバシーを守りやすくなるという面もある。医療状況の変化によって、患者の心理に違いがありそうな疾病については、そのつどその旨を付記した。採用した多くの場面は、1980年代後半から1990年代を経て、2000年代の事例である。

研究の当初にはインフォームドコンセントの問題が今日のように手順も権利と義務も明示されていなかったため、事例のなかには、その後死亡されたりして、あらためて了解を得るのが困難な方もおられる。しかしながら、いくつかの事例に示されているように、自分の苦悩を後世に役立てたいとの思いから、このことは是非書くようにと指示なさった場合には本書に登場していただいた。また、公刊された書物の中で当事者が記載していることも、引用は差し支えが生じないものと判断した。

## 4　質的なデータを得る場面

方法論上の問題であるが、観察データの収集と意図的な介入の行為は、研究上は明確な区別が必要である。研究データの収集のためには、研究者による意図的な介入やその他の影響を与える可能性のある行為は、厳しく排除されるのが原則である。しかしながら、本研究の目的のひとつである患者と家族への援助のあり方を検討するためには、次の2点の理由から、意図的な介入場面を含めてデータとして収集している。

第一には、診察室や病室の中に実際に存在している人は仮に何もしないで立っていたとしても、直接患者との間に行為の授受があろうとなかろうと、また意図的であろうとなかろうと、その場に何らかの影響を与えると考える方が現実的である。刺激布置が背景や文脈に沿って捉えられる必要があるのはゲシュタルト心理学が主張したとおりであり、現象学的な観察の基本でもある。したがって、参加観察法によるデータの収集において、その場に居たということは、まぎれもない事実であり、研究者があたかも透明人間であるかのように扱うには無理があり、むしろ関わりの内容を積極的に記載した方が、記述されたデータの性質を読み取り、現実に即した解釈をしやすい。

第二には、どのように援助をするかという問いに対しては、患者や家族に対して実際にそれらが提供される生のやりとりを現場でデータ収集することが基本となる。その時の援助の行為の意図とそれに対する患者や家族の反応とを同時に観察してこそ、当該の意図したケアが患者にどのような影響を及ぼしているかを検討することが可能となるのである。なお、ケアとの関係での影響の分類としては、効果的、非効果的、阻害的、その時点では不明などがあり得るし、対話という意味では、対話の促進あるいは良い中断、悪い中断、良い深まり悪い深まり、事象の確認の成否など、さまざまな角度からの分類が可能である。しかしながらそれに先立って、何をもって「良い」と判断するのかという潜在的な価値の問題が、ここでも検討されなければならない。本研究では、先にも述べたように、これらの価値の問題についての検討を可能にするため、方法論に哲学をも持ち出したのであった。しかしながら、どれほど注意を払っても、先入見や見落とし、巻き込まれや心的防衛によってデータが汚染される危険性がなくなるわけではない。常に、その場に生起している現象をありのままに把握するということに努力を重ねるべきであり、またそれは限界があることも認めなければなるまい。

# 第2章
# 患者と家族の体験していること、そして心理学的な説明

それまでふつうに日常生活を営んでいた人が、あるとき自分の身体に不調を感じて「おかしいな、何だろう」と思うことがある。それが一時的な調子の悪さで、間もなく何事もなかったかのように日常生活に戻る場合もあるが、病気が発見されて手術をしたり療養をしたり、あるいは慢性病や障害を抱えてその後の人生を送らなければならない場合もある。それぞれの状況において、人々は、どのような心理的な状態を経験するのだろうか。本章では、こうした「病気のプロセス」の各段階で、患者と家族がどんな体験をしているのかについて、事例をあげながら検討していこう。

なお、本章では、第1章において設定された第1の問い、すなわち「医療の場において、患者と家族はどのような体験をしているのだろうか」と、第2の問い、「患者と家族は、どのような理解とケアを必要としているのだろうか」の前半部分である心理学的理解について述べる。

まず、「病気のプロセス」として、次のような7つの相+1つの別相を区別する。

**第1相**　「おかしいな、何だろう」と、何らかの不調を感じて、「診てもらおう」と決めるまで。

**第2相**　受診を実行し、病院で診察の順番を待つ段階まで。

**第3相**　診察室に入り、担当医など医療従事者と対面するところから病名の告知を受ける段階まで。
**第4相**　その後の通院と退院を含む闘病の段階。
**第5相**　慢性病や難病、あるいは後遺障害と折り合いをつけながら、「病気とつきあう」段階。
**第6相**　死を予感し死に逝く過程。
**第7相**　死別によって遺された家族や親しい知人の場合。

**別相**　本書では取り上げないが、災害あるいは事件や事故の被災者ないしは被害者としての相。このような人々を理解し援助することも、近年医療の場の重要な課題となっている。上記で取り上げた病気のプロセスと心理的に共通性もあるが、患者となる契機やその経過においてはかなり異なる部分があるため、別枠にしてある。

それぞれの段階における患者の家族の側が体験することについては、それぞれ「病気のプロセス第1-F相」という具合にファミリーを表す「F」の文字を付して表現する場合がある。特に、死別によって遺された家族や親しい知人の場合については、「病気のプロセス第7-F相」を設け、死別による悲嘆とその回復のプロセスを視野に入れられるようにしてある。

これらの病気の各段階の心理については、筆者の前書『医療・看護の心理学』（1999b）において概略を述べているので、本書では、各段階（各相）の患者と家族の心理学的な説明などは簡略にとどめ、重複を避けた。

第1章において述べたように、事例をあげる際、既に刊行されている手記などから引用する場合もあるし、時には、病室での患者や家族との面会や、さまざまな場面での患者や家族とのやり取りの場面を逐語的な会話体（verbatum）で示す場合もある。また、インタビューに応じてくれた患者さんや家族からの聞き取りに基づいて筆者がまとめ、記述している箇所もある。なお、事例として記載する際に、実在の患者さんや家族について本来の意味が変わらない形で、多少ともぼかしたり加工を加えた場合もある。

## 第1節　「病気を意識する」「病院へ行く」（「病気のプロセス」第1相と第2相）

### 1　「病気を意識する」（第1相）段階における体験

#### （1）おかしいな、何だろう（第1相－1）

自分を病気であると見なすには、さまざまな過程がある。人によっては、ある時、何かをきっかけに「おかしいな、何だろう」と、身体の不調に気づく。その場合、気づき方は人によってさまざまである。また、全く気づかずにいて、定期的な健康診断で病気が見つかることもある。そして、その後の対処の仕方も人それぞれである。

**【事例】Aさん（その1）**

Aさんは、製造業関係の会社の中間管理職であり、当時50歳代前半であった。

2週間ほど前、駅の階段を上った際、めまいを感じた。そのとき、最近2ヵ月ほど、階段を上ったり、急ぎ足で歩くと、息切れがしていたことに気づいた。そして、納期の迫った仕事に追われ、連日帰りが遅く、少し疲れているのだな、と考えた。ここ1週間はタバコをすったり、急いで食事をとったりすると、胸に圧迫感が起こっていた。今夜も遅く帰宅して食後のタバコでくつろごうとしたところ、少し胸が苦しい。「おかしいな。何だろう？」と思った。胸苦しさはすぐにおさまったが、不安がよぎる。そういえば、息切れがひどくて内科を受診したら、大腸からの出血のための貧血とわかった友人がいたことを思い出す。彼は手術をして元気になったっけ……と思った。しかし同時に、一昨年、肺癌で急逝した同僚の顔が脳裏をかすめた。
「俺も貧血かな？ 外食ばかりで栄養が偏ったかな？」「とにかくタバコは少し控えよう」などと考える。風呂に入り、気分も爽快になって、そのまま体のことは忘れて寝床に入る。

（木村 1999b『医療・看護の心理学』より引用）

Aさんは、まず、大丈夫と言い聞かせ、同時に脳裏を掠めた重大な病気の可能性を否定し、仕事の忙しさにかまけて過ごしたが、数日後に救急車での緊急入院となった。その経緯については、後に事例として取り上げる。
病気にもよるが、はじめは兆候がはっきりせず、痛みも無く、動けなくなったりもしない病気の場合は、たとえ医師であっても、自分を病気と見なして受診するとは限らない。自分の排尿障害に気づき、しかも次第に不便も感じながら、病気がかなり進行するまで受診しようとしなかった医師、西川喜作氏はその著書の中で次のように記している。

**【事例】西川氏（その1）**
小便の異常に気付いたのは数ヵ月前のことだった。尿線が細くなり、排尿に時間がかかりだした。たまたま同僚と並んでトイレに立ったときに話してみた。

「この頃どうも小便の切れが悪くてね。それにやけに時間がかかるんだ」
同年輩の同僚は年をとるとそんなものさ、実はおれもなんだ、とこたえた。そのときは自分が老化したみたいでいやな気分がした。それに私の場合は時間がかかるだけではなく、尿線が右の方向に曲がるのだった。それからしばらくして年の暮れになると頻尿も感じるようになった。2、3時間車を運転していても途中で尿意を感じ車を降りなければならないこともあった。

48歳になっていた私は、それを老化現象による前立腺肥大症状だと決めつけていた。まさか悪性の病気であるとは疑ってもみなかった。

――中略――

1月の半ばになると精液はまったく出なくなってしまった。友人の誰にも相談できない日が続いた。尿道、精嚢、前立腺そのいずれかに腫瘍でもできているのだろうか。私は不安だった。

もはや症状からして前立腺肥大とは考えられない。とすれば前立腺ガン？　そんな馬鹿な。年齢からして自分に当てはまらない。専門外であるが知識としては、前立腺ガン患者のほとんどが65歳以上であることを知っていた。

あれこれと文献を調べてみたが決定的なことはわからなかった。同僚の泌尿器科の医師にも相談しようと考えたことも二度、三度あった。だが看護婦たちはほとんど顔見知りだったし、症状が症状だけに相談しにくかった。不安を感じながらも痛みが全くないことと、排尿後にもほとんど不快感がないことから受診するのを一日延ばしにしていた。それに医師として毎日が多忙でもあった。

――中略――

医師に診てもらうにしても息子たちが落ち着くまで待ってからと考えていたのだ。私は家族を不安にさせたくなかった。

（西川喜作 1982『輝やけ 我が命の日々よ』pp.22-23）

その後、癌と診断され、死への過程をたどる自分自身を見つめた西川氏は、その経験から、「死の医学」の必要性を痛切に感じて、自分の死に逝く過程の記録を柳田邦男氏に依頼した。そして死後に、柳田邦男によって『「死の医学」への序章』という著書が刊行された。なお、西川氏の闘病と死への過程については、以下にもたびたび引用して取り上げる。

「おかしいな、何だろう」から始まり、最初は、ちょっとした不自由を感じるだけだが、だんだんと確実に進行して不自由さも不安も増大するのに、往々にしてなかなか診断名がつかない病気がある。しかも、病名が判明すると、不治の病であって平均的には余命が長くないことを宣告される過酷な病気である。そのひとつに神経難病のALS（筋萎縮性側索硬化症）という疾患があり、筆者は、後に経緯を述べるように、現在、このALSの患者さんたちとご縁があって、何とか少しでもお役に立てないものかと思って、試行錯誤している。以下の各章には、筆者の実体験に基づきながらも、すでに刊行されている手記を中心にして、いくつか事例として挙げさせていただいた。

次の例は、「神経難病ALS患者たちからのメッセージ」という副題がつけられている『生きる力』（2006）からの引用である。この『生きる力』に登場する北谷好美さんは、発症から15年を経て、その間のさまざまな経験を記述しておられる。その各プロセスに沿って、他の数人の方々の例とともに、本章にも何度かに分けて引用させていただく。

まず、発病から告知までを振り返っておられる箇所のうち、「おかしいな、何だろう」という段階に相当するところである（筆者の要約。「　」内が引用である）。

**【事例】北谷さん（その1）**

「引っ越し後、通勤に時間がかかるようになったころに慢性的な疲労からか、熱が出たり、だるかったりが続き」、「体力に自信がなくなり、10年近く勤めた会社を」辞めて「仕事を辞めたことで大きな喪失感を」受けた。（手記に記述されている年代から、その頃すでに病気が始まっていたことがわかる。）

「電車に乗ったとき、地に足が着かない感じ」がして、電車の揺れにバランスがとれず転びそうになった。そして、「初めに顕著にあらわれた症状は声で」あって、ときどき「話すときに鼻にかかったような不明瞭な発音になりました。疲れると舌がもつれたり、声が出ないときもありました。呂律がうまく回らない、唾液が飲み込みにくい、疲れやすく体力がなくなるなど、徐々に症状が進んでいきました。そうこうしているうちに、右手の力も落ちてきて、右手人差し指にも力が入らなくなりました。また、両手の指が曲がったまま真っ直ぐに伸びなくなりました。」

（「生きる力」編集委員会（編）2006『生きる力』p.2-3）

そして、不自由さが増し不安も大きくなり、耳鳴りがひどくなって、耳鼻科を受診した。そしてやっぱり大きな病院で診てもらわなければと思うが、何科を受診すればよいかわからなかった、と記しておられる。これに類似の経験を、多くの患者さんがしておられる。

### （2）「受診を決心する」（第1相－2）

病気のプロセス第1相の後半は、自分の病気を自覚して、あるいは自覚がないが指摘を受けて、「受診を決心する」段階である。

次の例のように、不安と迷いの中にいるときに、何かのきっかけがあり、手助けを受けるとスムーズに受診行動が進むこともある。

**【事例】 Bさん**

Bさんは50歳代の男性であり、ここ数ヵ月下痢気味の日が多くなっていた。最近は、排便後の下腹部の不快感も加わった。自分の自覚できる症状から、もしかしたら重大な病気かもしれないと思い不安になっていた矢先に会合があって、久しぶりに親戚のひとりに会った。その人は総合病院に勤めているので医療職ではないが、相談に乗ってくれそうだと思った。話をすると、病院の先生に話してみるから、予約をとってあげても良いし、早目に受診してみるようにと勧められた。大きな専門病院に行くべきかとは思っていたが手順から考えて気後れしていたので、この申し出はとても助かった、嬉しかった。即座に、行ってみたいからと返事をした。間もなく、○月△日に予約がとれた旨の連絡が来た。不安もあったが、第一関門を突破したような安堵感もあった。家人には、親戚の者が自分の病院に来いと勧めるから仕方なくしぶしぶ行くというようなそぶりをした。

（1980年代後半の事例）

さらには、自覚症状から自分で病気のことを調べて、おおよその診断をつけて受診を決心する場合もある。その際、たまたま持っていた情報を活用することによって、あまり迷わずに行動に移すことができた例である。

**【事例】 Cさん**

Cさんは、30歳代半ばの図書館系の仕事場で働いている女性である。2日ほど前から喉が痛かった。最初は風邪かなぐらいに思ったが、右側半分だけが異様に痛いので、病院を受診した。総合病院の耳鼻咽喉科の医師は、診察をして、喉が炎症を起こしているので風邪でしょうから、様子を見ましょうと言った。仕方なく一応は納得したものの、次の日もその次の日も痛みは治まらない。とうとう夜中に、痛みが激しく眠れないほどになった。起き出して家に備えてあった家庭医学書を調べた。これは、「ヘルペスだ」と、Cさんは確信をもった。ヘルペスならば皮膚科だ。皮膚科ならばK病院が良い、と決めた。K病院は、昔、子どものころ、いとこが大やけどを負ったときに担ぎこまれて、大人たちが、その病院で良かった良かったと言っていたのを覚えていたからだった。翌日診察を受け、入院となった。診断名はやはり「ヘルペス」であった。

（1990年代の事例）

また、次の事例のように、自らを決心させるために、何かの強力なきっかけを必要とする場合もある。すなわち、一見偶然であっても、偶然の中に偶然を超えたものを読み取ることによって、自分自身を説得する必然として利用することもある。

阿部幸子さんは、大学の英文学・比較文学の教授であったが、その著書の中で、自分が進行した大腸ガンであると自己診断したときのことを、次のように記している。そして、受診を決心させたのは、すぐ前を走っていた車が川の中に転落するという偶然の事故に遭遇してのことであったという。

**【事例】阿部さん**

1989年（平成元年）4月のある日、その2週間ほど前から、不眠、貧血、食欲減退、便通異常、体重減少など、身体の変調に気づいていた私は、大学の図書館に行って医学書を読みあさった。症状、病名、治療法等々。没頭しているうちにいつしか日はとっぷり暮れていた。疲れた頭で図書館を出るときには、私は自分が大腸ガンであると診断していた。それも初期のものではなく、たぶん進行性で、手術をしても治る見込みのない……。すぐに入院して死を待つより、せめて夏休みまで講義を続けるほうが望ましいのではないか――そんなふうに、迷っていた矢先の出来事だった。

――中略――

あの2人が死んでいなかったら、すぐに入院させて、生き延びさせてあげなくてはいけない。私は57歳、決して若くはないが、まだ人生を完結したとはいえない。そうだ、あの2人が生きていたなら、私もすぐに入院して、生きる方法を模索しよう、いや、そうしなければいけないんだ。

――中略――

ところが、あの2人の若者は、生から死へ、そして再び死の淵から生へと迎え入れられたではないか。たとえ、進行ガンであったとしても、あの2人の身の上に起こったような奇蹟が、私にも起こるかもしれない。

（阿部幸子 1992『死の受容』）

また、自覚的な症状が全くないのに、次のような経緯で受診を決めなければならなかった人もいる。

**【事例】 Dさん**

Dさんは、50歳代半ばの大学の教師である。

職場の定期健康診断で、胸のX線写真に影が出たので、再検査をするように言われた。日頃から自分はタバコの量が多いと思っているので、ちょっと不安がよぎったが、ヘビー・スモーカーなのに長生きしたあの人この人を思い浮かべて、タバコが誰にでも肺癌を引き起こすわけではない、何かのせいで影が写ったのだろう、まぁ、もう一度撮れば何でもないのだろうと思うことにした。しかし、トイレに行った折、鏡に映った自分自身の顔をじっと見ている自分に気づいて、ドキッとした。また、消化器系の癌であっけなく亡くなった自分の親の最期を思い出したりしていた。気にするまいと思いながら気にしている自分が情けないような不憫なような不愉快なような複雑な思いの、再検査までの1ヵ月であった。

（1980年代後半の事例）

Dさんは、こんな気持ちに支配されるのは真っ平だと否定して、否定しても襲ってくる不安と恐怖に煩わされ、それに対処するには、もしかしたら、2度目の検査の結果によっては、いっそ、がんの専門病院へ紹介してもらう方がよさそうだと、次第に覚悟を決めていったのである。

先に引用したALSの患者さんである、指が真っ直ぐに伸びなくなった北谷さんは、耳鼻科を受診した前後について、以下のように記述しておられる。

**【事例】北谷さん（その2）**

大好きなパッチワークや洋裁の針が進まないので、不安はますます大きくなりました。耳鳴りもひどく、言語障害のような鼻声が気になるので耳鼻科を受診しました。耳鼻科の先生に「前から、そんな話し方なの？」と言われ、やっぱり大きな病院で診てもらわなければと思いましたが、何科を受診すればいいのかわかりません。

会社を辞めたころから感情が不安定でしたが、このころから体の変調に対する、とてつもない不安からか、涙が溢れて止まらないこともありました。

（『生きる力』p.3）

## 2 「病院へ行く」（第2相）段階における体験

### （1）病院に到着するまで（第2相－1）

自覚的には身体の調子は悪くはないが、自分を病気と見なして受診を実行する場合もある。乳がんと闘った千葉敦子さんや玉谷直実さんの手記には、ある日乳房やその付近にしこりを発見して、不安になり、最初から癌を疑いながら、あるいは癌でないようにと祈りながら病院へ行った経緯が述べられている。これらの人は、強い不安に襲われながらも現実を直視し実行した例である。そして、一方では、自分でも思いがけなく家族に怒りを爆発させてしまったこと（玉谷）や、意地を張ったり不覚にも涙を抑えようもなくなったりしたことなど、現実に直面することが感情的には辛い経験であったことも例示されている（千葉 1981; 玉谷 1986）。

受診に家族が付き添ってくれる場合もあるが、患者の気持ちは複雑である。

**【事例】Eさん**

病院までは、自宅から車で1時間以上もかかる。いろいろな状況を考えて、当日は電車を乗り継いで行くことにした。気分が悪くなって吐いたり下痢になったりすることがあり、トイレに駆け込む必要が起こることがある。このことへの対処は、通勤や仕事である程度慣れているとはいえ、途中駅のトイレの場所をあれこれ心積もりしていた。しかし、結果的には、途中下車をせずに、病院へ着くことができた。また、当日は、妻も同行してくれた。電車の中では、心配しているであろう妻から、何かを問われたり話しかけられたりするのが嫌で、なるべく知らん振りの態度で距離をおいていた。しかし、不安をもてあましていて、話かけて欲しい気持ちもあった。

Eさんは、病院へ来る途中でのこのことを後で振り返って、あの時、もしも実際に妻から話しかけられたら、いかにもうるさいという態度で応じたであろう、そうすれば、妻は、「せっかく予定をやりくって付き添ってきたのに、ひどい態度だ」と文句を言って、いざこざが起こっていたかもしれない、だから、あれでよかったんだと思うと述べている。そう言ってから、もしかしたら、妻は、自分の気持ちをわかっていて話かけなかったのかもしれない、と付け加えた。

（1990年代の事例）

## (2) 病院に着いて診察の順番を待つ（第2相－2）

実際に受診行動を起こして、病院にたどり着いたとしても、患者はさまざまな苦労をする場合もある。次の例は、待合室での、患者の気持ちの例である。

**【事例】 Fさん（その1）**

待合室では、座ったベンチは硬かった。まず軽く周りを見回し、こんなにいっぱいの人が何の病気なのだろうか、日頃、仕事の上で人を集めるには苦労しているので、いっぱい居るなぁ、病院というのは儲かるのだろうなぁなどと考えた。しかし間もなく、人々の視線がそれとなく行き交っていることに気づいて、これは何だ、何の視線だ、僕の病気が何かって、これからどうなるのか、と自分へ意識が過剰に向き始め、さらに、不安と不愉快さと心許なさが湧いてきた。

（1980年代の事例）

**【事例】 Fさん（その2）**

待合室で待たされているうちに、予約だというのにずいぶん待たせる病院だと腹も立ってきた。いらいらするので立ち上がろうにも行くところもない。否、どこかへ行ってしまうわけにはいかない。いつ呼ばれるかわからないのだから。しかし、癌だったら、手術だったら、医療費は、などと次々に切れ切れの考えが頭をよぎって、じっとしていると気が滅入る。それで周りの人を眺めると、相手も視線をそらしたり向けたりしている。いつ呼ばれるかわからない、動けない、いらいらしたり心許なかったり、他の人の不安や疲労や諦めなどを漂わせた不景気な顔を眺めたりしていると、診察室の中に居るのは一体何様なのかと思ったり、その人を頼りにしなければならない、その自分が情けないと思ったりしていた。医者は親切だろうかと想像してみた。否、自信過剰な独断的な医者が結構多いという話を耳にする、独断的でも良いから腕の良いのがいい、親切でも親切だけじゃ困る、などいろいろ考えていた。実は、受診する2～3週間ぐらい前からは、少量ではあるが便にドロッとした赤黒いものが混じることがあって、本当に不気味だった。思い出すのもいやなくらいだ。しかも、このことは診察室に入ってすぐには言わなかった。自分としては、本当は医者を頼りにしたかったのだと思うが、初対面の医師を頼るのが怖かったのだろうし、また、ひたすら頼りにしたいなんていうことを認めたくもなかったのだろうと思う。

（1980年代の事例）

自分で病院を選ぶ余地もなく、救急車で運ばれる場合もある。

先に述べたAさん、すなわち、階段でめまいを感じたり胸部に圧迫感があったが貧血かなと考えたりした50歳代の男性は、結局、救急車で病院へ運ばれた。

**【事例】 Aさん（その2）**

仕事に追われて数日が過ぎたが、明け方に、背中に差し込むような痛みを感じて目が覚めた。痛くて横になってはいられないので、起き上がるがどうしようもなく苦しい。枕を腕にかかえて顎を乗せてひたすら耐えた。肋間神経痛というのは痛いそうだがこんなに痛いものか、いや違う、いやそうかも……考えも途切れ途切れだった。

夫の気配で、妻が目を覚ました。妻はとっさに、高校生のときに友人の父親が亡くなったことを思い出した。背中が痛くて苦しんで、神経痛か何かかと思って家人が背中を擦ったりしているうちに亡くなったが、それは心臓病だったと言っていた。

妻は救急車を呼んだ。CCU（Coronary Care Unit）に運ばれ、一命をとりとめた。自分では、まさか、息切れやめまいと背中の痛みが心臓病の兆候だなどとは思っていなかった。

（前掲『医療・看護の心理学』）

入院が決まるときの状況によっても、患者の心境は異なってくる。健常人からの突然の変化によって入院した状況を、都留春夫氏は、著書『病者のこころの動き』（1975）に記している。プラットホームで電車を待っているときに突然ひどく具合が悪くなって、そのあと入院するまでの刻々の心理的変化について詳細に記述し、こう述べておられる。

【事例】 都留氏（その1）
病院に入院したとき、「病院こそ、真に病人が患者になれるところなのだという感じ」が強くして、やっと気分的にほっとした。
（都留春夫 1975『病者のこころの動き』）

## 3 「病気のプロセス」第1相における患者の心理

### （1）「病気を意識する」（第1相－1）段階における心理

第1に、「おかしいな、何だろう?」という心の動きがある。人は一般に「見慣れないもの」や「関心を惹かれているのに〝曖昧なもの〟」に対しては注意が向き、注視時間も長くなり、好奇心も起こる（好奇動機、Berlyne, 1970）。また、曖昧なものに対しては、われわれの内面が投影されることが知られている。夜空の月が、あるときには悲しげだったり他のときには笑っていたりするように見えるのは、そのためである（相貌的知覚）。そして、「曖昧なもの」を曖昧なままにして心にとどめ、それを冷静客観的に観察し、「ありのまま」の現実を正しく認識するためには、成熟したパーソナリティが要求されるとされている。そして、反面、不安やおびえは人間の認識能力や自己統制力を低下させてしまうので、幽霊と見たのは実は枯れ尾花であったように、不安におびえおののいている人は対象を誤認したり、過大評価や過小評価したりする過ちに陥りやすい。身体に不調を感じ、「病気」を疑っているときは、「見慣れぬ曖昧なもの」が自己の内部に存在し、それが対象として把握しがたいので、その不安やおびえが、さらに増大されやすい（木村 1988-90; 1999b; 早坂（編著）1981 他）。

自己の不調に気づき、冷静に様子を見てふさわしい期間様子を見、病気の識別に必要な徴候を正確に把握し、それに合った専門部門を持つ病院を選び、そこを訪れるという適切な受診行動をとることもあるだろう。しかしこのような状態において大方の人が起こす反応としては、以下の6つが想定される。

①「大丈夫、大したことはない」
②「大変だ、どうしよう」
③「現実」に没頭して考えないようにする
④「何事も起こっていない」と無視する
⑤「明日」あるいは「来週」に行こうと先延ばしする
⑥「受診マニア」など

このようにいろいろな反応が起こり、結局は受診が遅れがちとなる（木村 1999b）。

## （2）「受診を決心する」（第1相－2）段階における心理

人が何かを選択し決定する際、一般的には次に述べるような意志決定（decision-making）の過程をたどる。まず「問題の把握」ないし「目標分析」を行なう。すなわち、自分は病気らしい、だからどこかの病院に行かなければならない、というステップである。次に問題解決に向けての情報収集と情報の整理（情報分析）、および可能な手段を検討し（資源や手段の分析）、これらをまとめて「状況の分析」を行なう。最後に、意識的ないしは無意識的に優先順位をつけたり、ウエイトづけを行なったり、あるいは自分の好みを尺度として決定を下す。こうして病院選定というひとつの作業が完了する。

ただ、人によって価値観が異なるため、選び方はさまざまである。あるものを選択した人は、自分の選んだものについてできるだけポジティブな証拠を求めようとするので、ちょっとした「よさ」も大きく見えてくる。反面、普段ならば何でもないようなネガティブな事柄が大きな不安の材料にもなってしまうのである。また、「意志決定」に大きな困難が伴えば伴うほど、それを乗り越えた後の「結果」に大きな期待を寄せてしまう。たとえば、病院に行けばすべてが解決すると思い込むことにもなりやすい。しかし、前述のように、期待が大きければ大きいほど、その対比において「普通」のことも「悪く」見えてしまう。そしてここに、「医療不信」に陥っていく患者心理のメカニズムの一端が窺える（木村 1988-90, 1999b）。

## 4 「病気のプロセス」第2相における患者と家族の心理

### (1)「病院に到着するまで」（第2相－1）段階における心理

社会の中である役割を担っている人にとっては、自分の身体的不調と職場の役割遂行を天秤にかけ、その結果によって受診日が左右され、他方では、特定の医師あるいは専門医を選ぶ場合には、その診療の曜日と合わせなければならないので、なかなか実行が難しい。西川氏、Bさん、北谷さんなど事例に登場した人々は、大なり小なりこの問題を抱えており、受診まで手間どった人が多い。さらには、誰と病院に行くか、どんな交通手段を用いて病院に行くか、という問題もある。患者や家族は、以上のようなことを乗り越えなければならないので、受診という一見単純そうな行為にも、多くのエネルギーを必要とすることになる。

妻に付き添ってもらって話しかけてもらいたくもあり、もらいたくもなしの状態だったEさんもその例である。そして、意識的にも無意識的にも、これらの努力を払ったからにはその甲斐のある医療を求めることになりやすく、期待と現実のギャップが生ずる一因ともなり得る。こういうところにも、医療不信の発生しやすい心理的なメカニズムがあるのである。また、無意識的な機能の働いている例としては、先のAさんや西川氏が仕事に没頭して受診を延ばし延ばしにしたことにも、おそらくは北谷さんが不自由な身体を抱えてもなかなか受診せず、最初に耳鼻科へ行ったことにも、前述の玉谷さんが、いらいらして思いがけずに家族に八つ当たりしてしまったことにも、自分の現実を直視せず、なるべく軽く見積もろうとする心的機制が働いていたのではないだろうか。そしてまた、Ｆさんが、症状に関する重要な情報をすぐには申し出ないことにも、さらには、次節に取り上げるＨさんが、告知された時に何と言われたのか覚えていないほど、告知の直後に頭の中が真っ白だったのも、無意識のうちに、自我の痛みを避けようとして自我防衛が働いていたと考えられる。防衛機制が具体的にどのように機能するかについては、後に解釈を加えながら吟味する。

### （2）「病院に到着し診察室に呼ばれるまで」（第2相－2）段階における心理

病院に到着すると、患者は次々と難題を解決しなければならない。自分が何という科を受診すればよいのか、手続きはどのようにやるのか、その科の待合室はどこにあるのか、どのぐらい待つのか、どんな先生に会うことになるのか、いろいろとわからないことばかりである。しかし、わからなければ聞けばよい、という単純な問題ではない。病者にとって「病院の職員に尋ねる」という行為は、傍から見れば何でもないような行為であるが、難しくなることが多い。なぜだろうか。その理由を考えるために、ここまでに示した段階（第１相から第２相）までの間に病者が陥っているであろう「病者心理の特徴」をあげてみよう。

①病者は身体的不調による不快感があるために外界の刺激を不愉快なもの、非好意的なものと受け取りやすい。
②病者は身体的不調の原因がわからず、それに脅え、不安を感じているため、外界を「ありのまま」に把握し、それに対処するという能力が低下している。
③病者は暗々裡に「咎め」を感じている。つまり、われわれはよく不幸に見舞われたとき、「どうしてこんな目に

遭わなければならないのか。何もしていないのに」と思ったりするし、ここには例示しなかったが、病気のどの過程においても患者さんの話に登場するのが「……何か自分は悪いことをしたのだろうか」とか「こんなことになるのは、自分が悪いことをしたのか。それは何だろうかと思った」という思いである。子どもでなくても、何か悪い結果が起こったときには何かの「罰」であると感じやすい。すなわち、病気になったのは自分に向けられた「責め」や「罰」の結果であるかのように感ずる傾向にある。そのため病者は、いわれのない罪悪感を背負うことになりやすい。そして外界の些細な事柄を、自分に向けられた「咎め」と受け取りやすい状態にある。

④初めて訪れる病院は病者にとって見知らぬ場所である。いろいろと戸惑うことも多く、不安が増して自立感を保つことができず、状況からくる不自由さと自分の内面の動揺との間で、不全感や圧迫感に苛まれることになりやすい。

以上のように、病者は不安により現実認識能力が弱まっているため、解決へ向けての行動をスムーズに起こせないことも多い。その上、このような事態に直面して自信を失いつつある人は、無理に自信や自立感を回復させようとあがく結果、逆にわかったような行動を取りたがり、自分自身への抵抗や相手への気兼ねもあって、「他人に聞く」という単純な行動を起こし難くなっている。そして一方では、外界からの刺激には過剰な反応を示すため、ますます現実を客観的に把握できなくなるという悪循環に陥ってしまいがちなのである。

さて、困難を乗り越えて診察室の前のロビーにたどり着いたとしても、患者と家族は、「待ち時間」の長さという障壁にぶつかることになる。待ち時間の長さには健康なときにも辟易するであろうが、身体の調子が悪くて病院を訪れる人にとっては、苦痛となることが多い。不安を抱え落ち着けずにじっと座って待つ間には、上記のような内面的な悪循環も起こりやすくなる。もともとは、そのときの自分が快適ではないという一時的な気分の状態であるはずのものが、実際には、その感情を反映して、だんだんと不安が募ったり考えが空回りしたり、悪い方に考えて落ち込んだり、患者が自ら不愉快な材料を作り出して、それによってますます心身の全体の調子が悪くなる危険性があるのである。

この「病気のプロセス」第1相および第2相における患者の体験の心理的な説明を、上記の事例に当てはめて検討してみよう。

まず、Aさんも、西川氏も、「おかしいな、何だろう」と感じたときに、「大丈夫」とそれを打ち消そうとし、仕事に没頭している。北谷さんも仕事を辞めるような身体の不調だったにもかかわらず、「疲労からか」と記述しているように、すぐに専門家に診てもらおうとは思わなかった。そして、職場の健康診断で再検査になったDさんは、何かのせいで影が写ったのだろうから、もう一度撮れば何でもないだろうと自分に言い聞かせて病気を否定しようとしている。そしていずれも、すぐには受診しない。Aさんは、症状を無視して仕事に没頭し受診の検討をせず救急車で運ばれることになり、西川氏は異常に気づき不安になっていたにもかかわらず、忙しい仕事にのめり込んだり知人の居る診察室に行くのを億劫がったり、家族が落ち着くまでという理由を立てたりして先延ばしにしている。Dさんは、再検査が決まっていたが、不安と恐怖に怯えたりしながらそれを打ち消し、しかしそれが辛いためにいっそ専門病院へ行こうかと覚悟を決めている。また、阿部さんは、自分の症状から大腸がんと自己診断したとき、入院して死を待つよりもせめて夏休みまでは仕事をしようか等と迷っている。そして、阿部さんも、Bさんも、北谷さんも、病院へ行って診てもらうためには、何かのきっかけを必要とした。いずれも、病気であることを感じながらも、それに直面することが恐ろしく、大したことはないと思おうとしたり、病気であることを打ち消し、できれば回避したいという心理が働いており、現実を現実として認めることが難しかったようである。

これらの背景には、不安や怯えが潜んでいたとも言えるであろう。自分自身で的確にヘルペスと診断したCさんは別として、乳がんを発見した千葉さんや玉谷さんも、葛藤を抱えて知らず知らずのうちに不安定な感情状態になっていたのである。自分でも思いがけなく家族に怒りを爆発させたり（玉谷さん）、意地を張ったりしているし、そして北谷さんも、抑えようもなく涙が溢れて止まらなかったりして、自分自身で思うようにコントロールできないような激しい感情の不安定さを経験している。

実際に病院へ行くという単純そうに見える行動においても、皆複雑な思いの葛藤を経験している。待合室でもFさんたちのように複雑な心境を経験しており、長い待ち時間の間には、患者の独特の心理に陥りやすいことが示唆されている。

## 第2節　「病名がつく」（病気のプロセス第3相）

### 1　「病名がつく」（第3相）段階における患者と家族の体験

「病気のプロセス」第3相は、患者が医師と初めて対面し、問診や検査を受け、検査結果や病名を聞くまでに体験する時期である。医師は、この段階になって患者に会うが、しかし、第1節にその一端を示したように、患者は、外来担当の医師や看護師と会う前に、多くの不安や困難、葛藤を克服しなければならない。そのため、往々にして、患者は診察室にたどりつく前にすでに心身ともに疲れ果て、健康なときとは異なる心理状態になっていることがある。そこに働く具体的な心理的機制については後に述べることとして、第2節では、診察室での医者との初対面から病名を告げられるときまでに、患者がどんな困難に遭遇し、どんな心境にあるのかについて検討する。

#### （1）診察室での医者との初対面

**【事例】Gさん**

Gさんは40歳代後半の中間管理職の営業マンであり極めて多忙である。仕事に対して積極的ないわゆる猛烈社員であり、動作がせわしなく、話し方も声高で早口である。その反面、几帳面で綿密な仕事をする。部下思いでもある。2週間ほど前から、朝の出勤時にバスの停留所まで歩く途中や、駅の階段を上る際に、時々胸に重いものがのしかかるような感じがしていた。それは1～2分続き、立ち止まるとおさまる。最初は「寒くなって重いコートを着るようになったからかな」と考えた。しかし、午前中の仕事が忙しい最中にも、毎日ではないが、2、3日に一度、ほんの数分だが肩がズーンと重くなるような感じを受けていた。「おかしいな、何だろう」とは思っていたが、午後にはそのような症状はまったく起こらないので、それほど気にもとめずにいた。ところが、3日前の早朝4時頃、突然これまでとは違った、胸を鷲掴みにされるような苦しさが生じた。そして冷や汗が出、一瞬意識がなくなるような卒倒感を覚えた。Gさんは急に不安になり、近くの開業医のもとを訪れた。

これらの症状を訴えたが、近医の結果では、一応とった心電図にも異常はなく、「肋間神経痛」ではないかと言われた。しかし、Gさんには納得がいかない。翌日、T私立医科大学病院を受診した。

（木村 1999b『医療・看護の心理学』少し短縮）

「どうなさいました?」という外来の予診担当医の質問に始まり、病気を把握するプロセスが進行した。どこが悪いかわからず戸惑うGさんに対し、担当医は「どの辺が、どのように、それはいつ頃から、どの程度に」と尋ねて、問診はテキパキと進んでいく。Gさんはただ相手の質問に答えていけばよい。そして、「どのような時に起こりましたか」と質問は続いていく。担当医はそのたびにGさんに視線を向け、答えが出るまで一瞬沈黙する。質問するのは担当医であるが、実はこの会話はGさんのペースで進んでいるのである。なぜなら、Gさんの答える内容によって、担当医の次の質問が異なる方向へ枝分かれしているからである。そして、担当医の側の知識と技術や経験の深さが、そのような問診のプロセスを可能にしているのである。

担当医：「胸の重苦しさは、具体的にはどのような感じでしたか」
Gさん：「先日の一番ひどかったときには、左側の胸が強い力で絞りこまれるような感じでした。ちょっと前には肩に重いものがのしかかるような感じも受けました」
担当医：「それは大体どのような時間帯に起こるのですか」
Gさん：「えーと、大体午前中に起こり、午後はまったくありません」

Gさんはこの予診の問診ののち、外来担当医の指示により直ちに検査入院となった。入院して冠状動脈造影の検査を行なった結果、不安定狭心症と診断された。

## (2) 病名を告げられる

病名告知の問題については、個々の事例によって、場面によって、さまざまな局面があるので、後の項でも触れるが、ここでは、まず、外来で初めて告知される場合について検討する。病名を告げられて衝撃を受け、混乱する場合もあれば、ようやく安堵する場合もある。

次の事例は、告知の衝撃によって混乱した例である。

**【事例】 Hさん**

妊娠36週目の定期検診なので、いつものように電車に乗って病院へ行った。妊娠経過はこれまで順調だった。いつもの産科医が、骨盤の写真を撮ってきてくださいと言う。産み月が近くなると骨盤の写真を撮るのかと思って、伝票をもらってレントゲン室へ行った。間もなく呼ばれて、医師が何かを説明してくれた。「……あなたには、帝王切開が必要なので、38週目の……入院してください。じとう（児頭）、回転、手術、入院予約、書類、看護師さん」などのことばが耳に残っているが、何と言われたのかよくわからなかった。

後で考えると、頭の中が真っ白、目が点、上の空という状態だったのだろうと思う。1階に下りてルーチンワークとなった会計を済ませる間どんなふうに行動したのか、よく覚えていない。病院の玄関で、このまま帰れないと思った。落ち着こうと思い、食堂へ行った。そこで初めて、えっ、この私が帝王切開、どうして、私より高年初産のあの人は写真を撮らずに先に帰ったのに、どうして、私だけが、ひどいじゃないか、あのお医者さんに、私、何か悪いことをしただろうか、それは関係ない、何か妊娠中に悪いことをしたのだろうか、……何も悪いことをしていないのに、どうして私が……。とにかく大変だ、夫に電話、それより手伝いに来てくれる予定の実家の母に電話をしなくちゃという考えが途切れ途切れに頭を駆けめぐった。

再び一階にもどり電話をかけようとしたとき、急に胸がしめつけられるような感じになった。あぁ、私は悲しいんだ、この気持ちは悲しみなのだ、なぜ？　よいお母さんになりたいと思っていたのに、失格のような気持ちなんだ、お産は自然なものなんだからと母が言っていたのに、自然には産めないんだ、涙が湧きあがってきた。電話はまず夫にかけた。外来で言われたことを話した。夫がぶっきらぼうに言った。「赤ん坊が無事に産まれればいいじゃないか。」それを聞いて最初むっとした。自分の気持ちをちっともわかってくれない、男はこれだから頼りにならない。こんな惨めな気持ちで母親失格のような思いでいるのに、もう36週だというのに、もっと慰めか励ましのことばをかけてくれたっていいじゃないか、と思ったからだ。家に着く頃になって、少し落ち着いて来て気がついた。夫は、本当は驚いたんだ、そして、一番大事なことを言ったんだ、私もそう思うだろうと思ったから言ったんだ、だからいいじゃないかと慰めたつもりなんだ、と。

（1980年代の事例）

こうした場合、あらかじめ不調を感じていないので、覚悟を決めてもおらず、医療従事者に助けてもらいたいという気持ちもなく、まったく不意打ちに、自分を病人、あるいは手術の必要な患者と見なさなければならない立場に追い込まれる。この大きな心理的ギャップを超えることは、本人にとってなかなか難しいことである。

また、がんや難病のなどのうちでも深刻な病名や重い段階の場合には、薄々とは気づいていても、否定したい気持ちからそういう認識をもたずにいて、実際に病名を告げられた段階で、ひどく混乱したり絶望することもある。事実を否定したくて向き合わないのも、事実を認識したときに動転するのも、人間にとっては当然のことである。その心理的メカニズムについては、本書においても繰り返し述べていくことになる。

**【事例】北谷さん（その3）**

先に紹介した北谷さんは、その後、ただならぬ疲労感や洗濯物がぎゅっと絞れないことから、何かとんでもないことが起こっていると気づかされて、大学病院を受診し、検査入院をした（1993年1月）。その時、同じ病室にALSの患者さんがいて、同じ検査内容だったので、たぶん同じ病名だろうと思った、しかし告知されなかったので、自分は何の病気なんだろう、これからどうなっていくのだろうという疑問と不安が助長されたが、まだ、深刻には受け止めていなかった。数ヵ月後に、ALSであると知る。

「……それまで薄々とは気づいていましたが、違っていてほしいという気持ちが強かったので心の中で否定していたのでした。それまでにALSに関して知識が少しはあったので、治らない病気だと知ったときが一番つらかったです。今まで順風満帆に生きてきた人生が、足元から覆された感じでした。こんなことがどうして自分に起きたのか信じられませんでした。何かの間違いに違いない、きっとよくなるはずだ……けれど、いっこうによくなる気配はなく、精神的に追い詰められていきました。これからの人生をすべて否定され、すべてのことをあきらめなければならない、奈落の底へ突き落とされるとはこのことなんだと思いました。」

（『生きる力』北谷さん p.3）

**【事例】横前さん**

「私が初めてALSという病気に向き合ったとき、私は泣くことしかできなかった。ただボロボロ涙が落ちるだけ。

ポロポロ、ぽろぽろ涙が落ちるだけ。

2004年12月、入院検査の結果、ALSと診断される。あまりにも突然だった。突然すぎた。ALS？運動神経の難病？なんで？なんで私が？

頭のなかが混乱する。私はまだ35歳だよ。これからなんだよ。」

（『生きる力』横前さん p.78）

他方では、病名を告げられてようやく救われたような気持ちになって安堵する場合もある。

**【事例】 Iさん（その1）**

Iさんは、20歳代後半の主婦である。あまり程度はひどくないが、人ごみに出るとめまいがする、電車に乗ると動悸がする、他人と長く一緒にいると頭痛がしてくるなど、さまざまな具合の悪さに悩んでいた。内科で検査をしてもらっても、何も原因がわからなかった。夫や夫の家族など周りの者から、気の持ちようだから、弱気になっちゃいけないとか、気のせいだから頑張れとか言われるが、自分だっていろいろ努力してやってみたけど、どうにもならないからこそ苦しんでいるのだ。一体、どんな気を持ったらいいのよ、わかりもしないでごちゃごちゃ言わないでと叫びたい気持ちであった。が、じっと我慢をしている。そんなことをすると、だからあなたは心がけが悪いとか、人の親切は受け入れるものだとか、さらに倍加して何か言われることがわかっているからだ。具合が悪い上に、人から親切がましく何かを言われるのは、もっと辛い。

（1990年代の事例）

Iさんの報告によれば、内科から心療内科に紹介されたと言う。心療内科の医師は、あなたはれっきとした病気です。気の持ちようで何かができるというものではありません。あなたの身体には、器質的な病変はないけれども、身体の機能を順調に動かすことに必要な心の状態に不調が起こっていて、具合が悪いのです。この病気は必ず治りますから、周りの人が何と言おうと言わせておいて、少ししっかりと養生をしましょう、ときっぱりと言われて、本当に、ホッと救われた思いがしたとのことである。

また、なかなか診断をつけてもらえずに苦しみ、うつ病とさえ言われて、ようやく正式な診断名を受けて、夫と妻とでホッとしたと記しておられる事例もある。

**【事例】 竹本さん（その1）**

竹本さんは、2000年春ごろに妻に異変を感じた。忙しかったので疲れがたまっているのだと思っていたが、ますますひどくなるので、10月に近くの公立病院内科を受診。一通りの検査をして内科的に問題がなく、婦人科に紹介され、年齢的に更年期だろうと薬を処方された。翌年にはさらに症状がひどくなり、鍼灸治療に通い、大学病院で、循環器、甲状腺、呼吸器など、考えられるすべての科を受診したが、どの科でも異常が見られない、わからないと言われ、最後には神経科を紹介され「うつ病です」と言われたとのことである。この段階で、「不思議なことに神経内科に行きなさいとは誰にも言われなかった。また、これだけ悩めば、うつ病にならない方がおかしい。」と述べておられる。

そして、最初に異変を感じてから数えると2年を経て、ようやく「筋萎縮性側索硬化症」（ALS）と診断されたとき、まずは安堵したという。「正式な診断を受け、私も妻もある意味でホッとした記憶があります。それまでの1年ぐらいはまったくの闇でした。正しい診断名を受け、これからどうしなくてはならないか、先が見えたような気がしたからだと思います。」

（『生きる力』竹本文直さん、妻近子さん53歳がALS）

**（3）病気であることの認識**

先に引用した医師西川喜作氏は、「自分がガンになることを想像しなかったわけではない」が、「しかし、想像と実際はあまりにも異なっていた」と述べている。少し長いが、病名を感知し「不安と恐怖に怯えた」患者の心理を描写しているので、引用してみる。

**【事例】西川氏（その2）**

腫瘍があるのは確実だった。これはもはや否定できない。もしかするとそれはガンなのではないのか。馬鹿な、そんなことはない。腫瘍といっても、それは良性のものだ。いや、単なる炎症かもしれない。

自分の身の上に起こりつつある事態をより楽観的な方向に向けようとしていた。だが考えをそちらに向けても、心の底にどす黒く生じている不安感を消しさることはできなかった。

寝つかれぬままに、私は1冊の大型のルーズリーフを取り出した。日記を書こうと思った。日記を書くのは実に20数年ぶりのことだ。

なぜ急に日記を書く気になったのだろうか。その理由は私自身でもよくわからない。

――中略――

初めて日記を書き出したのは17歳のときである。

――中略――

17歳で日記を書き始めたのもやはり今度のようにやむにやまれぬ衝動からだと思う。日記の体をなしておらず、メモ代わりの記録だった。今、再び書き始めようとしている日記もおそらくそれと同じものになってゆくのだろう。

――中略――

私はこのたびの様々の事態から察して、自分がガンに間違いないだろうと思っていた。

しかしまだ〝思う〟だけのことであった。

これまでも自分が脳腫瘍やガンになることを想像しなかったわけではない。しかし、想像と実際はあまりにも異なっていた。

医師として私は多くの死に接してきた。しかし多くの死に接することで、却って死についての感性が鈍化されてしまっていた。死はいつの場合も私自身のものではなかった。苦しんだのは患者だし、死んでゆくのも患者だった。

それが今私自身が死の病いにとりつかれたのだ。いや、まだ死の病いと決まったわけではない。しかし、私の〝科学者〟としての部分が医師の会話、所見、症状をきき、自分がガンらしいということを感じ取ってしまっている。

不安と恐怖に怯えた。何から手をつけてよいのかわからなかった。ノートを開いていても、ただとりとめもない想念がぐるぐる渦巻いているだけだった。

妻はしきりと私の容態を気にかけていた。しかし病名について精しく聞こうとはしない。きくまいと努めてくれているらしい。その心遣いが有難かった。

いずれは事実を、私の身の上に起こりつつあることを告げなくてはなるまい。だが、妻や息子たちに告げるのはもう少し事態がはっきりしてからでも遅くはないだろう。私はそう思って、何も話さなかった。

（西川喜作『輝やけ 我が命の日々よ』）

**【事例】都留氏（その2）**

都留春夫氏は、著書の中で「膵結石の宣告を受けた直後、私はまったく変わってしまった自分になっているのに気づいた」と述べている。それまでは、何度腹痛が起こっても「痛みがなくなれば病気がなくなり、自分の意識では病人でなくなることができた」のに、病名がつくことによって「非常に不気味な存在として」自分の体内に病気が宿り、「これから、一生の間、この病いとともに生きなければならないし、身体のこの状態からの逃げ口がない」と感じたのである。そして、死が自分のものとして意識されたという。

（都留春夫 1975『病者のこころの動き』）

## 2 「病気のプロセス」第3相における患者と家族の心理

初診の患者が診察室に入って医師と会う場面における心理的な特徴や、それが、その後の医師と患者の関係にどんな影響を及ぼすかについて、前書で整理しているので、簡単に述べる（木村 1999b）。（1）初診の診察室での患者の陥りやすい心理、（2）病名を告げられる場合の心理、（3）病名を挟んで、医師と患者が逆方向からのコミュニケーションをしている側面、（4）患者が、自分は病気であるという認識をもつ過程、に分けて紹介する。

### （1）初診の診察室での患者の陥りやすい心理

患者が診察室に到達するまでに多くの不安や困難を乗り越えることからくる心理的な特徴としては、以下の3点があげられるであろう。

① 患者はさまざまな迷いや戸惑いの中で受診する医療機関を選び、自分のこれからの運命を託するので、その診察室は一種の賭けの結果を示しているという側面である。すなわち、自分の選択が正しかったのかどうかを見極めるために、医師の人物像や診断や治療の能力、看護師の応対、設備の様子はもちろん、医師が自分の病気をどのように判断しているのか、自分に対して好意的か否かなどについて、言語的・非言語的コミュニケーションの中から発せられるメッセージを敏感に受け止めながら、査定をしている。

②患者は病気による不快感が基底にあるため、外界を不快なもの、自分に非好意的なものと捉えやすい。また、身体の不調が体内にあるためそれを捉えるのが難しく、自分の体内に得体の知れないものが潜んでいるように認識しやすく、それに脅かされている。また、患者さんの素朴なことばによく出てくるように、何か悪いことをしたことの罰や咎めとして自分や家族の不調が起こっているかのような気分になりがちである。そのため、健康なときには気にならなかったような何気ないことばや語調であっても、不安を呼び起こしやすく、また叱責や咎めとして受け取りやすい状態になっている。

③さらに、診察室にたどり着くまでに多くの困難を経験していると、そこに行きさえすれば、問題が解決するような過大な期待を抱く場合もある。また逆に強制されての不本意な受診であれば、最初から医師に対する反抗心や敵意を潜ませている場合もある。

上記の事例と照合させてみると、HさんもIさんも不安で傷つきやすい心理状態になっているし、事例のほとんど人が、掴みようのない病気に対して、心もとなさや不気味さ、不安や恐怖による怯えやおののきなどを体験している。また、待合室でのFさんは、こんなふうに待たせている医師に対して敵意を感じ、そういう自分自身に焦れているところがある。

### （2）病名を告げられる場合の心理

ここには事例を掲載していないが、「何でもない」と言われて日常生活に順調に戻った人も、実際問題として調子が悪ければ、本当に何でもないのかどうか不安になり、納得できないことになる。また、病気が見つからないために「何でもない」と言われてしまい、そのために苦労が始まり苦悩を重ねる人々もいる。他の病院を受診して診断が付けばよいが、北谷さんや都留氏の場合は、なかなか診断が付かなかったために、病苦の上に、さらに苦渋の日々を経験しなければならなかった。また、Hさんや竹本さん、Iさんは、診断名が決まってようやく安堵できている。前項の都留氏のように、救急患者となって病院に入院することによって、病院こそが病人が患者になれるところだという感じが強くして、やっと気分的にホッとしたという場合もある。

### （3）病名を挟んで、医師と患者が逆方向からのコミュニケーションをしている側面

医師と患者は、知識の有無と能動性・受動性の観点から見て、いわば病名を挟んだ反対側からのコミュニケーションを行なうことになる。すなわち、まず「診断確定」までの道程が反対である。医療従事者、特に医師は、患者の訴えの中から疑わしい病気の仮説を立てて、必要な検査手順を決め、検査データを見て判断を下す。医師は一連の作業の主導者であり、それらを能動的に実行する。一方、病者は不調を訴える時だけが能動的で、それ以降は検査オーダーに従って院内を回り、病名を告げられる立場となる。そして、診断名のついた「病気」について、医療者側は病態も予後も知識として知っているだけでなく、同じ病名の多くの患者の経過がそれぞれ異なることを知っている。それに比べて、病者はそれらについてほとんど何も知らない。医療者が提供してくれる情報に頼って理解するだけであり、予後の予測に関しても自分自身としての展望はない。たまたま身近に自分と同じ病名の人がいれば、自分も同じ経過をたどるものと思い込みやすい。

さらに、医師と患者の両者が同じ病名を用いたにしても、その意味内容が大きく異なり、ギャップが生ずる場合も見られる。医療者は病名がはっきりした場合でも、その病気について蓋然的に説明を行なう。なぜなら、病名が同じでも、経過は千差万別であり、目の前の患者が定型的予後をたどるとは言い難い。経過に沿って病状を説明し、それに伴って治療方針を変更していくことは当然であり、日常的なアプローチの仕方と言える。ところが、患者は「自分の予後」あるいは今後を知りたいのである。そして、診断が確定した「病名」は誰しもが同じ経過をたどる、固定的な、今後も変わることのないものと考えがちである。

そして、たとえば、「慢性」という病名について、医療者側は基本的には完治しない、少なくとも長期に及ぶものと知っている。一方、患者は「慢性」と知りつつも、いつかは治ると期待することが多い。少なくとも治療をすれば、今よりはよくなると考える。医療者側から見れば、現在の状態が維持できればよいとする場合であっても、患者側からは納得しがたい。よくならないのは医者の腕が悪いからだと、病院を転々とする場合も出てくる。

さらには、繰り返し述べてきたように、病者は客観的な「ありのまま」の現実を把握する能力が低下しがちであり、説明を受けても、医療者の発することば通りに受け取ることが困難になっている。病名を告げられて動揺していれば、あとのことばは耳に入らないこともある。衝撃的な告知であればあるほど、防衛機制も働いてしまう。また、「曖昧なもの」への耐性も低下しているので、医療者が提供してくれる情報を「そのまま」は理解せず、両極端に曲解してしまうこともある。あるいは何気ない会話に叱責や非難を感じたり、極度の依存性が生じることもある。数々の医療場面を見れば、このようなコミュニケーションのギャップが至るところに認められよう（木村 1988-90, 1999b）。

### （4）患者が、自分は病気であるという認識をもつ過程

疾患名がつくことによって、それまでは一時的な身体の不調とされてきたことが、実体をもった病気として本人に意識されることになる。自分自身が「病者である」という自己観が成立したともいえる（上野 1994）。この病者であるという意識は、「病者役割行動」、すなわち、自分が病気であり、他人からの助力を必要としていると見なし、専門家のもとで健康管理の行動をとることにとって重要であると言われる（Wu, 1973/1975）。しかし他方で、その人の抱いている病者イメージに沿って生きることになり、自分をその限界に閉じ込めることにもなる。また、病気にすべての生活を合わせて、頼りなく心もとない自分自身と付き合いつつ生きなければならないことを意味してもいる。病者としての意識は、身体の病気が治った後にも続くことがあり、主体的な自分をとり戻すにはかなりの時間を要する漸進的なプロセスを経なければならないことも多い。そして「病名がつく」ということは、大なり小なり、混乱と動揺の

渦の中に陥る危険性を孕んでいる出来事である。

定期的な健康診断などで、何の前触れもなしに病気が発見された場合、もちろん告知の衝撃は大きい。前出のHさんは、妊娠36週目の定期検診で帝王切開が必要であると告げられ、その衝撃によって混乱した事例であった。また、ALSという病名を知った北谷さん、横前さんは、不安や混乱を経験し気持ちが落ち込み、その気持ちを受け止めかねて、さらに苦痛を倍加させることになった。そして、西川氏も、都留氏も、病者であることを受け入れるには、さまざまな怯えや葛藤と苦悩を重ねることになった。

不調があってあらかじめ覚悟をしていた人にとっても、病名を告げられたとき、その現実を現実としてにわかには受け入れられないことの方がふつうである。「他人のことを言われているようにしか思えなかった」「何かのまちがいだ、そんなことは信じられない」などという反応が起こる。「見聞きしていることの重大性はわかるが感情が伴わず、テレビの場面を見ているかのようだった」「医者からの説明を聞いても、ことばとしては聞こえているが現実味がなく、うわの空だった」などの反応も多い。時には、「お医者さんとのやりとりの内容をまったく覚えていない」ということさえ起こる。そして、告知を受けた病者は、少しの間をおいてから、これは大変だと感じる。次第に実感が湧いてきて、ようやく、種々の感情を伴う反応が起こってくる。このときになって、病者ははじめて病気の重大さに気づき、確かな情報と援助を求める段階に入った、とも言えるのである。

そうしてあがいているうちに、次第に「何で私がこんな目にあわなければならないのか、何も悪いことをしていないのに」「これはきっと、何かの罰なのだ」というように、悲しみや怒り、いわれのない罪責感などの、強い感情が湧き上がってくる。上記の例でも、はっきりとあるいは暗々裡に、こうした心情が窺われる。さらには、繰り返し述べてきたように、病者は客観的な「ありのまま」の現実を把握する能力が低下しがちであり、説明を受けても、医療者の発することば通りに受け取ることが困難になっている。病名を告げられて動揺していれば、あとのことばは耳に入らないこともある。衝撃的な告知であればあるほど、防衛機制も働いてしまう。

## 第3節　「病気と闘う」「病気とつき合う」（病気のプロセス第4相、第5相）

### 1　「病気と闘う」「病気とつき合う」（第4相・第5相）段階における患者と家族の体験

「病気のプロセス」の第4相は「病気と闘う」段階であり、第5相は「病気とつき合う」段階である。すなわち、第4相では、病気の治療が開始され、最初の入院をする、あるいは手術をするというような段階である。そして、この段階では、たいていの場合、異物として自分の中に入り込んできた病気を克服しようとして、患者と家族は病気と闘おうとする。

次の第5相、すなわち「病気とつき合う」段階では、長期の通院や、入院と退院を繰り返す、慢性期になって疾患管理を余儀なくされる、あるいは難病と診断されて長期の療養生活を送る、あるいは障害者として種々の日常生活への対処をするという段階である。

なお、これらの2つの相、「病気と闘う」（第4相）と「病気とつき合う」（第5相）段階は、患者の体験としては相互に入り混ざったり、行きつ戻りつを繰り返しながら漸進的に移行している場合も多い。特に、本章で取り上げる事例の場合には、長期にわたる疾患との付き合いを余儀なくされている患者と家族が、行きつ戻りつの感が強いので、この節では第4相と第5相を一緒に扱い、区別の必要な際にはその旨を付記することにした。

## （1）入院患者が病床で遭遇すること

病魔が突然に否応なく訪れる場合、それに遭遇した患者は、自分に何が起こっているのか、それをどう受け止めるのか、これからの人生をどう生きるのかという問いの前に立たされる。心理的なケアが切実に求められる状況であるが、当時は（もしかしたら今も）、患者の希望を実現できなかった。以下のJさんとLさんの2つの事例のことは、その後、筆者にとって忘れることのできない切実な問いとなり、また、解決すべき課題のように思えて、その後の実践への努力の動機となった。そしてまた、今日、この本を書いている強い動機ともなっている出来事である。

**【事例】 Jさん（その1）**

Jさんは、60歳半ばの男性である。前々からコレステロールの値が高いので食事に気をつけるように、運動もするように言われていたのでそれなりに気をつけて努力していた。仕事でかなり疲れていたある日、脳梗塞で倒れた。研究職・教育職・管理職の重責の中で、多忙ではあるがそれなりに極めて充実した日々を過ごしていたJさんは、救急車で病院へ運ばれ患者となった。病院での24時間の生活、半身麻痺の不自由な生活が、突然否応なしに始まった。死の恐怖も味わったICUから無事脱出したものの、当時（1970年半ば）は、絶対安静であったので、じっと仰向けに寝ていること自体が苦痛で、起き上がろうとすると付き添う家人から抑えられる、という日々となった。2～3週間して病状が少し落ち着いたものの、ベッドから降りようにも、片手、片足が使えない、食事を摂ろうにも、右手でスプーンは持ててもお皿が動く、飲み物の椀が持てない、何もかもが思うようにならず、イライラは募るばかりであった。

（1970年代の事例）

突然に半身不随の患者となったが、Jさんは左脳の側の梗塞であったので、右手と言語の機能は不自由にはならないで済んだ。しかし、それまでは、時間的な切迫の中で仕事を能率よくこなし、人々から頼りにされながら重要な判断を行なう要所にあった日常生活から、突然襲った病気によって無理矢理に引き裂かれてしまった。仕事はもちろん他にもさまざまな気になることも沢山あるが、自分自身がどういう状況に置かれているのか、今後の見通しをどのようにつければ良いのか、見当がつかなかった。そこで、次のように考えて、事態を打開しようとしたが、望みはかなえられなかった。

**【事例】 Jさん（その2）**

自分の置かれた状況を認識しようにも、病状そのものは医師が丁寧に説明してくれるが、肝心な、これから先の自分自身をどう描けば良いのか、これから先どころか現在の自分をどう受け止めればよいのかさえわからない。忙しいばかりで暮らしてきたが、人生の課題がいろいろ山積していることは知っていた。それに対して、どう向き合えば良いのか、こんな状態になってどうすればよいのか……考えあぐねた。そして、カウンセラーに会いたいと思った。自分を直視するためにも、このもてあましている複雑な感情をどうコントロールしたら良いのか、事態を何とか抱えて行くためにも、是非、カウンセリングを受けたいと考えた。病棟の主治医に頼んだ、若手の担当医にも頼んだ、看護師にも頼んだ、この病院の精神科は定評があることを知っていたので、誰かが病室に来てくれるかと期待した、しかし、皆が首を傾げるばかりで、病室へ来てくれるカウンセラーは居なかった。家人を通して病院外のカウンセラーを探してもらおうとも努力した。が、見舞いには行けるが、病室でプロとしてのカウンセリング行為はできないとの返事であった。それは解決できない希望であった。一度二度、見舞いに来てくれたカウンセラーは居たが、人生の重大問題に向き合うには、埒《らち》があかなかった。

このことは、第4節にとりあげる石井仁氏の、「(刑務所には居るのに……) 病院には、教誨師はいなかった」ということばを思い起こさせる。

また、患者は日常的にも弱者であることを痛感せざるを得ない。

次の例の患者Lさんは、肝硬変のため入院と退院を繰り返した70歳代初めの男性である。以下は、筆者のよく知っている病院に入院した際の、病室 (個室) での筆者とのやり取りのひとこまである (Ki:筆者)。

**【事例】 Lさん**

Ki:いかがですか。

L:痒くて痒くて、夜に寝ようとするとますます痒くてね。

Ki:あら、あらぁ……。痒いのって、どうにもならないですから、大変ですよね。
……先生 (主治医のこと) にはおっしゃってあるんでしょうね。

L:うん。先生は、ちゃんと来るんだけどね。来るだけは。

Ki:〈いつもの皮肉っぽいユーモアだな。〉ええ、来ることは来る。

L:うん (笑顔)

Ki:はい (笑顔)。で、……?

L:何か言おうとすると、もう背中。声が出る頃には、ドアが閉まっちゃう。

Ki:あらぁ、ダメですねェ、○○先生。朝のお忙しい時間に、とにかく病人を部屋に訪問しようと努力しておられるんでしょうけど。それじゃぁねェ……。背中でばっかりで聞かないで下さいって言っておきましょうか*。

L：いや、いい。若い方のドクターに言うから。患者が注文をつけるととかく嫌がられるから。来なくなると、もっと困る。
Ki：そうですか。そうですね。患者は、弱い立場ですって、何かに書かなくっちゃ。ねェ、○○さん。
L：まったく。あなた書くといいよ。ほんとに。
（1980年代後半の事例）
＊　主治医が知り合いであったので、言語的には、医者の側の努力を多少は伝え、医師は背中で聞いているのかもしれないという医者のための弁護もしながら、感情的には、患者と共感するという介入の方法をとった。なお、心情的には患者の方に近く、役目上、医師の方もサポートするという気持ちであった。

医療の場では、医師や看護師も種々の苦労を重ねているが、患者もいろいろと苦労しながら気を使って入院生活を送っているのである。当時も今も、医師も看護師も患者の入院生活が少しでも安寧で不自由が少ないようにと、配慮し努力している。しかし、それらの真摯な努力にもかかわらず、業務の内容は高度な医療を維持するための複雑で詳細な技術や知識を要求するし、多様な管理業務も入ってくるので、患者のベッドサイドに居られる時間を確保するのは難しい。誠意をもって患者を遇している医師であっても、上記のような例は、病院において日常的に起こっていると言っても過言ではなかろう。

なおこの患者さんは、その後、さまざまな入院体験を話してくださり、医療の場の改善に生かして欲しいと言われた。そして、この会話の後、1年半を経て亡くなられた。

他の総合病院でALSと診断され、その時に病名と予後について一気に告げられたために受け止めかねて混乱気味になりながら専門医のいる病院へと転院される患者さんもいる。

**【事例】 Mさん**

Mさんは、診断名を告げられ、それが不治の病であること、次第に進行して手も足も動かなくなるどころか、話すことも飲み込むことも困難になり、人工呼吸器を着けなければ余命が平均でこれこれ程度であるとを聞いて、そんな病気なのだったら、なるべく早く死んだ方がましだ、人工呼吸器をつけるなんていうことは考えたくもないと思ったとのことである。転院された日から1ヵ月半の入院生活の間、われわれとは、週に1回か2回ずつお会いした。受け持ちの看護師さんは、この方の病気の進行は見かけよりも速いだろうと判断していたとのことで、ALSについて記されている小冊子をしっかりと読むように勧め、Mさんは、心理担当のわれわれに対して、読みたくない、知りたくないとこぼし、われわれは不安と恐怖で読みたくない気持ち、でも読まなくちゃとわかっている気持ちの両方に共感しながらお会いしていた。面接の最後には、Mさんは、やっぱり読まなくちゃあね、と自らを励まして、読み進めておられた。退院の際には、人工呼吸器はつけない、その代わり残り少ない日々を家族と一日一日を大切に過ごしていく、それが良い、それが私の満足、私のこれからの道だと、柔和な雰囲気で、でもきっぱりと述べておられたのが印象的であった。

（2000年代の事例）

それまでの人生を成熟した大人として、人並み以上に社会的に活躍してきたような人であっても、患者となり病者として生きることには、対処のしがたい多くの課題が起こるのである。次の例は、大学の教授として大学紛争の際などその収拾を行なった方であるが、そのような人であってもなお、病気になり入院を余儀なくされ、患者として生きることには、表現し尽くすことができないほどの苦しみがあったのである。

【事例】Nさん

Nさんは、内科病棟に入院中の70歳代の大学教授である。次のひとこまは、筆者が知人として病室を訪問した時のことであり、この会話は、やりとりがかなり進んでからのものである。

――前半省略――

N：これまで、仕事や何かでいろいろ修羅場を潜ってきたと思うんだけど、

Ki：はい、そうですよねェ。大学紛争の時のこととか、先生のご苦労、伺っています。

N：うん。あの時もね、大変だった。

――具体的に話される。中略――

いろんな修羅場があったけど、今回のは、なかなか対処ができない。

Ki：はぁ……。

N：患者になるっていうことは、大変なことだ。自分で、自分のことをわかっていても、思うようにそれへの対処ができないんだよ。「わかっちゃいるけど」……だね。（笑顔をKiに向ける。すぐに、まじめなつらそうな表情になる。）

Ki：わかっちゃいるけど、できない……。

N：そう。患者の心理っていうのは、独特だね。今まであった世界が違う世界になる。

Ki：はい。……変わっちゃう。

N：変わっちゃうね。ひがむね。何でもないことだと思うのに、そうはできない。ものごとが、何でそうならないかとか、家内（家内：本人の表現のまま）が何でもっと早く来ないかとか、ひがみっぽくなるね。それをわかっても、やっぱりどうにもならない。

Ki：頭ではわかっても気持ちではどうにもならない……。

N：そう。他にもいろいろ独特な心理になるね。
Ki：いろいろ……。
N：うん、いろいろ。相手が本気で僕の訴えを聞こうとしているかとか。おざなりに見舞ってくれているとか、単に御用聞きしてるとか。
Ki：患者の話を聞こうとしない、でも、それはひがみじゃなくて。
N：そう、相手がわかっちゃう。こんなにわかられてるって、思ってないだろうね。
Ki：えェ、そうでしょうね。患者になってわかる癌患者の心理って、癌の専門医が書いたりしていますものね。
N：医者も大変だろうけど、患者っていうのは大変だねェ。ほんとに大変なんだねェ。
Ki：……そうなんですねェ。まだまだ（私も患者のことを）わかっていないのだと思いますけど……。
N：僕は僕の専門でそれなりに人の役にも立ってきたし、一応のことはやってきたと思っているけど、それはそれでいいんだけど……、だけどね、……・
Ki：はい。（かなり真剣な面持ちのNに、身を引き締めて聴いている）
N：ボクね、こんなことだったら、臨床心理学をやるんだったなぁ……と思っているよ。
Ki：そうですかぁ……。そうですねェ。そうですかぁ。（重く受け止める。これは重く受け止める必要があるなぁ、ほんとに臨床心理学の必要な出番だなぁ）
N：あなたは、それをやっているんだから、本当に必要なことだよ。それをやれるところに居るんだから。
Ki：はい、しっかり承っています。……すが、先生も……　――中略――それをお書きになるということで……。
N：うん、それはできるね。だけどこのことは、あなたの「患者学」の資料になるね。使っていいよ。
Ki：はい……。ありがたいおことばで……。

（1980年代の事例）

この会話の背景の感情的なトーンは、一方で、自分でもどうにもならない出来事への困惑、それへ対処できない自分への不甲斐なさ、無力感、敗北感が漂っている。有能かつ優秀でしかも努力する人であったので、今までにそのような経験がなかっただけに、このまるで得体の知れない怪獣との格闘（別の場面で自身で表現された）のような状況に対して、苦渋の色の濃いものであった。そして、他方では、それをどうしようかとお考えになっておられた。この会話には、その格闘の中で、自己を建て直し、自己確信を取り戻し、後世に夢を託すという色彩を帯びたものに訴えを仕上げる見事な力を感じさせるものであった。さすがに、この人らしい、すごい対処をしておられるという印象であった。この人が伝えようとしていることのひとつの中核は、意識的であったかどうかはわからないが、現在の医療のあり方に対する「秘められた怒り」「無念さ」「次の世代へ託す思い」「自分の思いを伝えよう、それが明日の医療を良くするだろうという希望」、そして、筆者に対する励まし、期待、感謝であったように思われる。

Nさんの例もそうであるが、自分の経験が苦しいがゆえに、それをせめて他者のために生かそうと工夫する医師の例もあげておきたい。以下は、死の医学の必要性を提唱した西川喜作氏の書物からの引用である。

**【事例】西川氏（その3）**

病室に戻り、教授に話したことについて考え続ける。ガンを宣告された自分でなければ学べない領域、〝死学〟とでも名付けようか。私が〝死学〟を確立するためにはどうしても社会復帰しなければならない。復帰するためには、徒にあせらず休もう。休むからこそ普段読めない本も読めるのだ。

死とは何か。生とは何か。生き甲斐とは何か。考えてみればこれらはことさら目新しいテーマではない。私自身、特に青春時代には必死になって考えたテーマだ。だが、それを医学の立場から考えてみることはなかった。

いや踏み込むことを避けていたといってもいい。
しかしいまは違う。自分自身の問題として、また精神科医の問題として考えることができる。不明瞭なテーマがはっきりしてくる予感がする。ごく近い将来避け得ない死を待つ精神科医として今こそがチャンスだ。

（西川喜作『輝やけ 我が命の日々よ』）

そして、患者には、見舞い客についてのさまざまな思いも起こる。

**【事例】都留氏（その3）**

……ほんとうに患者を見舞いたくて訪問するのと、自分自身の満足のために訪問するのとで、微妙な違いが出てくるが、当人は自分がどちらにあたっているか気づいていないらしい。

（都留春夫『病者のこころの動き』）

**【事例】石井氏（その1）**

見舞い客とは、Kは別として、義理でくるか、興味でくるかが大部分であった。何の役にも立たぬ気休めをいって帰った。それでも客は「わざわざ見舞ってあげた」と安堵していた。

――中略――

患者が一番欲している話題――死の恐怖――を話し合える人は少なかった。

（石井仁 1984『担癌者』）

### （2） 難病や障害を抱えて生きる

次の例は、進行性筋萎縮症の患者さんである栗原征史さんの出版された本の中に筆者が寄せた一文からの引用である。病状が進んで筋肉が衰えており、ベッドに寝たきりで手足を動かすこともできない。自力の呼吸だけでは生きられなくなって、現在は24時間人工呼吸器を装着している。筆者は、心のケアのボランティアとしてお付き合いさせていただいている。後で紹介する得永幸子さんの著書は読んでいたにもかかわらず、私が、健常者の偏見と無理解に陥っていることを突きつけられることになった場面を紹介する。以下は、栗原さんの著書の中に掲載されている筆者との会話の箇所を取り出したものである。

**【事例】栗原さん（その1）**

——省略——

栗原さんのお話をしばしば伺うようになって、1ヵ月ほどした頃のことである。砂の塊が胸一杯に詰まっているようで苦しいと、訴えておられる栗原さんが、

栗：今まで良い人でいなければいけないと、背伸びして頑張ってきて、それができないことが苦しくて、苦しくても頑張って、もう疲れ果てた。

Ki：そういうふうに考え、頑張ってきたのは、どんなことが……、何か理由はあるのかな？

栗：障害者は、障害者だから……、清らかでなければいけない。頑張っていて、美しくなければいけない……。

Ki：そう……。

栗：みんなに迷惑をかけてるんだから、せめてその分まで、人より頑張っていなくちゃいけないっていう感じを、

僕、持っていたと思う。
Ki：「……！」（Kiは、返すべきことばを失った。）（木村 1999c 栗原征史『命の詩に心のVサイン』所収、一部改変）

栗原さんの著書の中で書かれている、筆者がこれに先立って栗原さんについて述べた「研ぎ澄まされた」「懸命に生きる」「清々しくさわやかな」などのことばは、そのどれもが筆者にとってもちろん嘘ではない。

しかし、小さい頃から受けてきたであろう周囲の褒めことばや感心の表情、あるいは同情やいたわりなどが、知らず知らずのうちに、栗原さんの心に負担を背負わせていたのではないだろうか。人々が善意であるがゆえに、かえってますます、障害者は清く正しく美しくあらねばならない、身体が劣っている分までを生き方で優れていなければならないという気持ちに追い込む結果を招いたのであろう。これは、健常者の側の偏見であり、善意による押しつけであり、背後にあるのは、対等でないという意味での差別だったのではないかということに気づかされた瞬間だった。

栗原さんは、その著書の刊行に際して、筆者に「あのこと」を記述して欲しいと依頼した。それは、非常に重要なメッセージであろう。以下は、その本に筆者が寄稿した一文の抜粋である。

**【事例】栗原さん（その2）**

健常者と同じ夢、そして欲望

20代であればたいていの青年がしたいと思うことは、たとえ障害を持っていようとも、ほんとうは同じくしたいと思うのが自然であろう。例えば、自分で楽器を奏で、大学で勉強やサークル活動に精を出し、友達の家に泊まり込んだり、車を運転したり、気に入った娘とデートしたり、時には義務をさぼったり、小さな嘘をついたりして、自分の生活を楽しみたいはずではないだろうか。

栗原さんにしても、ご自分で曰く、「僕、暴走族に憧れていたこともあったぐらいなんだ。風を切ってバイクを飛ばしたいと思った」のだった。

お母さんと私が、「可愛い娘をバックシートに乗せて」と追加すると、「うん！」とのことであった。

はじめてカウンセリングを通してお会いするようになった1995年12月頃は、御自分の身体の性的な側面への対処の仕方に悩んでおられた。若いボランティアの女性に介護してもらっていて、身体が勝手に反応してしまうこともあるし、また、たまにはそれを望んでしまう自分自身の気持ちに気づくこともあり、当惑し、強い罪悪感を抱き、苦しんでおられたのである。

手や腕や足はもちろんのこと、指先の一部を除いて体のどこも動かすことのできない青年にとって、20代の男性の身体がどんなに辛い牢獄と化すか、その苦しみと心の痛みは、われわれ女性にはほんとうには理解できないのではないかと、私には思えるほどである。

――後略――

（木村 1999c 栗原征史『命の詩に心のVサイン』所収、一部改変）

栗原さんは、病床にあって同じような悩みをもつ若い人々のために、そしてその周りのケア提供者のために、この問題について、思い切って表現しておこうと思って「あのこと」を書いて欲しいと思われたのである。

この問題に関しては、ときには、ケア提供者の側の看護師が悩んでいることもある。

前述の栗原さんのような性的な悩みに関して、筆者は、人間の本能だ、仕方のないことだ、健康な身体の証だからむしろ誇ったらよい、などと言うこともある。言いながら筆者の中には、釈然としない気持ちが起こってくる。しかも、その釈然としない気持ちそのものを自分自身で意識しないように努力していることに、当時気づくようになっていた。

筆者のこの歯切れの悪い態度の背景を吟味してみると、やはり建前としてはよく理解し、ケアのできる心優しいナースや看護学生の中にも、あるとき、自分の本音に直面して、苦しむ人がいるという事実があるからである。全体の中では少数なのかもしれないが、筆者が仕事上で経験することの中には、苦痛を感じ悩んでいるケア提供者もおられる。そういう人々は、本音の自分がやっぱり嫌がっているんだと気づくとき、自分にもその男性に対しても、同時に嫌悪や憐憫を感じていることを自覚せざるを得ない。そして誠意のある優しい人であるからこそ、相手の立場に身を置き切れずに生半可なケアしかできない自分自身に苦しむのである。

見方によっては、どちらの側であったとしても、気づく心、気づいて苦痛を感ずる心、悩む心情こそが、貴重でかけがえがなく素晴らしいと言えるだろう。それは確かなことである。しかしそうは言ってみても、実際に苦痛を感じている当事者に対して、あまり慰めとも癒しともならないのである。頭でわかっても、気持ちはついてこないのである。だからこそ、通常は自動的に防衛機制が働いて、あまり意識しないようにしているのではないかと思う。これらのことについては、さまざまな議論の分かれるところであろうけれど……。


難病を抱えて生きることという意味では、人工呼吸器をつけるかどうかという難しい問題に直面する患者と家族もある。

前節で事例として記述させていただいた、病名がわかるまでに2年を要した竹本さんの場合は、その時すでに、症状としては末期にさしかかっていた。

**【事例】竹本さん（その2）**

主治医は早急に呼吸器をつけるように促してきましたが、本人、私ともに心の整理ができておらず、簡単に決めることはできませんでした。本人は当初「呼吸器はつけない」と決意していたようです。私は立場を変えたとき「自分ならどうする？」と考え、妻には「お前の意思を尊重する」とだけ告げるのがやっとでした。

決断がつかないまま、鼻マスク式呼吸器をつけて退院、在宅での療養を選択しました。そのような私たちに主治医は判断の材料にと、呼吸器をつけて在宅療養しているKさんに会えるように手配してくださり、Kさんにお会いして在宅での様子をうかがうことができました。

（『生きる力』竹本文直さん、妻近子さん53歳がALS）

そして、人工呼吸器の装着を決めたが、それには以下のようなことがあった。その後の介護経験も含めて、同じような経験をしておられる患者と家族に参考になればという気持ちから、この文章を記しておられるとのことである。

**【事例】竹本さん（その3）**

Kさんを訪問するうちに、妻の心に変化が生じてきたように思います。そして何より二人の子どもが「どのようなかたちであってもよいから生きてほしい」と訴えたことで、妻の心が決まりました。「生きる、生きたい」と告げられたとき、私も退職を決意したように思います。

――中略――

この病気を恥ずかしい病気のように思い、屋内に閉じこもっている患者さんや、その家族の話を聞くことがあります。約4年間の在宅介護で感じたことは、行政の方々はこちらから声をかけないと積極的に動いてくれないことです。疑問に感じたこと、こうしてほしいと思うことは遠慮しないで声にすること、そして自分で動き、働きかけること、こちらが真剣に生き、訴えていけば、必ず誰かが手を差し伸べてくれます。
「世の中、捨てる神あれば拾う神あり」。このことを約4年間の在宅介護で学びました。この病気がなくならない以上、私たちの家族がそうであったように、この体験記が誰かの参考になればと考え、書きました。

（『生きる力』竹本文直さん）

次に、障害とつき合って生きるということについて、検討を試みたい。
得永幸子さんは、高校生のとき、乗り合わせたバスの事故がもとで車椅子の生活になった。事故で障害者となった多くの人々が、はたからはあたかもそれを受け入れて生きているように見えているが、そうは見えていても、本音は〝違う〟という。

**【事例】得永さん**

「あのことさえなかったら、私はこんな風にはならなかった。あのいまわしい事故さえ起こらなかったら」と何度も繰り返し思う。否、「思う」というような単純なことではなく、怒り・悲しみ・恨み・後悔の混在した発作にも近いような心理的渦中を体験する。

（得永幸子 1984『「病い」の存在論』）

そして、得永さんはさらに言う。

この「発作」の頻度と強さが次第に薄らぐことによって、何年もかかって衝撃が癒されるのを待った。

得永さんは、ケア提供者たちが障害者たちに「まず障害を受け入れさせ、障害者であることを認めさせる」ことから援助をはじめようとすることがどれほど理不尽であるかを、著書の中で強く訴えている。

つまり、障害者にならずにすんでいれば完全だったはずのあなたの命が、事故によって不完全になったのだから、その「現実」を受け入れなさいというのは、健常者側の論理である。障害者にとっては、「障害者として生きる、障害者にふさわしい職業に就くことによって」社会復帰や回復をするのではない。障害者であることが「私」の全体の「生」の中に包み込まれて、私が私として生き障害をことさら意識せずに十分に生きることができるようになって初めて、回復がもたらされる。そのときはじめて逆説的に、障害をもつ私が「障害者を生きる」ことができるのだと得永さんは言っている（得永 1984）。これは当然の主張である。そしてまた、健常人や援助の提供者がそうした偏見や差別に気づかないで、善意からとは言え、いかに不当な要求をしているかを反省せざるを得ない。

また、伊藤健治さんは、筋萎縮症という不治の難病を抱えて車椅子の生活をしている。彼の住むK市の市民病院で医療者が行なっているターミナルケアのカンファレンスにゲストとして招かれ、意見を求められたとき、「末期の癌も、その人のひとつの個性と見なしてはどうか」と助言したと言う（ＮＨＫテレビ １９９４年５月放映）。

### （3）患者の家族の体験する苦しみ

入院患者を抱える患者の家族も、さまざまな体験をしている。以下の例は、筆者自身の体験である。これをここに書き示すのは、医療の場において、患者によっても家族によっても、そして医療従事者によってもしばしば働く「無意識のうちに作用する防衛機制」が、患者あるいは家族によって具体的にどのように使用されるのかを、明らかにしたいためである。次の例は、1980年代半ばに、生後2ヵ月の次女が入院していた病院での出来事である。

**【事例】筆者の体験**

患者の母親として、筆者が体験した出来事のひとこまである。次女が生後2ヵ月余りのときであった。かねて先天的な異常のために一年程度の命と宣告されて保育器に入っていた。小康状態の間だけでも退院できるかと思った矢先、風邪を引いて呼吸困難に陥り、挿管の処置を受けた。NICU(新生児集中治療室)の窓越しに面会した。保育器に入ったままの彼女は、今、説明を受けた通り口から管を入れられていた。声は聴こえないが、顔をくしゃくしゃにして大声で泣いている。筆者にとって目の前のことは見えており、この子にとっても筆者自身にとっても重大なことが起こってしまったということはわかっている。

ところが、自分はじっと見ているだけで何の感情も起こらないのである。自分は冷たい母親だったのかと思うが、罪悪感さえ遠くにあって、実感しにくく、この現実をテレビの画面を見るような感じで見ていた。その時、気管切開をしていると声が出せないということに気がついた。そして、赤ん坊にとってたった一つとさえいえる重大なコミュニケーションの手段を失ってしまった、生存のための命綱を、わが子は奪われてしまったと知った。私はむっつりと黙って立っているのが精いっぱいであった。

そして、そのとき、そばで知り合いの看護師さんが怒っていると、筆者は感じていた。こうなったのは筆者のせいだと言わんばかりに憤っている。この子が苦しまなくてはならないのは、きっと自分自身が悪いからなのだろうとは思うが、自分は悲しい気持ちにはなれない。看護師さんは私が悲しまないことにも怒っているらしい。しかし、こんな時に、こんな大事なときに、この人の期待に応えて泣いたりしてはいけない。今、自分が自分自身であろうとしなかったら、自分はどこへ行ってしまうかわからないではないか。そして、涙がこぼれて止まらなくなったのは翌日であり、ようやくNICUの面会用の窓の前で、看護師さんに、素直に気持ちを述べられるようになった。今度は、看護師さんの優しい慰めのことばが私のこころに届いた。

（木村 1999b『医療・看護の心理学』一部改変）

筆者にとっては、このように意識され体験されていたのであるが、実は、ここには、病児をもつ母親の、危機的場面で使用されるさまざまな防衛機制が働いていたのである。防衛機制とは、「不安」に対処するために無意識のうちに作動して主観的・意識的安定を得ようとする心的機制である。じっと見ているだけで何の感情も起こらなかったのは、無意識のうちに防衛機制によって、目の前の現実がいわばシャットアウトされてしまったのである。そのメカニズムの詳細については、第3章で説明する。

次の例は、知的に障害のある娘の母親が話しておられたことであるが、その子とともに居て、その生涯を見守り最期を看取るまで、自分が生きていたいと願うのは、知的な障害のある子をもつ親だけでなく、重い精神疾患を持つ子どもや管理の難しい慢性疾患の子どもの親にとっても、共通の切なる願いであろう。

**【事例】Oさん**

私の願いは、「一日でも一時間でも、一秒でも良いから、この子より長生きをしたい、見届けるというか、それも出来ないのでしょうが……」。

（NHK 2008年8月28日放映番組）

他方で、高齢者を抱えるときにも、善意の家族が、大きな苦悩を抱えることも多い。

次の例は、ヒステリー性のうつと言われた母親の看病の中でPさんに起こったことである。Pさんは当時責任の重い仕事を持っていたために、原則的に週末だけ、特に努力してもせいぜい週に2回しか見舞いに行くことができなかった。しかし、どんなに忙しくても片道1時間を費やして週に一度は必ず見舞っていた。その時の母親とのひとこまについて、次のような内容のことを話された。

**【事例】Pさん（その1）**

その当時（数ヵ月の間？）見舞いに行くと、いつもいつも繰り返し、母親は、自分が骨折するかもしれない、具合が悪くなって別の病院へ転院になるかもしれない、その時、あなたに連絡がつかない、あなたがつかまらない、ということを言い、その都度、繰り返しPさんは、この病院から職場に連絡が来るから大丈夫、それが通じない場合はこれこれの手段も取ろうと病棟の看護師さんと約束をしているから大丈夫と説明をした。いくら具体的に懇切丁寧に説明しても、母親は、繰り返し繰り返し言い募るばかりであった。

ある時、どうしてそのように言い張るのかを、時間をかけて忍耐強く、丁寧に聞いてみたところ、最後にPさんがわかったことは、母親の求めていることを実現するには、四六時中、母のベッドの隣りに付いているしか方法がないというような絶対的な完璧さが求められているということであった。「お母さん、それじゃあ、確かにつかまらないわ。私がここに24時間つきっきりで付いていなければ、それは不可能よ。そりゃ、つかまらないわよ、しかもつかまらないと決めてあるんだから……。」とPさんは、呆れながら声を発した。そして、Pさんは、愕然となった。それは母は、私を完全に自分の傍に侍らせておきたい、24時間の間自分の傍に居て自分だけを見ていて欲しいと思っているらしい。あるいは完全な統制下に置きたいのか、とにかく、片時も離れずに傍に置かないと不安で不安で居られないということを意味しているらしい。そして、それは絶対に無理な、不可能な注文なので、聞いた直後にはむしろほっとした。Pさんは母親に対して済まない済まない、悪い悪いと思いながら、傍にいてあげなかったが、そのことへの罪意識からちょっと逃れられた（不可能なことだったから、罪責感が少し薄れた）感じがしたのである。

しかしながら、また、次のような悲哀と嘆き、負担感と人間というものへの疑問も頭をもたげてきたという。

Pさんは、2年前に具合が悪くなってからこのかた、母親は、自分にこのようなことを期待していたのかと思うと何とも言えない気持になった。これほどまでに他者を求めしがみつき、あるいは支配下に置いて面倒を見てもらいたいという真意があったのかと驚くとともに、最初は呆れ、次には、負担感と嫌悪感などが入り混じって、自分自身が具合が悪くなりそうだったと語る。

それにしても、あの、子ども想いの、我慢強くつつましい母が、病気とは言え、これほどまでに強欲に人を求め、子どもの都合はおかまいなしにしがみつき、これほどまでに振り回してしまうのか、あたかも支配したがるかのように大切にしていた人の自由を束縛し、自分に注意を向けさせるのか。愕然とするばかり、否、単に愕然などという表現では納まらないような強烈なショックを受けたのである。

Pさんにとって、人間とは何なのか、教養がありいつも控えめで家族に尽くしてきたあの母親がどうしてこんな風になってしまうのか、否、そうであったからこそ、今その分の取り戻しをしているのだろうか、それとも人間の裏側に潜んでいる魔性なのか、それがちょうど裏腹になっているのだろうか、つまり善人ほど裏側の魔性が凄いのか、……問いは深くなるばかりで、何を信じてよいかがわからない気持ちになったという。

そして、さらに、自分もやがては、そうなるのかもしれない、いつその魔性が出てくるのかわからないではないか、あの母親がこんな風になるということは、自分なんかもっと酷いことになるのだろうか、否、自分みたいないい加減な人はそこまで酷くならないのだろうか……、否、否……と考えがぐるぐる回りになってしまった。

自分は、絶対にそうはなりたくないと思いながらも、そうならない保障はどこにもない。そういう自分の危険性もなお、人生で予め引き受けないと安心して安寧には生きられないのか。そうかもしれない。人は誰でもが、この危険を背負っているのだ。人は、何と残酷な運命を背負っているのか。そうなったら、その迷惑をかけている相手に許してもらうことしかできないのだ。それを悟るしかないのだろうか。

（2000年代の事例）

「人生って、理不尽なものですね。」「人生って、本質的に、自分で選択できないことばかりで、それは受け容れるしかない、というものなのですね、きっと。今はそれは嫌ですけど。」と、Pさんは述べた。

さらに2～3ヵ月を経ても、まだ見舞うたびに、母親とこのテーマでのやり取りが続けられた。

**【事例】Pさん（その2）**

「あなたがつかまらない。」そしてその日は、「それでは、お世話になっているこの病院にあなたが顔向けができないではないか」と母親が続けたので、Pさんは言った。「そう、私は顔向けできないとしても、仕方が無いでしょ。だって、絶対に24時間ここに居ないと、私はつかまらないということなんだもの。」

そして、その日は、続けて、「お母さん！ 私はつかまらないんだよ、きっと。どうやってみてもつかまらないんだから。私はつかまらないとして、お母さんは一体、私がつかまらないと何が困るの？ 絶対に困るということが何かあるの？ ここは病院なんだし……。」と言ってしまったそうである。

突然、母親は、びっくりした顔をして、まじまじとPさんを見た。Pさんもまじまじと母親の顔を見た。母親の目の中には非常な驚きがあり、次に何とも言いようがないような失望とも敵意とも悟りとも暖かさとも、ずり落ちるような諦めとも恨みともつかぬような複雑な色合いが走った。そして、その瞬間以降、それまで毎回執拗に繰り返されていた「あなたがつかまらない」というテーマは、決して話されることがなくなった。

母親の視線の中に見たあの複雑な色合いとともに、面会のたびに執拗に繰り返されたこのテーマがピタリと話されなくなったことに、Pさんは、ほっとしながらも、自分のしたことが何であったのか、ひどい仕打ちをしたような気持ちになった。そして、それまで、まるで虐めるかのように繰り返され続けた事柄なのに、自分のたった一言で封じ込んでしまったことについて、Pさんは次第に言ってはならないことを言ってしまったという後悔と申し訳なさに苛まれるようになった。

そのまま2週間が過ぎた。その間に3度面会に行っていたが、母親は決してこのテーマを語らなかった。このピタリと止んでしまったことにPさんは耐えられなくなった。自分だけを頼りにしていた母を、自分は、うっとうしさに耐えられなくて、しがみついていた手をべりべりと剥がすかのようにして振り払ってしまった。あなたがつかまらないというテーマは、母にとってたったひとつの拠りどころだったのに……。言いようのない後悔、自己嫌悪、そして自分の置かれた境遇のどうしようもなさ、この先起こってくるであろうさまざまなトラブル（経済的な問題、その他）を思い、悲しく情けなく運命の過酷さを思った。そして、あんなに一所懸命に生きていた、あんなに素晴らしかった母親がこんなふうに惨めな人生を送らなければならないという理不尽さ等が次々に頭と心を駆け巡り、押しつぶされそうになった。

そのまま家に帰っても家人とまともに会話ができそうもないと思ったPさんは、自分が今最も会いたい人は誰なのかと考えた。自分が、今、このことを支えて欲しいと思っている友人は一体誰なのだろうかと思い巡らした。そして、病院でカウンセリングをしている臨床心理士の友人に、「我が儘を言って申し訳ない。今日会って欲しい」と電話をかけた。無理は承知であったが、どうにもならない気持ちだった。友人は、もう夜になっていたにもかかわらず、会ってくれた。

（2000年代の事例）

## 2 「病気のプロセス」第4相、第5相における患者と家族の心理

病気のプロセスの第4相と第5相として以上にさまざま述べてきたことについて、心理学的な説明を試みるだけでは、患者の置かれた状況や、その心境、そしてどのようなケアが必要かについて検討しきれるものではなさそうである。そこで、本項では患者と家族の状況について簡単に心理的な説明をし、その上でこれらの患者と家族の体験や心理的状況を「喪失」という鍵概念によって捉え直したい。詳しくは、ケアのあり方も含めて、次章で再び検討を加えることにする。筆者は雑誌『病院』に連載した「医療従事者のための患者学」で、外来通院と入院生活の様子と、どのような理解が必要かを考察したが（木村 1988-90）、ここに改めて述べておく。

### (1) 外来通院

事例はあげていないが、診断が定まり、あるいは確定しないまま、外来通院により検査や治療を続行する患者も多い。そのような場合には、第2相と同様に、仕事は休めるか、病院に行くには誰に付き添ってもらうか、待ち時間をどう過ごすか、といった種々の問題を解決しなければならない。慢性的な疾患の場合には定期的な診察と投薬のみで、患者にはさしたる重病感はない場合もある。しかし、いつ治るのだろうか、どのくらい通院を続けなければならないのか、どの程度の無理が可能か、突然の悪化の危険性はないのか、といった状況の把握や見通しの不足による不安や心もとなさがつきまとう。

とにかく通院のたびに、社会生活を一時中断し、あるときは体調の思わしくない身体をいたわりながら、待合室の硬いベンチで長時間を過ごすことになる。そして、「病気」を間に挟んだコミュニケーションを主治医との間で交わしながら、自分の病気をどう受け止め、受容し、克服していくかという課題と取り組むのである。本節に取り上げた

事例では、入院患者がこの問題に遭遇して苦悩している。いわゆる「お任せ主義」の患者は、投薬も検査も、その説明も何ごとも医者の指示通りに、受動的に応じていく。このような患者は医療従事者にとって一応扱いやすい。しかしながら、いったんその関係が崩れると、どのようになっていくか見当もつかない危険性を秘めている。他方で、検査の意義や結果の説明、薬の名前、効能、副作用など、逐一納得のいくまで聞きたがる患者もいる。このタイプの患者の中には自立的に病気の管理ができ、主体的に人生を歩もうとする人がいる。しかしながら、過剰に神経質で病気そのものに固執している人や、背景に医療不信を抱いている人が混ざっている可能性がある。その場合は、慎重に隠れた心情をケアする必要がある。

病気で体の弱っている人にとって、通院はその日まで蓄えた体力の大半を使い果たす一大事業となることもある。また、外来通院は病気が軽快し、退院したあとも必要とされることも多く、特に慢性疾患の場合には、通院と入院が繰り返されることになる。

そして、外来患者の中には通院によって確実に病気が回復する見込みの人もいるが、一生涯投薬やその他の治療を必要とする慢性疾患患者、通院していても少しずつ病状が悪化していく人、あるいは残された生命を家族と共に過ごすために、かろうじて通院生活を送っている人など、さまざまである。同じように椅子に座って順番を待っていても、ひとりひとりにとって外来通院の持つ意味はそれぞれに異なっている。

### (2) 入院生活を送る

患者にとって入院生活のもつ意味は多種多様である。病気の種類や軽重、急性疾患か慢性疾患か、手術の可能性、初めての罹病か再発か、入院期間の長短、患者自身の病気に対する認識の程度などによって異なってくるからである。また、入院する病院の設備や病棟の管理システム、病院のもつ雰囲気や同室者の構成といった環境因子も無視できない。さらには患者の日常の生活パターンや性癖なども複雑に絡んだ上で、「入院生活」は営まれるのである。そして、

「退院」をめぐる二重、三重の心理的・社会的葛藤が生ずることもある。ただ、ここではこれらの要素の分析には深入りせず、患者の心にとっての入院生活の問題点を二、三取り上げて考察しよう。

**(a) 非日常的な生活への拘束**

患者にとって「入院」の決定は、それまで慣れ親しみ、円滑に繰り広げられてきた物理的・社会的・心理的環境から切り離され、見知らぬ部屋で、初めて会う人々と起居を共にし、病院という管理体制に組み込まれて、不本意ながら、患者としての役割を演じさせられることを意味する。そのような役割期待に加えて、苦境に陥っている自分を支えてくれる大切な家族や友人との付き合いも、病院内での面会時間だけという時間的・空間的制限がつけられる。このような、入院生活で患者が体験する「非日常性」について少し具体的に検討してみよう。

病室に入ると、それまで私的な空間においてのみ許されたパジャマ、ガウン、スリッパが、患者のいわば公的ないでたちとなる。白衣や制服を着用している医療従事者や一般の外来患者と明確な区別がつくだけでなく、病院の外へは出られないという拘束を示す服装でもある。私的に支配できる空間はカーテンで仕切られたベッドと床頭台も含めたわずかなスペースのみである。たとえ個室であっても、またベッド生活に慣れていたとしても、そこにあるのは疲れた身体をゴロリと投げ出せる家庭用の温か味のある柔らかいベッドではなく、自分の所有物ではない殺風景な硬くて高さのあるベッドである。万一落下する危険でもあれば、ベビーベッドのように柵が取りつけられる。誰が考えても、あまり他人には見せたくない生活であり、姿である。おまけに早朝の検温に始まり、夕方早い時刻の食事、午後9時には消燈となれば、生活時間も普段とは大いに異なり、まさに一日が時間的・空間的に病院の管理下に置かれることになるのである。

慣れない制限された空間・時間であっても、健康なときにみずから好んで主体的に選択した旅先のホテルなどの場合は、その状況に身を置いても不自由さや被圧迫感は起こらず、プライドも傷つかない。しかし、先に述べたように、

「患者心理の特質」に大なり小なり陥っている患者にとっては、厳しい制限つきの入院は人格としての存在そのものが脅かされる事態になりかねないのである。病状によっては強制的に安静を保たされ、常時点滴のためのチューブをつけられて、排便、排尿さえも人手を煩わすことになる。たとえ入院に慣れた人であっても、個人差はあろうが、かなりの苦痛と拘束感に悩まされることになろう。

**(b) 身体とこころの露呈**

われわれは誰もが幼少の頃から「他人の前では裸にならない」、また「大便や小便に関する話はしない」などと躾を受けている。しかし、医療従事者の前では、そのような掟を破らなければならない。また、診察や処置、清拭やベッド・パン(便器)の使用というように、身体の露呈や身体への介入を余儀なくされる場面が多々ある。それも、初めて会ったばかりの若い看護師や医師の要求に対して、積極的に応じないわけにはいかないのである。

そのような場面に対する羞恥心や葛藤は、自分は入院している身であるという自己説得によって乗り越えているため、意識的にはあまり問題にはならない。ただ、前にも述べたが、患者は異物としての病気を自己の一部とは認めたくないため、心理的に病気や病気を患っている臓器を自分の身体と切り離して考える傾向にあると言われる。それと同じく、種々の医療場面で、他人に露呈し、介入を余儀なくされる身体的部分を半ば無意識的に乖離させ、自分ではないものとすることによって「自己」への脅かしから身を守る場合もある。

露呈しなければならないのは身体だけではない。入院すると、まず看護師が来て、病歴や食事の好み、用便の回数などを尋ねるのに始まり、次々に患者のプライバシーが白日の下にさらされていく。大部屋であれば、カーテンの向こう側に何気ない態度を装った聞き耳がたてられていたりする。初めて入院した患者は、あとでそれに気づく場合が多く、赤面したり腹立たしく思ったりする。さらに、プライバシーは日がたつにつれ、同室者との間でも会話の中で剥がされていく。見舞い客がくれば、その人との関係、来なければその理由といった具合に……。こうして医療者との間だけでなく、患者間でも、ある種の「査定」が進んでいく場合も多い。

もちろん、正しい治療やケアを受けるために重要な「査定」もあり、それに応ずることによって患者自身が利益を得ることの方が多いことも事実である。しかし、時には、詳しく査定されるべき問題が起こっているからこそ、逆に原因を露呈したくないという「事情」があることにも留意しなければならない。あまりにも不本意な心理的侵入や介入が生じると、問題を持つ患者は逃げ場を失い、臓器のみならず自己の内面の一部をも切り離さざるを得なくなり、患者は心身ともに切り刻まれていってしまう危険がある。医療従事者にとって必要な情報の収集であっても、それが患者の内面にとってどのような意味をもつのかよく考える必要があり、特に心理・社会的アセスメントにおいては細やかな配慮をしなければならない。検査のために採血しすぎて、患者が貧血を起こすような愚を、心理面で生じさせるべきではない。

医療従事者が日常的に身体的痛みや病巣の治療を行なうと共に、患者の「こころ」のケアも試みるのは当然といえば当然である。ただ、これまでに概観してきたように、患者は多かれ少なかれ「患者心理の特質」に陥り、外界に対して過敏になり、傷つきやすくなっている。それに加えて、「こころ」の傷の手当ては化膿した部分の「ウミ」を出し、消毒するのとは根本的に異なる面がある。身体的、心理・社会的プライバシーを放棄すればするほど、患者は自己の一貫性を保とうとするために、かえって「こころ」にまとう衣服が重要な意味をもってくるからである。その点を十分に心しなければならない。それを忘れて、日常的に、患者の心身のプライベートな世界に介入して仕事をするがゆえに、医療従事者が普通の人に比べて相手のプライバシーにむしろ鈍感になっているとしたら、「こころ」のケアにとっては由々しき問題である。

### （3）自分や他者をどう受け止めるか

この節に事例として登場したJさん、Kさん、栗原さんは、いずれも、病気の自分自身をどう受け止めたら良いのかに苦悩している。それは、医療への不満というよりも、自分自身がこれからどう生きるかの問題である。そして、Kさんも栗原さん、そして、西川氏、竹本さんのいずれもが、自分の過酷な経験を、これから同じ境遇になる人のために役に立てようとしている。それによって、すなわち、他の人を思いやることそのことによって、自らを立て直すきっかけになっているという側面もある。

また、障害者となった得永さんが主張していること、栗原さんの苦しみによって教えられたことは、障害をもっていることで普通の人と違う生き方を期待され要求されることの理不尽さである。バリアフリーが叫ばれて久しいが、ともすると健常者は、自分の視点からしかものを見ていないことがある、ということでもある。

患者の家族の心理にも、共通の独自な特徴が働いていることのひとつは、Pさんのように、相手に思いをかけているだけに、その関係が行き違ったときに、解決できないアンビバレントな矛盾を抱えたり、自分を責めたりする傾向である。高齢社会の介護の問題としても、ケア提供者のこの種の自己矛盾とその苦しみに対して、さまざまなケアの方策が必要となっている。筆者の事例で述べた防衛機制については、次章で述べる。またこの節や次節において主要な課題となっている「人間として生きること」についても、次章において、喪失の理解とそのケアを吟味するなかで取り上げて論じる。

## 第4節 「死を意識する、死に逝くとき」（「病気のプロセス」第6相）、そして、「遺される人」（「病気のプロセス」第7相-F）

### 1 「死を意識する、死に逝くとき」（第6相）段階における患者と家族の体験

#### （1）死を意識するとき

がんを患い、その体験を著書に記した医師石井仁氏は、その著書（『担癌者』）の中で、主人公の西井に次のように語らせている。この一節も、筆者にとって忘れることのできないものとなり、その後の筆者の「病棟心理臨床への模索」の重要な動機ともなった。

**【事例】石井氏（その2）**

「病院での医療は最高レベルのものであったが、心の苦悩まで聞いてくれる人はなかった。苦しむだけ苦しんで、罪人のようにわめき、悶えながら死んで行く人を何人も見送った。病院には癌に心まで侵蝕された人々の話を聞き、死への心の準備を手助けする人があってもいいと思った。刑務所では死刑囚のために、教誨師がいるように。」

そして、病院に教誨師はいなかったのである。

（石井仁 1984『担癌者』p.206）

**【事例】西川氏（その4）**

医師の西川氏は、自分が患者になったとき、今まで自分が患者の心をあまりにも知らなかったことに気づく。そしてもし社会復帰ができたら「癌患者の心理、死への不安、その不安を乗り越えるまでの葛藤、死と宗教、死と哲学、死と医療のあり方――中略――について勉強したい」と考える。

（西川喜作『輝やけ我が命の日々よ』）

石井氏は、以下のようにも述べている。孤独の淵で逡巡する苦しみが滲み出ているような一文である。

**【事例】石井氏（その3）**

「非常に親しい友は、私が何か限界状態を経験した者にだけ開かれる新しい眼を獲得したかどうかを問うてきた。私は何も経験していないと答えた。以前とは違った眼、違った物の見方など、持たなかった。この世の風景、事物、人物は、おしなべて暗く、モノクロームに近く思われた。」

「死を考えまいとする努力に力が尽きると、私は自殺する手段を考えた。」

「無限という言葉が、とても解けそうにない恐怖の2字に変わる、――考えることは無意味か。考えないのが、身のためだろうか？」

（石井仁『担癌者』）

そしてまた、次の例のように、死を意識する人にとって、それまでは当たり前であった「未来」が不確かなものと化してしまうのである。

**【事例】西川氏（その5）**
新幹線からみる美しい景色に感動する。そして、来年は妻を同伴しようと思う。しかし、すぐに、「来年も来られるならばの話だが。」と思い直している。
（西川喜作『輝やけ 我が命の日々よ』）

癌で亡くなった主婦山野井道子さんは、遺稿の中で次のように語っている。

**【事例】山野井さん**
「病人」になったのではない。「病気」という状態になったにすぎない。そして、人は誰でもいつかは「病気」やそれに類する苦しみのうちに死ぬのだから、私（たち）だけが弱者ではない。失ったのはたかだか肉体の健康だけだ。自分の個性まで失くしたわけではない。
しかし、……その誰との交流も、「自分」としてではなく、「病人」としての関係でしかない淋しさが、もしかしたら「病気」の苦しみのなかでいちばんきついものかもしれない。
（山野井道子 1988『ガン病棟にきてみない？』）

以下の会話は、近い将来死ななければならないであろうことを知っている青年と、専門家ボランティアとして関わらせていただいている筆者とのやり取りである。

**【事例】Qさん**

――前半省略――

Q：ぼくは地獄と紙一重に生きているっていう感じがする。
Ki：紙一重って。
Q：下の方に底なしの深い地獄があって、それが井戸のようになっていて、井戸の上にベニヤ板のようなふたがあって、その上に車椅子で載っているような感じ。
Ki：えーッ。〈声を潜めて。大きな声を出せばその振動で、車椅子がベニヤ板を破ってしまいそうな感じなので、そっと、その先を聞く〉
それは大変なことで……。えーッ……。
それで、他にも……誰か、そばに、居るの？
Q：うん、車椅子を押しているお母さんが、板の上に乗ってる。
Ki：じゃあ身動き出来ないっていう感じ。
Q：できない、落ちそうだから。
Ki：○○さん、そんなに恐い思いしているんだ。……それは、恐いよねェ。……誰だって恐いよ、それは。
Q：下を見なくても、わかるから、こわい。

Ki：息をするのも……振動しそうで、こわい。
Q：そう。
Ki：それは、恐いよねェ。ものすごく、恐いんだよねェ。どうにもできないのに、避けられない。動きが、とれない。それは本当に恐いことだってことはわかるけど……、本当には、その恐さを、わかって上げられなくて、ごめんねっていうぐらい、それは、恐いよ、ねェ。……ごめんね。ほんとに、どうしていいかわからないぐらい、こわい。でも、○○さんのこわさを、本当には、わかってない。ほんとに、ごめんなさい。
Q：うん。……いいよ。
Ki：……
Q：こわいの、わかってくれたって、わかった……から、……いいよ。仕方ないよ。
Ki：うん。
Q：……死ぬのが、恐い。ぼく。
Ki：そうだね。その恐さだね。……私も、死ぬのこわい、今は。
Q：先生でも、恐い？
Ki：うん。ベニヤ板一枚で、死の深い淵の上に居るなんて思ったら、もう、ものすごく恐いよ。死ぬのがいやだって、思うよ。
Q：うん、死にたくない。
Ki：そうだ‐よ‐ねェ。

（1990年代の事例）

なお、この会話の背景を少し説明する必要がありそうである。実は、筆者は、この会話の8週間前に5時間の、3

週間前には2泊3日の、フォーカシングの合宿に参加し、筆者自身の中に体験されている、この青年の死への恐怖とたましいの旅について、その片鱗を少しは体験的にたどり、意識化していた。そのフォーカシング体験の中で、筆者は、「切なさの切なさ」とでも言いたい体験をしたのだった。この青年と同じこわさを経験できずにいる自分（切ない）と、それでもいいのだという余裕（切ないのが人生なのだろう、仕方ない。自分を許すしかない）というその時の経験が、この会話を支えていることを付言する必要がありそうである。

## （2）死に逝くプロセスの中で

### （a）キューブラー・ロスの例

死に逝く人との会話から死に至る5段階のプロセスを見出したキューブラー・ロス自身が、死に逝く過程の後段に近づいてどうであったかは、誰しもが関心をもつのではないだろうか。

キューブラー・ロスは、脳卒中で倒れ、からだが自由にならず、さらに記憶の一部を失った。次の記載は、「ココーテだけがお友達」と題するドイツ語で書かれたインタビュー記事で最初に目にし、ごく最近、エリコ・ロウ著『誰もが知りたい上手な死に方、死なせ方』（2007）によって知りえた情報に基づいている。

**【事例】キューブラー・ロスさん**

思いもかけず、（がんではなく）脳卒中に見舞われて、半身不随となった彼女は、次第に衰えてゆく身体と人を寄せつけることのない孤独の淵にいて、機嫌の悪い頑固な老婆と化している。自ら、家族とも離れて米国のアリゾナの砂漠のコッテージ風の家に住んでいる様子である。不自由な身体を抱えてのひとり暮らしを介護のために訪れるヘルパーさんによって支えられている。しかし、ヘルパーさんは週に2回通いで来るだけであり、作り置かれた食事、冷えた飲み物で暮らしている。誰にも会いたくない。遠くでコヨーテが啼く。不満と怒りに凝り固まった孤独な老女として、遠吠えをしているコヨーテたちに共感する想いがあるらしい。そして、インタビューの題名が「コヨーテだけがお友だち」なのである。そして、キューブラー・ロスさんはインタビューに答えて言う。自分は、現在、うつの状態です、と。

読者としての私は、かなりのショックを覚えた。あの、精神科医で多くのがん患者さんに会って、死に逝く心理過程を明らかにした人、『死の瞬間』などの一連の書物で、われわれにも身近な感じのあった、あのキューブラー・ロスが、そんなに孤独になって、耐え難いようなうつ状態と付き合わなければならないのである。しかも、孤独な老女としてそのことを隠すこともなく、しかも「受容のプロセスに至ることができるかどうかはわかりません」と言っているのである。最初にその記事に接したときには、信じられない思いであった。しかし、筆者からそれを聞いたある精神科医は、即座に言った。さすが、キューブラー・ロスだね、と。確かに、キューブラー・ロスは、自分自身の死への過程を冷静に観察して答えているのである。しかも、うつの最中にあって、インタビューを断らずに受けたのである。そして、最近手にした上述の書物によれば（ロウ 2007）、ビデオの取材にも応じて、この孤独な気難しい老女の姿をそのままカメラの前に曝したとのことである。

そして、最期の半年間は、床に倒れたまま助けも呼べずにヘルパーさんが来るまでを衰弱死しそうになって過ごすという事故が起こったのをきっかけに、一人暮らしが限界と判断した息子さんの近くの介護施設に入ったとのことである。そこで知的で優しい男性介護士の世話を受け、穏やかな安息の日々を過ごし、家族や親友に囲まれてやすらかに息を引きとることができたそうである。この世へ残した彼女自身のメッセージは、死はきれいごとではすまされないこと、そして、さなぎが蝶に生まれ変わるように、自分は次の世界へ羽ばたいて逝く、と言うこともできるようである。

**（b）死に逝く人との対話の場面で**

次の例は、90歳台後半の男性である。死の2週間前のことであった。次第に体力が衰えて、寝たきりになって久しいが、その過程の中では、ときどき意識混濁もあり、家人は、おじいちゃん呆けたのかなと思うこともあったとのことである。在宅の看取りで、家族が介護をしている。S氏はベッドに臥せっている。筆者は見舞い客である。

**【事例】Rさん**

R：やぁ、よく来てくれたね。
Ki：いかがですか。
R：うん、どうも元気が出ないでね。Kさん、ぼくは、死ぬのかい？
Ki：〈一瞬、どのような返事をして良いか戸惑った〉
　まぁ、そう言わずに……
R：……（答えを待っているようでもないが、答えを諦めているような表情でもある。意識はしっかりしている。判断力もありそうであった。）
Ki：……。
　筆者は咄嗟にそう言って、病人の襟元のタオルケットを首まで引き上げて、トントンと軽く叩いて、また来ますね。（しまった、避けちゃったな。）

（1990年代後半の事例）

不意打ちのR氏の質問に対して筆者は少々慌てて、患者さんの襟元のタオルケットを首の方へと掛け直しながら、咄嗟に出た返事が「まぁ、そう言わずに」であった。このことばは、数日前、訪問診療をした主治医が言ったと聞いていた台詞と同じであった。言ってしまったところで、筆者はすぐにそのことに気づいた。真似をしただけだ。この方と主治医との関係では適切なことばであっても、筆者との間では、それは質問をはぐらかす形になったと反省した。本人は、死の近いことを承知しておられたであろう。

一般的には、こういう場面では、「○○さんは、そんな気がなさるのですか……」と誠意を持って伺ってみるのが良いとか、「だんだん元気が無くなってきたというような感じがしておられるのですね」と労わりをもって素直に受けとる等、さまざまな応対への示唆がある。いずれもM・メイヤロフの言う正直さ・誠実さ（オネスティ、英語の honesty）が重視されている場面である。しかし、もうずっと前から食べられなくなってきて少しずつ衰えていることを知っている筆者としては、咄嗟に、そのような対応は、かえってはぐらかしのような気もしたのである。共有される正直さでなければ、それは意味をなさない。

この時、この質問に対して、患者さんは何と言って欲しかっただろうか……。はぐらかさずに誠実に事実を直視しながらケアするとしたら、自分は何と言うべきだっただろうか。これは、長い間の筆者の中での問いとなっている。

看取りの実際は、一回限りの実存のかかった営みである。まさに、その時その人との間で、真摯に生み出される関係そのものの中に自分の身を置くしかない。誰も、正解をもってはいない。誠に……難しい。

**【事例】 Sさん**

Sさんは、ALSの患者さんである。人工呼吸器は着けないことに決めていた。急速に症状が進み、呼吸が困難になって救急車での入院となった。いわゆる意識朦朧の状態である。筆者とは、3ヵ月前の初回入院から退院までの1ヵ月半、おつきあいをしていた。病室へ入ると、筆者にとっては、直感的に、全体の反応はほとんどできないけれど、少しは意思の疎通ができると判断される状態だった。

ベッドに近づいて、顔から50センチほどのところで、名前を名乗って、やや小さな声で「こんにちは」と言ったところ、患者さんの口元の表情が少しだけ動いて視線がこちらへ向こうとした。ベッドの反対側にいた娘さんが、「お母さん、木村先生よ。わかる?」と聞いてくれた。表情でもなく、声でもなく、雰囲気と顔全体の動きで「うん」と答えてこちらを見ようとしてくれた。それをきっかけに、意識の上がり下がりに合わせて、前回の入院のときに話しておられたことを、少しずつ、ゆっくりと静かにことばにしてみた。具体的に話しておられたさまざまなご家族への想いを、ひとつずつことばにしてみると、ひとつずつ反応してくれるので、それをご家族と共有することを試みた。娘さんも息子さんも、お母さんの反応を注意深く見ていて、具体的に話を膨らませて、父親も会話に誘い込んで、お母さんとの会話をつないでくださった。Sさんも、和やかな柔和な感じで、まぶたやかすかな首の動き、口もとの表情でそれに応じておられた。家族の絆を感じ、それを確かめるようなひとときとなった。

（2000年代の事例）

### （3）死に逝くとき

#### （a）"It's time to go" —— 患者の選択

これは、筆者が米国での研修においてかかわらせていただいた事例である。研修の内容やこうしたことばが患者によって語られる背景については、次章で述べる。

**【事例】 Tさん**

Tさんは、8歳のときに兄と母親とともにベトナムから難民として米国に渡った当時20歳の女性で、米国東部の町に住むクリスチャンである。9月X日には、肝臓移植の適用例としてカンファレンスにかかり、移植を待つことになった。ところが、その後1週間ほどの間に病状が急変して、じりじりと悪化してしまった。体力の消耗を避けるために体温を低温に下げ眠らせ、血液循環を助けるためにローリングするベッドに身体を横たえて、医療チームによる最新式の懸命な治療が行なわれていた。急変の原因はウィルス性のものらしいが、それが特定されず、治療法もわからないままさらに悪化していた。10月はじめの日曜日の朝、ついに医療チームがおそれていた心不全が併発されてしまった。これ以上の治療は無理と判断した主治医は、Tさんの麻酔薬を調整してTさんを覚醒させた。そして、自分たちも懸命に努力をしたが、あなたを助けることが極めて困難になってしまった。心不全が起こると、予後はきわめて厳しいし、もはや治療ができなくなっている、あなたはどのようにしたいか、と尋ねた。

そのとき、彼女は、医療チームに感謝した後に、冒頭の「逝くべき時が来たのだと思います。(どうぞ逝かせてください。)」と言ったのである。「逝くべきとき」というのは、クリスチャンにとっては、旧約聖書の集会の書の有名な一節を受けており、「播くには時があり、刈り取るにも時があり、語るに時があり、死するに時がある……すべてのことには時がある、神のなされる業はみなときにかなって美しい」を意味している。

(1990年代の事例、米国の州立病院)

**（b）静かな死**

今世紀の中ごろまでは、長年住み慣れた自分の家で、家族や近隣の人、親戚や友人に看取られながら死ぬ人が多かった。たとえば、86歳で老衰のため命を終える母を看取っている中勘助の『母の死』の記述に、次のようなものがある。

**【事例】中氏**

臨終の前日、「冷たい手を自分の温かい手のあいだに挟んでたら、なにかいいたい様子なので耳をよせる。あしたというだけがやっとききとれた。あした死ぬというのかもしれない。」

そして、いよいよ最後の時が迫る。「夜。冷っこくなった母はこの世につくべき息の残りをしずかについている。母の臨終が精神的にも肉体的にも安らかなのが嬉しい。おりおり首をうごかして ひゅうと微かな声を出す。ひとりでに出るのかもしれない。そんなとき急に母が近よってきたみたいな気がする。母か。これはもうなかば母の記念像である。最初に私を抱愛したであろうときから五十年母であったところの人の。」

（中勘助 1988『母の死』）

そして、著書『臨死のまなざし』にこの部分を引用して、立川昭二は次のように言う。「このように、母の最後のことばを聞きとり、『この世につくべき息の残りをしずかについている』さまをじっと見つめ、母が最後の『ひと息ふた息』を引きとるさまをしっかりと見おくる。だからこそ、その息を自分の息として『引きとる』ことができ、母はまぎれもなく『息子』（生す子）のなかでいきつづけることができたのである。」（立川 1993）

次の例は、筆者がお見舞いに伺って交わされた会話である。結果的に、これは、死の約2週間前であった。患者は司祭であり、大腸癌の末期を迎えてあと3週間は生きられないだろうと告げられていた。知り合いの司祭が病院に見舞いに見えていたとき偶然会って、筆者がこの病人である司祭を見舞ったという経緯であり、このとき患者の司祭とは初対面である。場所は、私立の総合病院のいわゆる大部屋の病室である。会話の最初の部分は、この病院は、患者のベッドにひとりずつウォードがあって（カーテンで仕切れる）、プライバシーが保ててとてもよい、それがとても助かっている、共通の知り合いであるB神父さまには大変世話になった、などの話をしている。この記述は、その後に続く部分である。

**【事例】 Uさん**

U：神様は、私がこの世でなすべきことを全部行なったのだと認めてくださったのです。もうすぐご自分のもとへ来ていいとおっしゃってくださっているので、わたしはとても静かな気持ちです。自分でもこんなに静かな気持ちになったのでびっくりしています。

（本当に、静かな心境を感じさせる物腰である。これは格好つけではないと明らかに思える雰囲気。）

Ki：ご自分でも驚かれるほどの calm-hearted.

U：はい。神様はすばらしいですよ。わたしをこんな風にしてくださいますから。

Ki：はい。すばらしいと私も感じます、神父様とこうしてお会いしていると。

U：うれしいことですね。

Ki：はい、私をこうしてここへ来させてくださったことも。

U：あなたも私も、こうしてお恵みを受けているのです。

このようにして、わたしの使命が果たされていくのです。そして、お召しくださるのです。その日が、ほんとうに待ち遠しいです。
Ki：思い残すことは何もないということですか。
U：はい。何もありません。ほんとうに素晴らしいことだと思っています。
Ki：どうして、そのようになれるのでしょうか。
U：それは神様のなさったことです。
Ki：そうですね。それはそうでした。（ふたりとも静かな笑い）
（私のこころもこんなに静まるのだから、これはほんものだ）
このようにしてお会いできて幸せだと思っています。
U：それは私にとってもそうです。私はあと3週間は生きられないだろうと聞いています。ですから、あなたにお会いしてこのことを伝えられて、そういう役目を私の最期の方に与えられ、それをできることが、感謝したいです。
Ki：贈られて来たということを知って、私も嬉しいです。
（神父さまの先導で神への感謝の祈りをささげて、退室）
次に伺ったときは、処置中のため、カーテンの外から声をかけ中から返事。「お祈りしています」と神父。「ありがとうございます」と私。それがお別れとなった。
（1980年代の事例）

## 2　「死別し、遺される人」（第7相－F）

大切な人との死別については、予期的悲嘆にはじまる別れのプロセス、臨終のとき、告別の儀式、その後の悲嘆とその経過が、ここに詳細に例示されてしかるべきである。たとえば、悲嘆の過程だけを例にとっても、ただただ悲嘆に暮れる、後追いをしたい衝動、日にちが薬と言われる過程の内容、それなりに折り合いをつける、納得する、納得できない、引きずり続ける、遺志を引き継ぐ、超えて生きるなど、死別の仕方や故人との生前の関係、遺された人の個性などによって、多種多様なプロセスとなる。そしてひとつひとつの別れは、かけがえのない個別のものであり、その中にある普遍性を述べるには、相当に慎重でなければならない。死別と遺された者の悲嘆の過程は、それがあまりにも大切で大きなテーマであるため（木村 1997c）、ここでは取り扱いきれない。この項には、2～3の事例を挙げるだけに留めることをお許しいただきたい。そしてまた、他方では、見方によっては、本書そのものが、死別とそれを超えて、死者とともに生きようとする筆者の心理的な産物であるとも言えるかもしれないのである。

次の例は、中学生の時、あるいは高校生の時に、友人に自死をされた青年たちの例である。

V君は、中学校のときに親友が自殺をしてしまった。どうして……どうして……と自問し続け、何度も友の死を悲しみ、防げなかった自分自身への無力感が沈殿していた。大学は心理学科を選んだ。どうして死んでしまったのか、どうしたら防げたのか、という問いからである。卒論で選んだテーマは、自殺を予防するにはどうするか、特に、その人の側に居るからこそできるケアは何か、友人や家族として自殺の予兆をいかにして発見するか、そして自殺を食い止めるかということであった。卒業後には、看護の専門学校へと進学したのである。動機は精神科の看護師になるためであるとのことであった。

W君は、消防士の試験に合格した。どうして消防士を選んだの？と聞いた筆者に、彼はつぎのように答えた。高校のときの自殺した友人が、人の命を救う仕事をしたいと言っていた、おそらくそれが影響していると思う、それだけが動機ではないが、気持ちの中で、それが彼を供養することになるような気がしているんだと思う、そして、今、話してみると思い出したが、私自身も自殺した本人と同様の悩みを抱えていたが、彼と話すことで、不安なども軽くなっていた気がする。その彼が突然に亡くなったことで本当にショックを受けたが、やがて「彼の分まで自分がやるべき」というような考えが生まれた。現在は、その義務感のようなものが、自分の生きる支えに変わった気がする。

以上とは別の形の死へのプロセスと遺された人の辿った道の例として、進行性筋萎縮症の患者だった息子さんと、その最期の日々、そしてご両親のその後について、記させていただこう。

『たとえぼくに明日はなくとも』（1973）の著者、石川正一さんは、進行性筋萎縮症のため、20歳そこそこの命を終えた。彼は、14歳のとき、真剣に自分の病気について父親に尋ねて、不治の、次第に病状が深刻になり短い命を終えるであろう病気であることを知る。その晩、悶々と考え抜いて、翌日から猛勉強を始めた。次のように考えたからだと言う。死ぬのはいやだ、恐い、病気もいやだ。しかし、人間はみんなどんなに努力してもどうにもならないことにぶち当たることがあるのだろう、死は、誰にとっても避けられないどうにもならないことだ。しかも、誰もがそれぞれ、自分で答えを見つけるしかない。ぼくが、死ぬことができるとしたら、それは多分、今日を精一杯に生きて行って、その今日の続きに死が在る場合だろう。そうしたら、死ぬことも精一杯にできるかもしれない……。そして、どんなに病状がつらくても「ぼくには面会謝絶はない。」と言って訪問者に会った。なぜなら、自分がみんなの世話になるばかりの存在として生かされてここに居るのは、いろいろの人がさまざまな形で自分を訪ねてやってきて、皆がお互いに出会っていくためだ。ぼくはそのために神様からいのちをもらっているのだから、とのことである（石川正一・左門 1982 参照）。そして御両親は、その遺志を引き継ぐかたちで民間主導型の在宅ケアの拠点づくりをなさったのである。

死に逝くことを意識した人々の中に、しばしば、誰かのために、社会のために、あるいは後生のために、何かを伝えようとするこころの動きが起こる。それに耳を傾け、真剣にそれを受け取ることが、逝く者にとっても遺される者にとっても大切である。人間は社会的動物であるとか関係的存在であるとか言われる。この世の別れを予感した人が、死んでもつながっていく関係を求めたり、自分が居なくなっても相手を支え、人々を生かし続け、それによって自分も生かされてゆく方途を探るとしたら、それは、意識性存在としての人間にとって、極めて「健やかな」ことであると言えるであろう。

しばしば、大切な人と死別した人が、このように死者の残したメッセージを噛みしめ噛みしめ、喪の仕事（moaning work）を行なってゆき、その中で、亡くなった人から与えられていたさまざまなメッセージを理解する。そして、そのメッセージを引き継ぎ世の中に伝え、社会に役立たせ、それによって死者を今もこの世に生かそうとする。それは、深い動機に支えられながら遂行されていく。死別の悲嘆は、こうして健全なエネルギーに換えられて、世直しに用いられていく。それは「悲嘆と喪の仕事が健やかに遂行される」、ひとつの典型的なモデルとなるであろう。

このような観点から見ると、人間は、どんな状態にあっても、――病気であってもなくても、生きていてもいなくとも――、死生を超えてつながりあって生きている存在であると見なすことができる。そうであれば、われわれは、生きる限り、そしてこの世の生命を終えるにしても、健やかな関係を育て、健全な社会と健康な世界を築き上げていくことができる。そして、そのとき、すべての人々が「あらゆる生活舞台」で健康を享受することのできる公正な社会の創造を目指すオタワ憲章に言う、ヘルス・プロモーションを生きることになるのではないだろうか。

## 3　「病気のプロセス」第6相、第7相における患者と家族の心理

死を意識し、実際に死を予感するとき、患者や家族あるいは医療従事者は、どのような心理的な体験をするのだろうか。この項では、患者の心理的体験だけでなく、患者と医療従事者とがどのように接する必要があるのかも検討す

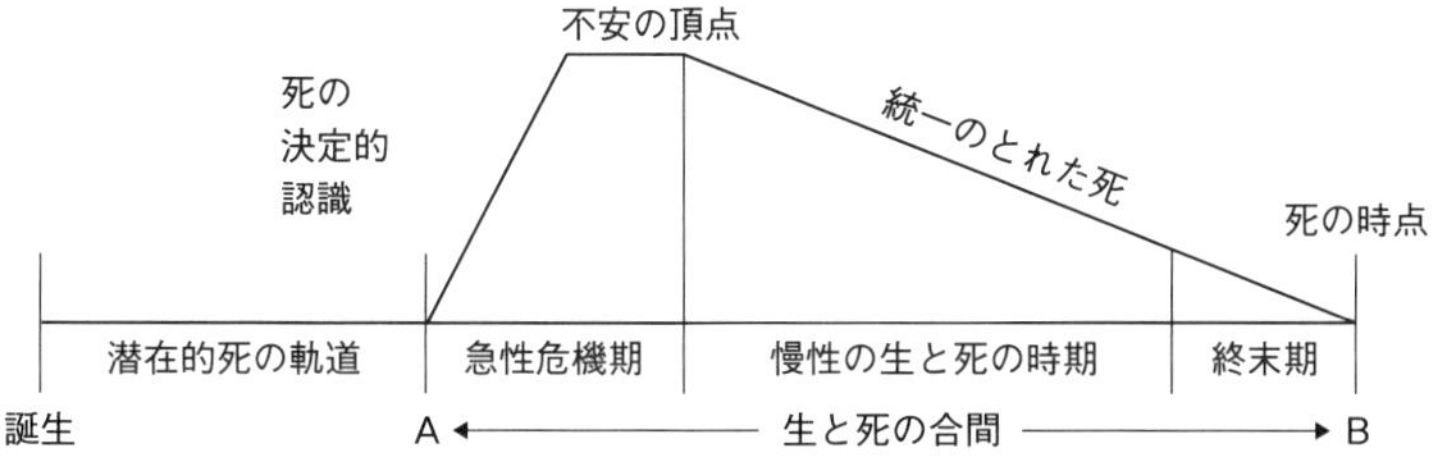


**図2-1　パティッソンによる死にゆく過程の急性期、慢性期、終末期**（Pattison, 1977）

ることにした。（なお、この記述は、『医療・看護の心理学』（木村 1999b）および筆者が分担執筆した本の「死にゆく患者への援助」という章を修正して引用している（木村 1997a, 1999b)。

### （1）死に逝く患者の心理過程

死に直面したときに示すわれわれの反応は、往々にして、絶望と希望、不満・恨みと感謝、怒りと平静、抑うつと過剰な活動などさまざまな種類と程度の、矛盾に満ちた揺れ動きになる。それらの激しい感情、とくにネガティブな感情が、死に赴く人にも親しい人にも同時に起こり渦巻く中で、患者と家族が死別を覚悟したり希望を見いだしたり、相互の別れを悔いなく行なうことは、大変難しいことである。

キューブラー・ロスは、多数の患者へのインタビューを通して、死が近づいたときに患者が抱く心理の過程を段階別にまとめている。すなわち、第1段階の否認と孤立化から、怒り、取り引き、抑うつあるいは予期的な悲嘆を経て、第5段階の受容の時期へ至る。しかし、これらの5つの段階は、順次に達成されるというよりも、行きつ戻りつしたり順序が逆になったりしながら進む過程であるとキューブラー・ロスも述べている。

また、E・M・パティッソンは、「人生の軌道における生と死の合間」があるという（図2－1）。すなわち、われわれは、予想される寿命と人生の生き方に対するプラン（人生の軌道）をもって生きている。けがや病気をきっかけに、自分が予想よりかなり早く死ななければならないと気づくとき、人生の軌道に混乱が起こる。その場合、予想より早く死ぬとわかった時点（A）と実際に死ぬ時点（B）との間に「生と死の合間」

と呼ばれる時期が生じる。そして、それは、3つの進行段階（急性危機期、慢性の生と死の時期、終末期）に分けられるという考えである。

パティッソンによれば、急性危機期には、身動きもままならず、強い不安を抱くなど、最も深刻な危機に直面する。そして恐怖やストレスに対処するために、多くの防衛機制を用いる。この時期に、死に向かって進んでいるという事実を理性的に処理するためには、他者からの情緒的支持を必要としている。慢性の生と死の時期においては、死ぬことの恐怖に直面し始め、孤独や苦痛、そして未知のものを前にした恐れが表面化してくる。ケアに当たる者は、先に表面化した防衛機制のいくつかを理解させながら、患者が生を正しく見据える手助けをすることができる。終末期においては、引きこもりが始まるが、それは近づきつつある死という終末を受け入れていく段階であるとパティッソンは述べている。

## (2) 死に臨みながら生きる存在

上に見たように、人間存在の本質的なあり方が、死を前提にした生であり、いわば「死に裏打ちされた生」であるならば、われわれがそれに有効に対処するには、死に学ぶしかないようである。たとえば、有限な一回限りの生であるからこそ、日々の一刻一刻の大切さが浮き彫りになったり、家族や親しい人々と過ごす平凡なひとときの幸福に気づいたりする。また、自分の人生を何のためにどう使おうかと真剣に考えたりすることにもなる。あるいは、今生きている一人ひとりの生命のかけがえのなさを実感するのも、そこに尊厳を見いだすのも、死という対比があってのことであろう。

そしてまた、本当は、自分がいつどこでどのように死を迎えるかを知っている人は、誰もいないのである。考えようによっては、この節のテーマである「死にゆく患者」となって援助を受けられるのは、幸運なことかもしれない。突然の死ではなく、予測のできる「死の過程」を踏めるからである。

誰もが、死と隣り合わせで生きているのに、それを普段はあまり意識しないので、日々の生活が円滑にいっているのである。病気や怪我などによっておぼろげに死を意識するときには、かえって本能的に、それを明瞭に意識することを避けようとするのが、人間の本性でもある。したがって、死が実際に近づいて（近づいたと思って）からではなく、余裕があるうちに、やがていつか来る自分の死について自覚しておくことも必要である。そして、いのちのあるうちにどのように生きたいのか、何のために何をしたいのか、あるいは何もしないとしてもどんな存在でありたいのかについて、よく考えて選択し実行していることが大切なようである。

しかし、日ごろからそのように備えていれば、死に臨んで取り乱すこともなければ、人の死に立ち会って恐怖もせず回避もせず、よく世話をすることができるのかというと、必ずしもそうではない。誰の死であれ、それぞれが、逝く者にとっても看取る者にとっても、危機的で個別的な独自な体験であり、マニュアルもなければ、モデルも何もない。そして、それほどに、人間の生と死は、予測のできない一回限りの未踏な道を歩むということでもある。

### (a) 共感の必要性と難しさ

死を意識したり死期の近づいたことを知ったとき、患者は、身体的な苦痛や死の不安、種々の激しい不快な感情に苛まれ、助けを非常に必要とする。しかし、まさに必要としているそのときに、否認や怒りや抑うつのさまざまな機制のために、親身な援助者を疎外したり、自ら孤独に陥ったりしやすいことについては前の章にも述べた。こうした、困難や矛盾や動揺のまっただなかにいる人にとって、少しでも支えられ勇気づけられ安堵できる体験を得られることが大切である。

いくらかでも、それが可能になるのはどんな場合であろうか。まず、その人の身になって困難さや苦痛や動揺を感じとり、身体的にも心理的にも、言語的にも非言語的にも、そっくりそのままるごと理解し受け止めてくれるような人の存在が重要である。死に直面するという経験を、自分自身のものとして経験したことのない援助者が、相手を傷つけずに患者に近づくには、まず、「共感」することだと言われる。共感とは、ことばや動作、表情などを手がかりにしながら、目の前のその人が感じていることを、あたかも自分がその人であるかのように感じとることであると言われる。しかも、単なる同情や同一視と異なり、「あたかも」という主体性と距離が保たれている状態であると付け加えられることも多い。

しかし、たとえば、「死ぬのが恐い」と患者さんが口にするのを聴いて、どこまで患者さんの体験している恐さを共感できるのだろうか。その人の感じているままの恐さを真に共感していると言えるだろうか。生半可に「その恐さがわかる」と言えば、患者は、理解されていないと感ずるにちがいない。また、もし、患者の恐さの体験を根掘り葉掘り聞きただして、だんだんに共感できたとして、一体それがどのぐらい患者の孤独を癒すことになるだろうか。

おそらく患者は、その過程の中で、孤独を感じながら、関係を取り結ぼうとの援助者の熱意に免じて、せいぜい少しだけ慰められるということであろう。身体の状況によっては、患者の苦痛を増すだけのこともあろう。したがって、「あなたが大切だから、あなたの感じていることを共感したいと思っているが、本当には理解できていなくてごめんなさい。でも、一緒に居たいのでどうかここに居させてください」というメッセージが言語よりも非言語的に相手に伝わるように努力するという感じのところに、当面の目標を置いてみることになろう。

### (b) こころの時制に合わせる

柏木は、ターミナルケアにおいて、医師や看護師などのケアチームの人々が、相手のこころの「時制」に合わせることの大切さに注目している（柏木 1994）。すなわち、そのときの患者や家族が、心理的に、過去、現在、未来のどの時制にいるかに焦点を合わせて、こちらも同じ時制にそって歩むことが必要である。相手が過去の未解決な問題にこだわっているときに、現在や未来の生活に焦点を合わせようとしても無理が起こる。またしばしば患者と家族が、心理的に異なる時制にいて会話がかみ合わないことがある。とくに、ターミナル期には、残された時間、患者の容態、患者の家族のさまざまな思いや期待、医療者の善意と人手不足などが絡み合って、時制がずれたところでかみ合わないことが起こりやすい。

とくに、善意の医療者が、焦った形で、患者を死の受容へ向けて援助しようとする危険がある。患者とその人を支える家族の間でも同様のことが起こりやすい。これは、患者を追いつめ、かえって混乱を深めるので、百害あって無益と考えるべきである。

むしろ、その人が、これまで生きてきたそのままでよいではないか（過去）、今このときをこうして生きているだけでよいではないか（現在）、その人の人生の結論は誰にもわからない、人間が出すのではない、いのちは大いなるいのちに任せるのがよい（未来）、というような、ゆったりとした姿勢と雰囲気の中で患者を十分に支えることが、出発点でもあり終極点でもあると思う。

**（c）普通につき合う**

前出の山野井道子さんは著書『ガン病棟にきてみない？』（1988）の中で、「『病人』としての関係でしかない淋しさが、もしかしたら『病気』の苦しみのなかでいちばんきついものかもしれない」と述べている。筋萎縮症の伊藤さんが、がんもひとつの個性と捉えてはどうかと助言したことに通ずることである。われわれは死を恐れると、死を連想させるような人を自分と切り離して、特別視することによって自分の安全感を保とうとする。それは、患者に差別されているという感じを起こし、患者を孤独にしてしまうのである。また、死にゆく人のこの世の生命の短さを憐んで、特別な親切を施し、何でも望みをかなえてあげようとする場合もある。善意のはからいが、かえって患者を不安定にし、気詰まりで孤独な境地へ追い込むこともある。末期の病気にある人であっても、「ふつうに」付き合うことが、家族として、友人として、人間として対等な関係を結んでいることになる。上記の手記のように、それを望んでいる場合も多い。

では、どうすれば、死に臨んでいる人と、力まず自然に、相手を傷つけずに、ふつうに付き合えるのだろうか。とりあえずできることは、日ごろから、自分自身に対して「ふつうに」付き合うことであろう。たとえば、自分自身の死を想定してみる。死が恐ければ、無理に受容しようとあがかないことである。生物としての自然な姿は、死を恐れることである。そうだとしたら、自分が恐がっているのに、患者にだけ「死の受容を期待し、それに向けて関わる」のは無理な話であることに気づくであろう。

そして、自分にも相手にもあまりにもつらく悲しい、という心境になれば、自分らしい自分に合った人生観、宇宙観、人間観を形成しようと努力してみることになろう。

**(d) 何もできない自分をどうするか**

次の一節は、大須賀発蔵著『陰は光に』(1990) からの抜粋である。

Aさんはよく、「私はいま、病気だから何もできません。本当にいのちを生きることだけを一生けんめいやっております」と言われます。
しかしAさんは、何もできないどころか、病める生命をひたすら生きる体験を通して、私たちに大きな光を与えてくれているのです。その光を、私は大切に社会の中に広げていきたいと思うわけです。一つの生命の光は、まさに一切の生命の光なのです。

これは、華厳経の「一即一切、一切即一」という思想を背景にして述べられている。ここには詳述できないが、長く存続してきた宗教は、人間にとって生とは何か、死とは何かという根源的な問いに答えようとしている。たとえば、キリスト教も仏教も、究極においては、人間の弱さ、惨めさ、無力さを実感することを重視し、それに救いの道を示そうとする。そして、惨めで無力であるからこそ、救済されることを積極的に説いているといっても過言ではないであろう。

自分では何もできないと言っている病人が、精いっぱいに自分のいのちを生きることによって、人を勇気づけ相手を生かし、世の中を浄化している例は、きっと身近にも見つかるであろう。

では、人の役に立つことによって、その人の存在が是認されるのだろうか。のちの章で、この問いについて考えてみよう。役に立とうとする援助者が、患者を疎外する危険についても述べる。また、今ここに生きているだけで尊いという考え方にも触れる。人間が生きるとか、死ぬとかいう極限のテーマにおいて、その人が、どの程度役に立つかということが本質的な問題になり得ないことを論じていく予定である。つまり、存在するかしないかという質的な問いにおいて、どのくらい役に立つかという量的な程度の差が、同等の問題になり得るのか、という議論である。

生き方や価値をめぐるここから先の議論は、各自が、自分で納得できる人生観や宗教観・宇宙観を探し、熟考し、吟味して、それに基づいて、討論し、一応の答えを出したり、それを変更したりして、一生かかって問い続けていくような事柄である。そして、答えの定まらないこの問いを探究するプロセスこそが、実は、死にゆく人への援助をいささかでも可能にする各自の営みになるのではないだろうか。それがまた、とりもなおさず、自分が自分らしく生きて死ぬことの真髄でもあると言えるのではないだろうか。

# 第3章 患者と家族を理解する——5つの覗き窓を通して

前章においては、人々が身体の不調に気づいて「おかしいな、何だろう」と思うところから、病院に行き病名がついて闘病生活を経て、場合によっては「死を意識し、死に逝くとき」までのプロセスを、そして「死別し、遺される人」についてそのひとつずつの段階を追いながら、患者と家族の経験していることを事例に即して捉え、それを心理学の知見で説明することを試みた。

そうした各段階の患者の心理的プロセスを縦軸とするならば、本章においては、いわば横軸とも言える、全過程を通して見た場合の心理について検討する。そして、次に、そうした心理的な動きをしている患者と家族は、どんな外部からの支援を必要としているかを少し検討する。そして、さらに、人が「人間としてどう生きるか」を問わざるを得ない状況にあるとき、心理学からの理解だけではなく、実存的な側面からの理解も必要であるという立場に立って、「喪失」という角度から吟味する。

なお、本章は、最初に設定された7つの問いのうち第2の問い、「患者と家族は、どのような理解とケアを必要としているのだろうか」および第3の問い、「医療の場における大小のさまざまな危機的な状態あるいは限界状況において、患者と家族は『人間として』どう生きようとしているのか」に対応している。

## 第１節　患者（家族）心理の陥穽――４つの覗き窓を通して

本節では、病気のプロセスのさまざまな段階にある人々の心理的な体験を踏まえながら、それらの個別性や独自性、あるいは段階の違いを超えて、共通して見られる病者心理を、とくに、医療の場において陥りがちな病者のこころの特質を、心理学的角度から捉える。

その際、前章において述べた４つの心理学的側面（４つの覗き窓）から、医療の場における患者と家族が経験していることに光を当てて、どんなことが見えるのか、について記述する。

以下では、心理学的な４つの側面について、第１の窓である認識的な側面における患者心理の特質から始めて、順次、感情的側面、動機と欲求、無意識的な側面について共通性を探る。ただ、これらの側面については、拙著『医療・看護の心理学』（1999b）において取り上げ詳細に述べているので、本書では繰り返しを避けながら、しかし、前書を参照しなくても理解できるように、できるだけ要約して述べる。なお、そのあとで、「実存的な生き方の側面」から見えたことについては、病気のプロセス第６相（および第７相）に関連することを中心にして、新しい覗き窓を必要とするに至った経緯とともに、節を改めて述べる。

なお、筆者の取り組みの全体の構造としては、病気のプロセスの第８番目の別相として、「突然の被災や被害を受けるとき（病気のプロセス別相）」があり、取り扱うべき重要なプロセスであると考えているが、本書では触れていない。

今回対象となった事例が、必ずしも医療の場を代表しているサンプルではないので、得られた結果がただちに患者

**表3-1　病気のプロセス（7つ）と5つの覗き窓の関係**

〈Y軸〉

**5つの覗き窓**

| 〈Y軸〉／〈X軸〉 | A 認知的な側面 | B 感情的な側面 | C 動機・欲求の側面 | D 無意識的な側面 | E 実存的な「生きること」の側面 |
|---|---|---|---|---|---|

〈X軸〉

| 病気のプロセス（7つ） | 例 |
|---|---|
| 健康な日常生活 | |
| 病気を意識する（第1相） | おかしいな、何だろう。大丈夫。…… |
| 病院へ行く（第2相） | 病院へ行こう。悪い病気だろうか。…… |
| 病名がつく（第3相） | 何でこの私が？　そんなはずは無い。 |
| 病気と闘う（第4相） | この病気から早く逃れたい。頭が真っ白でわからない。…… |
| 病気とつき合う（第5相） | 病気と折り合いをつける。病気も個性。せめて人の役に立ちたい。 |
| 死を意識する<br>死に逝くとき（第6相） | 死ぬのだろうか、まさか。誰とも会いたくない、でも会いたい。死ぬのが怖い。人生を振り返ると、悪かった、失敗だった、もう間に合わない。世話になった。感謝。遺される人・後からの人のために。…… |
| 死別し、遺される人々（第7相） | 死んだ方がましだ。あの人のやりたかったことをやろう。一緒に。 |

の普遍的な反応であると言いがたいのはもちろんであるが、しかし、第1章に述べた理由からある限定的な範囲においては妥当であると言うことができる。4つの覗き窓と7つの病気のプロセス（相）を、改めて表3－1に示した。

　ところで、人を理解するには、その人の営みを全人的に「まるごと」捉えることが必要である。そして、ものや人とのかかわりは刻々に変化しており、また人を動かす動機もその場その場の関係のあり方によって変化するので、状況の全体的な把握と人の動機の把握とが同時過程的になされなければならない。さらに、個々の状況にも動機にも、その社会や文化の影響が根深く絡んでいる。しかも、それらを対象化して吟味することさえ不可能なほどに、相互に不可分に滲み込み合っている。

　こうした人間を、心理学においてどのように捉えるかについては、従来多様な立場があり、学派によって主張が異なる。本書では、患者と家族の理解と援助に必要、あるいは有効と見なされる理論や知見を、学派にこだわらず採用した。

そして、患者と家族の心理的体験の「表面に現れている状況と動機」を把握しながら、同時にその奥にあるもの、すなわち「何らかの志向性や目的性を宿している人間存在の叫び」とでも言えるようなものにも目を向ける必要がある。こうした人間存在の理解の試みは、本章の後半において展開する。

## 1　覗き窓を通して見える患者と家族の心理

### （1）第1の覗き窓から見えたこと ―― 患者は現実をありのままに認識することが難しい

たとえば、病者は「おかしいな、何だろう」と気づいても、「大丈夫。何でもない」と自分に言い聞かせる方向に情報を整理するなど、現実を直視したがらない。第2章第1節の事例Aさんも、また、医師の西川氏ですら、そうであった。患者は、自分の不調をありのままに認めることが難しいばかりでなく、些細なことを過大視したり、曲解したり、ひがみやすかったり、さまざまな形で認知が歪むことになりやすい。阿部さん、Hさんにも、その姿が見られる。また、闘病生活において栗原さんが語っていることは、患者自身がそのことを自覚して苦しんでいる姿である。

このように、患者は、普段の生活では、外界と適切に関わり現実を認識できる人であっても、病気であることの認識をはじめ病気に関わる周囲のものごとや出来事について、歪んだ形で捉えることになりやすい。そして、不安や怯えの感情や、どんな病院へ行きどんな治療をしてもらうかなど、何を選ぶべきかで葛藤したり、病気がよくなりたいのによくならないと欲求不満になったりするために、ますます現実がよく見えなくなりやすい。

### （2）第2の覗き窓から見えたこと ―― 患者は不安に満ちている

患者や家族の感情的な側面で第一に目立つ共通点は、不安である。

不安とは、その対象がはっきりせず、比較的長く持続し、人を全体的に覆ってしまうある種の「こころの不安定な状態」である。「病者は不安である」と日本語でいう場合、「Aさんは男である」というのと同じ構文であり、その人の存在全体、その人の在りようそのものが不安であることを意味している（早坂（編著）1981）。

まず「おかしいな、何だろう」と気づくとき、病者の「こころ」をよぎるのは不安である。病院を選び受診を決心するときも、初めての病院で受け付け手続きをするときも、診察の順番を待つときも、病者はさまざまな形で不安を経験する（事例Bさん、事例Dさん、西川氏、北谷さんによって語られている）。自分の身体に起こった得体の知れない不調の正体をあばかれるのも不安なことである。しかも明日からの生活に重大な変更を余儀なくされるかもしれない「病名の告知」、苦痛を伴う治療、いつ治るのだろうか、本当に治るのだろうかという予後の見通しの不確かさなどなど、病者は不安だらけである。さらには、死を意識するときには、もっと大きな、言いようのない不安に襲われることにもなる。事例の、西川氏、石井氏はこのことを語っている。

### （3）第3の覗き窓から見えたこと ── 患者は葛藤とフラストレーション（欲求不満）にさらされている

患者は、不安と葛藤に満ちているのが普通である。身体の不調に気づき、何でもないと否定したり、診てもらおうか、どの病院に行こうか、この病院、この先生を選択したのは正しかったか、診察室に入ったら何と説明しようか、などと緊張したり不安になったり葛藤したりする。さらには、入院は嫌だがこんな状態では仕方があるまい、本当に治る病気なのだろうか、こんなことを看護師さんに頼んでよいのだろうか、医者が不機嫌な顔をしたのは自分があんなことを言ったからだろうか等々、葛藤の種は尽きない。

葛藤が続けば、心理的にくたびれる。葛藤が解決されず、欲求を満たす手だてがないときもある。また、勝手のわからない病院の中を手続きや検査のためにウロウロするのも、診察を受けるために、固いベンチに座って不安や退屈と戦いながら長時間待つのも、痛みや拘束される感じに耐えながら病室のベッドで一日を過ごすのも、病者にとっては苦痛である。その上、病院の管理下に置かれ、プライバシーが侵害されると感じたり、いくら努力しても病状が良くならなかったりすることもある。とにかく、病者にとってフラストレーション（欲求不満）の種はいたるところに転がっている。

第2章に挙げた事例には、いちいち同定する必要がない程に、大なり小なりこうした葛藤が体験されていることが見てとれるであろう。

葛藤やフラストレーションと不安や脅威との絡みで起こる防衛機制については、次の項で取り上げる。

## （4）第4の覗き窓から見えたこと ―― 患者や家族は防衛機制によって自分を守らざるを得ない

### （a）防衛機制

防衛機制とは、何らかの「不安」を信号として無意識のうちに作動し、自我が主観的・意識的安定を得ようとする心的機制である。すなわち自我は、意識にのぼると不快や不安、罪悪感が引き起こされるような観念や願望・衝動を察知すると、それを無意識の中に押し込めたり置き換えたりして、自分が傷つかないように自我を守る機能を自動的に働かせる。医療の場で病者や家族がどのように防衛機制を用いるのかについて、例をあげながら解説を試みてみよう。まず、防衛機制の例をあげよう。

①**否認** ―― たとえばHさんや西川氏、筆者の体験が該当する。「否認」は、あまりにも衝撃的な出来事に遭遇して、自我がそれに耐えられなくなる危険を予知し、自我の崩壊を防ぐために自動的に働く防衛機制のひとつとされている。意識的あるいは無意識的に「まさか、それは自分ではない」という反応によって、とりあえず自分の身を守る。これは、病気の進行のどの段階にも数多く起こる心理的な反応であり、病気にうすうす気づきながら受診を遅らすのも、病気の進行を軽く見積もるのもこの機制が働いているからである（西川氏）。インフォームド・コンセントの場面でも、この否認の反応が起こりやすい（Hさん）。事例にもあげたように、患者は、告げられ

たり説明されたりしたことについて、そのとき耳には聞こえてはいたが実感が伴わず、内容をほとんどわかっていなかったことに後になって気がつくことも多い。

**②理不尽さへの怒り**――病者や家族の「怒り」は、本当は自分に課せられた理不尽な運命に向けられているはずであるが、しばしば置き換えられて周囲の人々に向けられる。たとえば、八つ当たり的に、身近な人々の些細な行為が腹立ちの対象にされたり、健康であるという理由だけで攻撃が向けられたりする。また、医療スタッフが、激しい怒りや攻撃の対象とされることがある。これは、思うに任せぬ身体への怒りが形を変えて、身体の治療やケアに携わっている相手に向けられるからである。

「怒り」は、しばしば否認や動揺のあとに、すなわち衝撃的な出来事が自分の身に起こったという現実を理解したあとに起こってくる。この時期は、病者本人にとっても家族や親しい知人にとってもつらいときになる。患者は、親身な味方を敵にまわしてしまったり、世話をしてくれる人の行動に不平不満を言い続けて嫌われてしまったりしやすい。これが、この時期の「怒り」が引き起こしている一時的で複雑な反応であることを、看護師などの医療従事者が機会をみて病者にも家族にも説明してあげることが、当事者にとって大いに助けになる。同時に、そうとわかれば、看護師や介護者などに向けられる怒りや次に述べる投影に対しても、いくらか耐えやすくなるであろう。

怒りや不満を表現することによって、病者は、より直接的には、外界と積極的にかかわろうとし、自分の中のコントロール感を取り戻そうとしている。また、自分の存在が身近な人々に否定されてはいないことを確かめようとあがいているともいえる。なお、河野（1994）は、日本人の場合には「怒りを素直に出すことができる患者は非常に少ない。むしろ抑うつ状態に陥っていく患者が多いので、看護師などがこのような患者をどうサポート（ケア）していくのかが、重要な問題となっている」と指摘している。

**③投影**――しばしば投影という防衛機制が種々複雑に働いて、一見思いもかけない理解しがたい反応が起こる。

たとえば、病者は（自分ではなく）「あの人が怒っている」という認知をする。さらには、抑圧されそこなった怒りが相手に投影されて「あの人が私を責めている」と感じたり、「だから私が悪い」と罪責感をつのらせたりすることもある。

医療の場では、病者だけでなく、医療従事者も多くの防衛機制を用いて自分自身を保っている。しかし、他人の用いている防衛機制を断定することには慎重でなければならない。基本的には専門家が患者との関係の中で仮説検証的に確かめた後でなければ、相手の用いている防衛機制を断定するのは危険である。なぜなら、「あなたの無意識はこうだ」と決めつけられた人は反論する余地がない。すなわち、無意識は本人が知り及ばないからこそ「無意識」と呼ばれるのであり、そのことを反証する手だてを当人は持ち合わせていないのである。防衛機制という概念は、とりあえず仮説的に患者を理解するには有効で、医療の場でしばしば用いられ、医療者は自分自身にも当てはめたりして気軽に用いている。そのこと自体は別に問題とはならない。しかし、そうした「文化」を日常的にもっていない人が、自分の無意識について断定的に伝えられると、時には衝撃的な烙印を押される経験となることさえあるということを指摘しておきたい。

したがってここでは、これ以上防衛機制の解説には深入りせず、前章で述べた筆者の具体的体験についての解釈を通して理解の一助としたい。もちろん、筆者の体験が一般化できるとは思わないが、さまざまな防衛機制が絡み合って使用されることの例示にはなると思う。

### （b）筆者の体験

第2章に示した筆者の体験は、患者の母親として、生後2ヵ月余りだった次女が、小康状態の間だけでも退院できるかと思った矢先、呼吸困難に陥り、挿管の処置を受けたという出来事のひとこまであった。そのとき、起こったことの否認にはじまり、知り合いの看護師さんが怒っている、自分を責めているという認識をしていたという内容であった。

そして、このことのその後の顛末は、以下のようなことであった。

その次の日、筆者の家族全員が頼りにしている小児科医で、次女の入院先ではないが、この件でも職場の同僚として筆者に支えと援助を提供してくれていたR・H先生に、自分の奇妙なやりきれない体験を正直に話した。そこでわかったことは、これこそが「否認」であり、喪失に対する「悲嘆」のプロセスであり、病児の母親のもつ「罪悪感」にほかならないということであった。心理学の専門家としてある程度の知識があってさえ、このざまである。さらに、看護師さんが怒っていると思った筆者の認知が、実は自分自身の抑圧され損なった罪悪感の「投影」が加わっていたであろうことには、後になって気づいたのである。しかも、仕事をもつ母親が病児に対してもつ二重の罪悪感が、「投影」をますます強めたことに気づいたのは、もっと後のことであった。そして、この強い罪悪感こそが、筆者に強く現実を否定（否認）させたのであり、また理不尽な運命に対して筆者が当然感じたに違いない「怒り」を、投影によって外へ（看護師さんが怒っているという形で）投げ出し、現実には怒ることもなく攻撃することもなく、現実認識から逃避させてしまったに違いない。筆者はただ、むっつりと黙って立っているだけであった。

そして、仮説的に考えるならば、「知り合い」の看護師さんは親身であったがゆえに、この非情な「事態（運命）」に対して、おそらく怒りを感じていたであろう。その怒りを、筆者は自分に罪をきせる形で認識することによって自らを罰し、それによって子どもへの二重の罪悪感を軽減したのではないか。さらに思えば、その看護師さんが善意の人であることをかねがね筆者が知っていたからこそ、筆者を罰する責めを、心おきなくその人に負わせたのではなかったか。つまり「その人は善意の人であるから、筆者によって裁かれても傷つくことはない」という筆者の側の認識があってのことである。そして、それによって筆者が他人を不当に裁き、その人の権利を侵害するという、新たな罪悪感を抱くことを免れているのである。

さらに考えれば、ひょっとしたら、その看護師さんも実際に筆者を攻撃していたのかもしれない。彼女の攻撃の動機が、わずかな日数ではあれ、赤ん坊が家に帰れるときに帰さなかった母親への怒りだとすれば、それは「子どもの幸せを願う」がゆえの怒りである。あるいは「事態があまりに辛い」ために、自分の体験している怒りを処理できずに、患者の母親へ向けて表出していた可能性もないわけではない。またさらに、この親子にもっと何かをしてあげられなかったかとの「自責の念」を抱き、その自我の痛みを逃れようとして、防衛機制が働いたのかもしれない。そのいずれにしても、それはまさに彼女が「善意の人」だからである。

危機的状況では、当事者たちが二重、三重の防衛機制によって、取りあえず自我の崩壊を、あるいは対人関係や集団の崩壊を逃れることがある。なぜなのだろうか。崩壊を免れ、自我や人間関係を維持しようとする真の動機は、もしかしたら「自分も相手も健やかでいたい、より健やかであって欲しい」という人間存在の叫びなのではないだろうか。患者や家族が現実を直視し、それを受け入れるのは難しい。時間もかかる。医療従事者と患者（家族）の双方の忍耐が要求される。しかし、事実を事実として認めないことには、何事も始まらない。

もしここに述べた筆者の体験の「心理的メカニズムの記述」が、何らかの真実を説明しているとするならば、患者や家族は、助けを必要としているまさにそのときに、援助を受けにくい、援助の届きにくい心理状態に陥ってしまうということになる。

それにもかかわらず、患者や家族は、なおも支えと援助を必要としているのである。

## 2　4つの患者心理への対応

現実を現実として受け止め不安や怯えを軽減するための外部からの支援としては、以下のようなことが考えられる。

身体内部にある不調が、曖昧で把握し難いこと、身体が不調であるために不愉快であったり外界が自分に非好意的であると捉えがちな患者（家族）にとっては、自分のそのとき捉えている現実をそのままに表現すること、批難されることなく、十分に言語化することが、有効であろう。また患者は自分の置かれた現実がわからなくて不安になることも多い。そして、患者や家族を無理に安心させようとすると、失敗することが多い。患者が自分の状況をしっかり把握するためにも、抱いている感情を認識するためにも、心理カウンセラーが相手をしてくれるならば、効果が期待されえる。なぜなら、心理カウンセラーは、自分自身のフィルターを自己反省的に吟味しながら現実を現実として検討していくこと、また相手が自分の感情に気づき、その人なりのかたちで安全に表出することを手伝うように訓練されているので、より適切な相手となりうるからである。しかし必ずしもプロのカウンセラーでなくても、そのようなセンスをもっている人であれば、有効なケア的なかかわり方ができるであろう。

さらに、葛藤や欲求不満が起こらないですむような環境を整えることができればそれに越したことはない。しかし、前にも見てきたように、患者は自分の内面において葛藤が生じるのであるし、身体の不調そのものが欲求不満のもとであるから、本質的に避けることができない。それゆえやはり、この場合にも不安に怯え現実を直視できず、出口のない葛藤の中で動きがとれなくなっているその人を、そっくりそのまま受け止めてくれる人、黙って、耳を澄まして心を砕いて話を聴いてくれる人の存在を必要としていると言えるのではなかろうか。

入院患者となったJさんは、自ら病棟でカウンセラーに会いたいと求めている。また、石井氏は、刑務所には教誨師が居てこころの叫びを聴いてくれるのに、がん病棟には教誨師はいなかったと嘆いている。医療の場に、こころのケアを行き届かせるには、どうすればよいのだろうか。現今の保健医療の法律や制度の変更によって、看護師はますます患者のベッドサイドに居る時間が少なくなっているし、心理臨床家が患者のベッドサイドでゆっくり話を聞いていれば、その費用は雇い主の持ち出しとならざるを得ないのが現状である。保険制度では、がんの緩和チームの一部分を除いて、心理的援助が補填されるようにはなっていない。現在、筆者が心のケアに取り組んでいられるのは、知人として、臨床研究のメンバーとして、あるいは心のケアのボランティアとして、病人に近づくことが許されているからであり、給料をもらう正式なカウンセリング・スタッフとしてではない。

現在、ボランティアとしてのピア・カウンセラー（患者による、患者のためのカウンセラー）を養成している自治体もあるし、病院内にそうした制度をもっているところもある（公立・半公立の総合病院やがん専門病院の例）。また、民間のボランティア団体としてそれに取り組んでいるところ、あるいは、その準備のため訓練中のところもある。少し話が広がるが、自治体が、がん患者への医療上のセカンド・オピニオンの機会を積極的に支援して、専門家による相談窓口を置いているところもある。

心理カウンセリングとは、何らかの葛藤を抱え、そのために支援を必要としている人を相手に行なうのであるから、それらの知識や技術は家族やボランティアの人々にも応用的に役に立つのではないかと思っている。また、近年、ピア・カウンセリング、とくに同じ病気の人どうしで行なわれる支え合いが注目されており、その研修の機会も工夫され実践が広がりつつあるが、そこでも有用であろう。

人々が危機的な体験をするとき、さまざまな防衛機制を使用することについては、ご理解いただけたかと思う。防衛機制の種類などは心理学の概論書に説明されているので、参照してみると役に立つこともある。しかしながら、注意が必要なのは、先にも述べたように、その人が使用している防衛機制について解釈するのは専門家に任せた方がよいということである。無意識的に使用するからこそ防衛機制なのであり、あなたはこういう防衛機制を使用していると言われても、本人には、にわかには、そうともそうでないとも言えないのである。それなのに、他者から決めつけられれば、ただでさえ困っている病者や家族をさらに追い詰めることになりかねない。決めつけに抗議できるぐらい元気があれば傷つきも少ないし、それほど問題はないと考えられるが、反発できないときにこそ、あるいは、強く反発して抗議する場合にこそ、問題が深くて大きい。素人がむやみに他者を解釈しない方がよいと筆者は考えている。そして、さまざまな防衛機制によって身を守らざるを得ないことへの対応としては、そのような人の自我の痛みや置かれた苦境に思いを馳せて、周囲に及んでくる迷惑やとばっちりを我慢してあげるという配慮を期待したい。その優しさが患者も周囲の人々をも救うことになる場合が多いと筆者は考えている。

## 第2節　「喪失」の時を生きる患者と家族——5つめの覗き窓を通して

### 1　「喪失」

第1章で述べた理由から、まず患者と家族の体験するプロセスに共通に見られる患者（家族）の心理を、心理学の4つの視点（領域）から覗き込んでみた（4つの覗き窓）。その結果、患者（家族）の4つの心理的陥穽が見いだされた。

この節では、主として、実存的側面に注目する視点（5つめの窓）から患者と家族および重要な知人の体験を検討する。

これまで述べてきた患者と家族のさまざまな体験を吟味して導き出されたのは、「喪失」という鍵概念であった。

前章で、「人は、何らかの意味で自分にとって価値あるものへ接近し、これを維持しようと行動する傾向がある」ということを述べたが、健康は多くの人にとって、大切な価値である。しかし、健康なときにはそのことに気づかず、失ってはじめてその価値の大きさを思い知る。受診前の患者が自分の身体の不調を何でもないと思おうとするのも、些細な症状を過大視するのも、「健康でありたい」からである。すなわち、より健康でありたいという動機があるからこそ、病気を否定しようとし、健康を阻害する可能性のあるものを過大視するのである。そして、また、不治の病であると告げられ、それをわかっていても、往々にして、いつかは治ると思っていたりするのである。それどころか、死の床にあって、私はもう駄目だと言っている人であっても、ことばの端々には死なないことを前提とした発言が見られる。冷静に死という現実を直視している人でさえ、こころの深奥では、「生を希求」している。病者の傍に居て、筆者にとってはそうとしか言いようのない場面に、ときどき遭遇することがある。人間の素朴な願望としては、あくまでも「より良い生」をこそ、追求し希求しているのであろう。

われわれが、今何かをしているということは、とりもなおさず、それ以外のすべての可能性を放棄して、ひとつのことを行なっているということである。誰もが、常に何かを放棄し喪失することによって、何事かを選択して生きているのであり、選んだものが自分にとって大切であり満足なことであれば「喪失感」をもたないだけである。それどころか、日々を生きることそのことが、限りある人生の一日ずつを失っているのである。そもそも誰でもが生まれた者は必ず死ぬという運命を背負っている。そしてまた、若く健康で充実し、家族一同が健在に暮らしているとしても、明日の「生」が保障されているわけではなく、常に喪失の危険をはらんでいる。そして、他方では、人間の生が「喪失」を前提にしているからこそ、今という時を生きることそのものの尊さが浮き彫りになるという側面もある。このように見るならば、人間の生きることの根本にかかわる問題を、「喪失」という視点から捉えることが可能になる。

「喪失」を国語辞典で引いてみると「なくすこと。失うこと。」（『広辞苑』第4版）とあり、漢字の語義には、失うの意の他に「喪に服する、死者を葬る、死ぬ」という意味が含まれている（『大漢和辞典』）。そして、「喪」という文字は、会意、すなわち2つの文字の組み合わせであり、上半分が「声を出して哭く」、下半分が「失う、亡くなる」の意とのことである。すなわち、「人を失う、人を亡くしたときに使用するもの」となる。そうなると、ついでながら、本来は遺される人が「喪」であり、声を出して哭くのであるから、去る人、つまり「逝く人」の「逝」という文字は、何であろうか。「逝」くは、形声文字（音を合わせた文字）であり、「折る」に「しんにゅう」を足したものとされる。「折る」は、「バラバラになる。分離、離れる。」であり、つまり、折れるにしんにゅうの「足・走る」がついて、折れて行く、命がそこで切れるの意である。いのちが、折れてそれが走る。サンズイがつくと、水がそこからなくなってゆく、目の前からなくなってゆく、ということになるとのことである。

以上に述べた文脈から言えば、「喪失」は、「何か今まであったもの、自分が持っていたもの、あるいは持ち得る可能性を失う」ことを意味する。そして、自分にとってどうでも良いものを失った場合には喪失感がないのであるから、心理的には、「喪失はその人にとって何らかの意味で大切なものを失うこと」である。したがって、喪失は、必然的に苦痛を伴うことになる。

病気や怪我という不本意な状態となること、すなわち健康を失うことは苦痛であり、不満や喪失感を抱くのは当然であろう。「生」において人間一般が、「喪失しつつ生きる存在」であるとしたら、「病」をかかえ、時としては、「死」に直面する患者という存在は、「苦しむもの・耐えるもの」であると同時に、健康な人以上に「失う者・喪失を経験する者」であると言える。そして、喪失が必然的に苦痛を伴うのであるから、患者は二重の意味で、「苦しむもの・苦痛を経験しつつ生きる存在」として定義されよう。

では、病者の喪失の苦しみには、具体的にはどのようなものがあるのだろうか。

身体の不調や病気は、いうまでもなく健康の喪失であり、急性で一過性のものもあれば、慢性的に喪失の苦しみをもたらすものもある。四肢の切断や乳房切除など、身体部位を喪失することもあれば、半身マヒなどによって、機能を失う場合もある。それに伴って、職業や社会的地位、あるいは大切にしていた生活習慣を失うこともあるし、大事な仕事や友人・知人を失うことさえある。また、生命そのものの危険を感じ喪失感を味わうこともあれば、実際に生命を喪失しなければならないことも起こる。喪失したものの種類や程度、経過や時期によって、病者や家族が味わう苦しみの内容も、必要とする援助も、多種多様である。そのうえ病者の個性や生き方によって、喪失や苦しみの受け止め方も援助の求め方も、それぞれに異なってくる。共通性をあげるとすれば、各々の喪失には、大なり小なり、悲嘆の苦しみが付随するということであろう。

## 2 「喪失」における主体性

### （1） M・T先生のこと

以下は、M・T先生の研修にグループメンバーとして参加した筆者の体験である。

M・T先生は、今から20数年ほど前の秋に他界されたが、筆者にとっては、この研究を遂行する大きな動機のひとつになった存在である。筆者が人生の師とも仰ぎ、それ以前の15年もの間、何かとお世話になったM・T先生との最初の出会いは、筆者がメンバーとして参加した感受性訓練のトレーニング・グループのリーダーとしてであった。それ以来多くのことを学ばせていただいたが、ここでは、人間がどうにもならないぎりぎりの境遇にあってなお、主体的に生きられることを、最初に教えていただいたひとこまを紹介したい。すなわち、数日間の合宿形式の訓練が明日は終わろうとしていたその夜のことである。

M・T先生は一見唐突に「みんなにクイズを出そう」と発言なさった。そのクイズは、「目の前に虎が牙をむいており、逃れるすべが全くないとして、あなたが、虎に喰われない方法があるか。あるとしたら、どうすることか」というものであった。メンバーのみんながいろいろなことを考え意見を出し合ったが、決定的な解決法はなかった。降参したわれわれに対するM・T先生の答えは、「虎に〈喰われ〉ないで、自ら自分を虎に〈喰わせる〉ことだ」というものであった。

この答えには、筆者も含め、一同「なぁーんだ」とがっかりした。しかし、時とともに、この意味の重要性を味わうこととなった。それは、限界状況にあってなお、人間が人間として行為し得るという、生き方の姿勢そのもののことだからである。そして、私へのM・T先生からの最後の問いかけは、M・T先生ご自身の「死」を、筆者がどう受け止めるか、どうやって、その「喪失」を自分の中に意味づけ心の中に納めていくかという形で提出されたような気がする。本書は、M・T先生が語ろうとしたであろうこの世への遺言を、自分なりに展開し伝えようとする試みでもあると思う。そして、それがM・T先生の問いかけに対する、私の精いっぱいの応答でもある。

この主体性の確保を医療の場にあてはめて考えてみよう。まず、「虎に〈喰わせる〉こと」を可能にするためには、その主体が、自分の置かれた状況を客観的に認識し、現実即応的に行動する能力をもっていることを前提にしなければならない。この点から考えると、第一に、患者が自己の身体内に起こっていることを正しく認識している必要がある。そのためには、医者による的確な診断やそれに基づく適切な説明が必要である。しかし、それは簡単そうに見えるが、なかなか難しいことであり、患者自身が医者であってさえ、診断するのは他の医師である。しかも、それを正しく伝えてもらい、それをありのままに認識できたときに、はじめて自分の身に起こったことのいわゆる客観的状況を把握できるのである。人間の主体性の確保にとって、病名告知や病状の的確な説明がまず重要となる（病名の告知をめぐる諸問題については、第4章第2節で述べる）。第二に、認識された現実に基づいて、冷静かつ沈着に行動できなければ、その人は、やはり虎に食べられてしまう。限界状況において、人間が人間として生きるのは、大変難しい。

アウシュビッツのユダヤ人収容所で、自らも生命の危険にさらされながら捕虜生活を送ったフランクルは、著書の中で、人間すなわちホモ・サピエンス（叡智の人）を、「ホモ・パチエンス」すなわち「苦しむもの・苦悩の人」と呼んでいる。そして、自己の苦悩を苦悩として受け止め、それに立ち向かうことによって、人間は真の人間となると主張している。

『夜と霧』に実話として登場する人々においても、また自らの障害を受け止め精いっぱいに生きている人々の作品や、癌との闘いを直視し記録を残した人々の著作の中にも、いずれも自己に課せられた運命を自らのものとして引き受け、世の人々から見れば極めて悲惨な状況の中で、たくましく美しく生き抜いた人の姿が示されている。そしてフランクルは、「確かに困難なことではあるが、どんな限界状況にあっても、自らの生を選びとる責任は、本人に課せられている」、人間はそれほどまでに高度な自由を持つ存在であり、一回限りの有限な、かけがえのない生を生きるのだ、と説いている。また、フランクルによれば、苦悩をどう受け止め、どのように生きようとするかは、「志向性」や「態度価値」の問題である（Frankl, 1952/1957）。その内容については、実存的問いに直面している人に対する援助の方法とともに、後の章で述べる。なお、フランクルは１９９７年の初秋に92歳で他界した。

## （2）重度心身障害児施設への訪問

次は、40年以上も前の筆者の体験である。

当時設立されて間もなかった重症心身障害者の施設のサイコロジストであった先輩を訪ねた。上着を脱ぎ、靴を脱ぎ、ブラシで手を洗い、消毒された白衣と帽子に身を固め、ものものしく見学が開始されることにまず驚いた。親は、子どもと会うときどんな思いでこの消毒室を通るのだろうかなどと思いながら、身支度を整え、ドアを開けた。ムッと鼻をつく臭い。先輩は「ここは比較的軽くて動ける子だけど、よだれがひどくてね。どうしても臭っちゃうの」と説明してくれた。

この中にいったいどんな人生があるのだろうか、家族はどんな思いだろうかと、少々嫌な気分だった。小さなベッドをめぐりながら、先輩は、「この子は自分で発することばはないけど、イエスのときは人差し指を立て、ノーのときは握り手にして意志を伝えるの」などと説明し、実際に会話をしてみせてくれたりした。また、知的障害児であってもいわゆる精薄児（注：当時の表現）と（知的障害をもつ）脳性マヒ児とでは、発達の仕方も各機能のバランスもその到達点も違うことなどを話しながら、先輩は、一つひとつのベッドにさまざまな声をかけ、手をかけながら、見学を先へ進めて行った。床の上に座った若い女性の膝に頭をのせ、仰向けになって口をあけ、介助者の「一、二、三」と調子をつけながらのかけ声に合わせて、スプーンから与えられる半流動食をやっとのことで飲み込んでいる子も数人いた。1回の食事に1時間前後もかかるそうである。食べるほうも食べさせるほうも汗だくであった。

やがて、先輩は、身長50センチほどの子どものベッドで、「この人は、こういうふうに胸郭を両手で押さえてあげると、呼吸が楽になるの。ほら、そうでしょう」と両手で示し、「やってごらんなさい」と言って、私にも触れさせてくれた。先輩が「この人」と呼んだのが気になって、ベビーベッドの枕元を見ると、21歳の人であった。ひと息ひと息を、肩と首とを震わせ、真剣そのものの表情で呼吸をしている。

この時、私は、その場にひざまずき、地にひれ伏したいほどの強い衝動を感じた。それほどまでに衝撃的な体験を味わった。自分は今まで何をしてきたのか、これほど真剣に生きたことは一度もなかった。ひと呼吸、ひと呼吸を、全身全霊の力を込めて、生きている人がここにいる。また、一匙一匙に全神経を集めて、この人々は、生きてきたのだ。道徳的に罪を犯すことがないだけでなく、ほとんど自分と同じ年月を、この人々は、これほどまでに真剣に、ただ生きることのみを目指して生きてきたのだ。生きることに純粋だったこの人々の毎日に比べて、何と怠惰で身勝手で、不満とわがままの多い自分の日々であったことか。健康も能力も、生命そのものさえも、与えられて在るのだ。

人間としての価値は、生きることによって得た「成果」ではなく、生きることそのことへの「真摯さ」においてはかられるという考え方がある。そして、生きる価値がそのような尺度、すなわち、「与えられた命を精いっぱいに生きたかどうか」によって決まるのであれば、一見、社会に対する貢献が何一つないように見える短い命も、懸命に生きた長い命も、質的には全く同じであり、単なる量的相違ということになる。そして、精いっぱいに生きたかどうかを人間が判定することは、所詮、無理な話であるから、精いっぱいという基準も相対化される。生命の貴さに質的な差がないならば、生を受けることそのことに、絶対的価値があるのではないか。

## 3　問われる存在

### (1) 生命における意味の探求

再び、第2章の事例で述べた乳児の死を看取った筆者の体験を引き合いに出そう。

次女が、もしも生きていたとすれば、この秋で25歳となる。彼女から発せられた、医療や人間へのさまざまな問いはあまりにも多岐にわたり、ここで具体的に逐一取りあげることは到底できない。ここでは、次女が筆者と社会に残した一つの問いと、その顛末、および筆者が到達した問いへの仮説的な答えを記し、ひとりの人間がこの世に生まれ死ぬことの意味を、あらためて考えてみたい。

一つの問いとは、「苦しみの意味さえ知らない赤ん坊が、なぜ、喘ぎ悶えつつ生き、そして死ななければならないのか。本人にとって、彼女の生命は何だったのか」ということである。この問いを前にして、もの言えぬ赤ん坊を相手に、「相手の側に身を置いて相手の内側から世界を見ていく」という作業は、まさに解答のない問いへの挑戦そのものであった。

この問いへの第一の仮説的な解答は、「他者を生かす〈生〉」という意味づけである。

一般的に言って、他者に対して、生の真実の価値を教え、その人の生き方を内側から動機づけ支えることは難しい。もしそれができれば、その人は、人間として満足すべき素晴らしい人生を生きたことになるのではないか。たった5ヵ月足らずの生命が、遺される者たちに、その偉業をなしたのである。すなわち、彼女は、生きることへの問いを突きつけながら、無垢に懸命に5ヵ月を生き抜いたことによって、遺された者に、「生きること」の意味と責任とを教えた。次章にも述べるが、われわれは、自分自身の命を生きるのだが、自分だけの命を生きるのではない。自分の命であって、同時に他者のための命を生きるとき、人生の不条理が初めて意味をもつように変化するのではないか。そのような視点から見るならば、この子の人生は、この子自身にとっても祝福された「生きるに値する」命であったと言えるのではないだろうか。

問いへの第二の仮説的な解答は、「使命に生きる〈生〉」である。

前にも触れたが、次女は、生後2ヵ月を過ぎたところで、呼吸困難から挿管の処置を受け、家に連れて帰ろうとしていたわれわれの意に反して、結果的に退院することはできなくなってしまった。現在はそうは考えなくなったが、当時は、もっと早く退院させていれば、家で死ぬことができていたかもしれない、もしかして子どもにとってそのほうが良かったのではないだろうかという疑問と、退院を少し延ばしたことへの罪責感があった。これは、保育器の中で喘ぐわが子に対して、面会の窓ごしにただ眺めるだけで何ひとつしてやれないとき、切実なものとなった。しかし、一方では、ＮＩＣＵのスタッフの暖かく細やかなケアを受けながら、一瞬一瞬を精いっぱいに生きる姿は、全世界へ向かって、生きる意味を訴えているようでさえあった。

そして、死の2週間ほど前に、スタッフの尽力と病院の配慮で、その病院の開闢《かいびゃく》以来、初めてＮＩＣＵへ親が入室して面会することが可能となった。当時は、1週間に1回10分程度のものではあったが、保育器の中の次女と触れ合うことができるようになった。そして、臨終に際しても、すぐそば近くへ行くことができたのである。

つまり、ＮＩＣＵに親の入室を可能にしたのは、当時入院中だった次女と他のふたりのベビー患者たち、すなわち生涯決して家には帰れないであろう3人の赤ん坊の存在だったのである。それ以後今に至るまで、数多くの未熟児や障害をもったベビーとその親たちが、ＮＩＣＵの保育器の中と外から、直接に触れ合い世話をし世話を受け、親子として面会し合っているとのことである。後になって、次女の大変お世話になった看護師さんからこのことを聞き、筆者は、社会の一員として生きた次女の使命の大きさを知った。次女の「生き抜いた時間」に対して、単なる親と子のためのものではなく、社会的な意味での価値を見出したのである。そして、ようやく筆者は、次女が苦しみつつ生き延び、かつ生き抜いた命の長さが、単なる無意味な苦しみではなく、必要で最小の、かつ十分な長さであったことを、宗教的な意味（本書にはその内容は述べないが）の他にも見つけることができたのである。

問いへの仮説的な答えの第三は、「〝生命の価値〟の証としての〈生〉」である。

次女は、われわれの多くが暗黙のうちに是認している既存の価値観に対して真っ向から挑戦する存在となった。すなわち、才能を発揮する、富を築く、あるいは功なり名をとげ天寿を全うするなどは、いずれも普通の人間にとって魅力ある価値である。死者が赤ん坊であるがゆえに、かえって明瞭に「生の価値」を根本的に問い直させるのである。

すなわち、まず、無力で世話をされるだけの短い命が、前述したように積極的な価値を実現しつつ生きたことを認めるならば、既成の価値観が根底から揺さぶられる。さらに、生命の価値がもともと、何かを成し遂げたかどうかにあるのではなく、生命自体が絶対的価値をもつことに思い至るとき、われわれは次のように言い得ることになる。生命ある存在は何かを成すから価値があるのではない、そこに生きていること自体に価値があるのだと。そして、避けられない事態の中で起こる生の終わり、すなわち死もまた、かけがえのない価値をもつ人間の生命そのものの一部なのである。それゆえ、次女の〈生〉は、死の意味そのものの転換をわれわれに迫り、人間の生の価値を死によって浮き彫りにしたのではないだろうか。

しかし、それでも「彼女自身にとって」、これらがどのような意味をもっていたかは、依然として誰にも本当にはわからないのである。そして、決してわかったつもりになってはいけないことのようにも思える。

## （2）意味を問うことの放棄と委ねること

人間は、生きる意味を問いたがる存在である。喪失においては、それが辛く苦しいので、とりわけ「なぜ」と問い、解答を見いだそうとあがく。そして、意味を見いだそうとするプロセスにおいて、自分のあり方が問われることになる。したがって、喪失は、自分のあり方を修正する好機でもある。自分の生き方の歪みが修正されるということは、何らかの意味でその人の本来のあり方になることを意味するので、以前に比べて、より「ありのままに」生きることになる。その点からすると、歪みが是正されて本来の姿に近づくという意味で、「喪失は癒しの時」である。こころの癒しは、平安や安堵をもたらす。社会的存在、あるいは関係的存在である人間にとって、癒しは本来ひとりだけで得られるものでもなければ、その影響はひとりだけに留まるものでもない。

ところで、筆者が執拗に繰り返す問い、すなわち「苦しみの意味さえ知らぬ存在が、なぜ、喘ぎ苦しむのか。そして、喘いだ甲斐もなく死ななければならないのか」も、喪失における意味を求める行動にほかならない。筆者の問いは、確かに解答のない問いではある。しかし、筆者が自分自身の死について、意味を問うことさえ放棄できるほどに、絶対者、大いなる者、あるいは運命と呼ばれるような何者かを信頼することができるならば、ひとつの解答に達するのである。すなわち、たとえ自分には意味がわからなくとも、あるいはどんなに悲惨に見えようとも、その死が、何ごとかの成就を含む摂理の中で起こる以上、それを甘受しよう、どんな死であっても、「あたかも自分自身が選んだかのように、責任をもって引き受け、委ね、その死を生き抜きたい」と意志するときに、問いへのひとつの答えが成立するのである。

そして、現在、すなわち、〝今〟という時点に、そのような人生の引き受け方をするならば、もしも実際の死の時に、あがきのたうちまわり、運命を罵倒したとしても、あるいは、意識が喪失していても、その人は、志向性においてすでに与えられた人生を引き受け、責任を果たしているのではないか。すなわち十分に自分の使命は果たされており、そのことによって、幸福であり感謝に値する死であり、そして生なのである。そうであれば、本人が意味を見いだす能力がなくとも、人間存在を志向性の次元で見ることにより、他者にとってはもちろん、その人自身にとっても、人生は決して無意味ではないことになる。

もしも、こうした立場に立って、既述の「他者を生かし」、「使命に生き」、「死を超える価値を示唆するもの」として人間を見るならば、自分の死が安らかであることを望む究極的な目的は、自分自身のためであるよりも、むしろ遺される者が安んじていられるためだということになる。すなわち、この場合、人が死を前にして最も希望することは、遺される者の幸福である。そうであれば、どんなに悲惨に見えるとしても、人間存在としての死者たちは、遺された大事な人々に、自分が引き受けた人生（死）なのだから、悲しまないで元気を出して、幸せになっておくれと伝えたがっていることになるのではないか。死を看取るケアにおいて、遺される身近な人々への援助を患者に約束することの重大さの真の理由も、この辺りにあるのであろう。

手厚いケアを受けながら、限りある短い日々の中で、人々にとって大事な業をなした次女が、最後に言い遺したかったことは、まさにこのことではなかったろうか。筆者が、これに応えるのは、彼女の死を安んじて受け容れ、そして、自分の人生をよりよく生きることにおいてである。また、彼女のなした癒しのわざと遺した数々の精神的遺産とを引き継ぐことによってである。そうした生き方の中で、これからの限りある命を、次女と身近な人々みんなと共に、この世の〝生〟をより深く真摯に生き合うことではないだろうか。

# 第4章　「生きること」への理解とケア

本章では、第1章で述べた研究遂行上の問4について、答えを模索する。再掲すると、それは、次のような問いである。

**問4**　人間としてどう生きるかが問われる状況に直面している患者と家族を、心理学の立場からはどのように理解し、より良いケアを提供できるのか。その方途は何か。

患者と家族が「生きること」を支えるためには、社会的・経済的システムの問題や、具体的な職業生活や家庭生活、個別の家族関係の調節や日常の過ごし方など、多岐にわたる多様な支援が必要であろう。しかし本章においては、生活の全体を概観する方向ではなく、その時、そこに居て、困難にくじけそうになっている人や苦悩に喘ぐ人に対してこころのケアをしようとする場合に限って、先人の知恵を集め、使用可能な方途について考察してゆく。

本章の後半では、少し角度を変えて、別の側面からもう一度心理臨床的なケアについて検討し直してみよう。ここでは、前章で述べた「喪失」と「生きることへの問い」に遭遇している人々に対して、心理臨床的なケアの側面から何ができるか、何に留意する必要があるのかについて検討する。その際、当然のことながら、いわゆる心理臨床的援助の全体を見渡すことは困難でもあり、また焦点が定まらなくなる危険もあるので、すでに知られている諸々の心理療法的なアプローチの中から、主として病床や病棟において患者と家族を理解しケアしようとする場合に必要で有効と思われる知恵を拾いながら、考察を加えていく。

これは、本書の冒頭に述べた問いとの関連では、第7の問い、すなわち、「以上の知見を踏まえ、改めて、医療の場における患者と家族にどのような心理臨床的ケアが提供できるのだろうか。また、人間を尊重することにとって、心理学的な理解とケアの吟味だけで足りるのだろうか」ということへの解答の試みの一端でもある。

第2章と第3章の患者と家族の経験の事例からも、そして本章の前半に述べる患者と家族、さらには医療従事者や一部のボランティアに対する心理的な理解、心理臨床的なケアの模索からも、人々の相互関係やそれを支える場の問題が浮き彫りになったと思う。本章の後半においては患者が一人ではどうにもならない場合が多いように、ケア提供者もまた一人では解決できず、患者と家族、それらの当事者とケア提供者、さらにはケア提供者同士が、相互の関係の中で支え合うことの大切さと有効性が滲み出てくるのではないかと思う。そして実は、人間だけでなく、生きるもの同士が連鎖し還元し、見たところ消滅しても実は再生し続けているというつながりの中にいるという視点さえもが成り立っている。このことについては、第5章において述べる。

# 第１節　「生きること」を問う――「こころ」を支える

「喪失」においては、それが重要な人との死別であれ、日常的な健康の喪失であれ、しばしば何らかの意味で「生きること」が問われる。これまでの生き方に疑問が生じたり、これからいかに生きるかが問われたり、あるいは、生きることそのものが苦痛に感じられたりすることもある。

心理臨床におけるケアというテーマは、ほとんどすべての心理療法において、中核的な課題であると言ってよかろう。ここでその全体について紹介して論ずることは不可能でもあり、またそのような試みは不毛に終わるであろうから、この章では、人々が、意識的に、ないしは意識されてはいなくても、「生きること」が問われるような状況にあって、何らかの意味で心理臨床的なケアを必要とする場合に焦点を絞りながら、そのようなケアの中核像を描けるように、議論を進めてみよう。

なお、心理臨床的な支援の方法としては、臨床心理査定、臨床心理面接、臨床心理地域援助、臨床心理研究の４領域があるとされるが（日本臨床心理士資格認定協会）、この節では、特に、この分類にいう臨床心理面接の方法を通じて、どのような支援があり得るかを検討する。すなわち、多様な心理療法において採用されている心理的なケアの中から、特に「生きること」に直面する患者や家族の理解と援助のために必要とされるであろうケアについて、これまでの筆者の体験の中から有効であろうと思われるものを選び、それらに焦点を合わせる形で概説する。その選択は、医療の場に出入りさせていただいている心理の専門家として、また私的な関係者として、あるいは患者や患者の家族として筆者の得た経験的な情報と実践に基づいている。また、この選択は、心理の専門家として、将来病院心理臨床に携わるであろう大学院の臨床心理学領域の院生あるいは修了生と関わる中で、また看護大学の教師として学生の教育や、現場の看護師に対する研修会などにおいて、それらの人々が必要としている臨床心理学の知見や技法であるとみなすに至ったものでもある。

本書における心理的なケアの場面は、面接室における心理療法ではなく、患者のベッドサイドや廊下あるいは在宅療養中のお宅など多様であること、時間の設定もあいまいで、治療の合間をぬったり家族の面会で中断したり、家族も一緒になって継続したりと、構造が定まらない。そうした場合に安定的に有効な心理的ケアを提供するには、ケア提供者の側に、身体感覚的にとでも言うような柔軟に枠組みの変更を可能にする、しっかりした面接構造の感覚が身についている必要がある。

## 1　抱えの場としての面接

患者と家族に対して心理臨床的なケアを提供する際にまず基本となるのは、患者（や家族）とケア提供者がお互いに顔を合わせるという意味での面接である。そこで、心理療法における面接において留意すべきいくつかの事柄をあげて、整理しておこう。その際、「生きることを問われる」状況にある患者と家族との面接を念頭におきながら、特に困難を経験することになりやすい課題も記しておこう。

### （1）面接の構造的な条件とその意味

繰り返しになるが、面接の構造があいまいな中でケアを提供するのであるからこそ、基本的な面接設定が身についており、各自の行動を導くいわば感覚的な羅針盤が必要となるのである。

## (a) 対人関係としての面接の構造条件

面接場面の基本的な構造は、面接者と被面接者が一つの場所に同時に存在し、そこになんらかの意味の相互的な対人関係がある、ということである。土居健郎が、臨床教育のテキストとしてよく用いられてきた『新訂 方法としての面接』(1992) の中で述べているように、面接は interview (inter-view) であり、お互いにお互いを見ている、すなわち、面接者が被面接者を観察しているように、被面接者も面接者を観察しており、そこには相互作用が起こっている。したがって、面接の相手 (被面接者) の行動や表情、ことばの内容、その時の感情の動き、その他のすべてに、実は、大なり小なり、面接者の側のそれらの諸要因が影響を与えている可能性がある。そしてまた、面接者も、相手である被面接者によって影響を与えられており、このような相互の影響関係の中で、ある事柄が取り上げられ、あるニュアンスをもって語られ、それに対する反応が刻々の時間経過の中で相互に起こって、その絡み合いの中で面接の場が展開されているということを、よくわきまえておく必要がある。

たとえば、被面接者であるクライエントの投げやりなものの言い方を誘発しているのは、実は面接者であるカウンセラーの態度であったりするということであり、カウンセラーはそのことに気づいていることが大切なのである。そのために大切になってくるのが、後にも述べるが、カウンセラーが、クライエントとの関わりに十分にコミットしながら、かつ、その面接の場を、自分を含む相互作用の起こっている場として、全体的に、いわば鳥瞰図のように捉えていることである。しかも相互の会話だけでなく、心と心がやりとりされているさまざまなニュアンスを含む場として認識されており、しかも、刻々に変化するやりとりに即して認識され続けていることが必要となる。これを指して治療的自我とか、観察自我と主体的自我の分離と統合などと言われるが、神田橋 (1990) は「離魂融合」ということばで表現している。

しばしば、このような対人関係の絡み合いとその時々刻々に変化する構造の全体的把握という基本的で重要なことに対して無頓着に心理臨床的な面接が行なわれて、面接者も被面接者も混乱することがある。特に、喪失とその悲嘆を抱える面接の場や、それに伴う生きることそのものへのケアを必要とする場合には、当事者の感情的反応が不安定で強かったり、どうにもならない事態について繰り返し繰り返し嘆くというようなことがあるので、それを聴いてゆく面接者は、事態の認識はもちろん、絶望感など感情面にも共感しつつ、面接場面そのものを冷静に捉えて、相手に関わってゆくことが必要になる。少なくとも無自覚に、被面接者が揺さぶりを掛けられたり侵襲されたり、あるいは置いてきぼりにされたという気持ちをもつことのないように面接場面を管理することが重要となる。そこで、次には、面接の場を安定的で安全なケアの場にするための、いくつかの留意点について検討しよう。

### (b) 枠組みの設定

心理療法的な面接は、基本的に、一定の物理的な場所、所要時間、間隔、料金などについてクライエントとカウンセラーとの間で相談がなされ、合意のもとにスタートする。この合意は、「契約」と言われる。面接が病院や診療所、あるいは開業臨床心理士の面接室で行なわれる場合は、この基本構造に基づく場合が多い。しかしながら、本書で扱うような設定における患者と家族の理解とケアの提供の場合は、さまざまな形がある。病院の場合をとっても、患者の病室のベッドサイド、その場合も個室の場合もあれば、複数の入院患者の居る部屋のこともある。さらに外来診療の小さなスペース、病院の廊下、待合ロビーなどいろいろである。また、個別面接とは限らず、家族が一緒だったり居なかったり、その時々によってまちまちである。医療従事者との協働において医師や看護師と一緒に患者と家族と会うこともある。そして患者が在宅医療を受けていて、家を訪問する場合もあるし、施設に入所している場合もある。これらの多様な物理的構造条件に伴って、時間設定、料金の有無など、臨機応変な対処を必要とすることも多い。

そして、現在の日本の制度では、医療保険では費用を賄えない心理面接も多く、料金をカバーしているのが誰なのか、つまり誰からのオーダーなのか（患者なのか、家族なのか、病院なのか、患者の雇用主なのか等々）によっても、期待される役割と具体的な振舞い方が異なってくる。

面接契約の設定が難しいもうひとつの事情についても、記しておく必要がありそうである。すなわち、契約は、もともとキリスト教の旧約聖書に登場するアブラハムと神との約束に端を発する概念と言われ、その前提にあるのは、神からの提案に対してどうするかを人間が答えるという、人間の自由意志による選択である。たとえば、米国の白人社会では、少なくとも従来の伝統的な文化の中で育つ場合は、幼少の頃から、選択肢が与えられて自己決定をする、自分で決めたことは責任を持って守るという躾けを受ける。したがって、前にも述べたインフォームドコンセント（説明と同意）は、そうした文化圏の人にとっては当然のことであり、それが侵害されれば基本的人権が踏みにじられたと感ずるのも自然なことである。しかしながら、従来の日本人は、相手がどういうつもりで言っているのか、自分に何を期待しているのかを察することの大切さを仕込まれることが多い。そうなると、このカウンセリング関係における「契約」というのは、普段の生活感覚に馴染まないことが多く、本書で述べているような、通常の心理療法の設定とは異なる医療場面における面接では、面接者にとっても被面接者にとっても「場」そのものの理解が結構難しい場合がある。

**（c）枠組みや制限設定の果たす機能**

枠組みの基本的設定について、斉藤久美子（1992, p.174）は、「目に見えない心が心に働きかけて作用し合うことが十分可能になるのは、ほかでもない堅固な枠、はっきり確認できる構造の中においてである」と述べている。クライエントにとって、たとえば心の傷となっているような過去の問題は、無意識の世界に閉じ込める、あるいは知っているけれども普段は見ない、扱わないという方法によって安定を図っていることも多い。むしろ、そうすることによって、その痛手から回復して普通の生活ができているのである。したがってそうした事柄は、よほど安全なところで、自分が信頼できる人にしか語ることがないような種類のことであり、面接を包み支える枠組みがしっかりしているという安心感が重要になるのは、当然であろう。

また、「制限設定」は、時と場所を定めるということのほかに、クライエントの無秩序な破壊的行動としての暴力や、気まぐれ勝手な逸脱行動を制限することでもあるが、これによって、カウンセラーとクライエントの双方が、本来の治療という仕事を行なうことが保証される。つまり、秩序があって抱えてもらえるしっかりした容れ物があってこそ、クライエントは自由に開放されて自分のありのままを表現できるようになるということである。

そして、面接には、いわば、規制あるいは統制という父性的要素と支え抱え育てるという母性的要素の両面があると言われるが、たとえば、治療の基本方向が、被面接者の無意識を扱い不安が喚起される精神分析的な治療の場合には父性的要素を強め、面接者も被面接者も安全性が高まるように工夫して、治療を深化し進展させる必要があるであろう。他方、共感的・支持的に支える場合は、枠組みの母性的機能を強めて、被面接者の自己表現活動を促進しながら心理的密度を濃くする方法があると指摘されている（斉藤 1992）。しかしながら、ひと言付け加えさせていただきたいのは、心理的距離が接近しやすい後者（たとえば支持的・共感的な心理療法）の場合にこそ、一方では心理的密度の濃い関係を保ちながら、他方では、治療場面そのものを鳥瞰図のように把握する自我機能、あるいはしっかりとした父性機能が、重要で必要であるということである。この点がしばしば見落とされたまま、安易に治療的関係がもたれて泥沼化し、クライエントが苦労し傷ついているのに遭遇することがある。

### （2）面接を安定させる「関わりと観察」との関係

上に指摘した父性機能の不足による泥沼化は、角度を替えれば、面接者の被面接者への巻き込まれであり、自己観察や自己反省の弱さ、あるいは相手を抱える実践力の不足でもあり、その結果の悪循環である。こうした側面はまた、「転移」「逆転移」というクライエントとカウンセラーの相互の内面的な絡み合いとしても解釈することができるが、その際にも、まずは、何かおかしなことが起こっていると気づく必要があり、内面同士の心理的な交錯がどのようになっているのかを観察して、それを意識化することが必要である。すなわち、相手のちょっとした表情やしぐさから非言語的に発せられている気持ちに気づくことである。そして時々刻々の変化の中で、こちらの表情や姿勢やことばの調子など、主として非言語的な交流を通して応答しながら、ことばによる相互理解を進めてゆくことである。こちらの関わりによって、相手がわずかな驚きや不快感を感じたとか、秘められた怒りが賦活されているとかを読みとり、必要な言語的・非言語的な応答をすることが面接を促進させ安定させることでもある。

これらのことは面接者が、相手の素朴で原初的な感覚や感情を捉えて、全体的に呼吸を合わせ、いわば、スターン（Stern, 1985/1989）のいう情動調律をしながら、言語的応答による関与を行ないつつ、被面接者に注意を向け続けるということでもある。また、面接者の観察は同時に自分の内面にも向けられて、自分の中で起こっている感情は何か、自分は被面接者をどのようにイメージし、2人の「関係」をどう体験しているかを観察していることも必要である。

そして例外的には被面接者の病理水準や自我状態、あるいは面接目的によって、関与のあり方をあまり深くないところに限定し、もっぱら面接者が第三者的に外側からの観察に集中するというあり方がとられることもある。

そこで、面接を人と人の関係性においてなされている行為として捉えて観察すること、関係として意識化することが重要となるので、次に吟味してみよう。

### （a）関与しながらの観察の応用

自分を含む面接場面で何が起こっているかを把握することは、あらゆる面接において面接者に必要なことである。「関与しながらの観察（participant observation）」という表現は、サリヴァン（Sullivan, 1953/1976）によって精神療法の世界に導入されたが、もともとは、文化人類学において、対象となっている社会の中に研究者が入り込んで、一緒にその場を共有しながらその社会を観察する手法である。つまり、関与（participation）と観察（observation）が互いに不可分に関連しあっているということであり、心理療法において現在用いられている「関与しながらの観察」とは、その場に居てその状況に関与しながら、同時に、自分を含めたその場の人々の、それぞれに起こっていることを個別的かつ全体的に捉えていくことである。

それは、その場に関与して影響を与えたり与えられたりしながら、その相互の影響関係そのものを把握していくということである。すなわち、面接者と被面接者の「外的現実」としての面接場面のやりとりと、双方に同時に起こっている心理的な相互作用の過程としての「内的現実」の絡み合いを同時的に把握していくということであり、実践においては容易なことではない。言い方を替えれば、その場に影響を与えている登場人物としての自分自身を、ある距離をもっていわば客観的に捉えつつ、その場に密着して自分自身として反応し、その反応や働きかけによってその場に何が起こっているかの全体像を捉えながら、他方で、その働きかけている自分自身をも観察して、自分自身の中で生じている変化も同時に把握し続けるということになる。そして、当然これらの観察を行ないつつ同時に相手の気持ちに寄り添ってその場に居り、いわば共感的に関わっているのである。この関与しながらの観察をいかに適切に行なうかが、面接の成否を分けることになる。しかも、先にも述べたように、面接者が行なっている観察は、大なり小なり、被面接者も行なっており、見ることも働きかけることも、両者の「相互作用」として展開する。

では、対人関係としての心理療法のプロセスの中で、関与しながら観察することによって共感的な理解をしてゆくとは、どのようなことであろうか。特に、「生きることへの問い」に直面している患者にとっては、ケア提供者が、喪失の時を、あるいは苦悩に曝されている自分を、どのように理解して関わってくれる人であるかが重大な関心事になる。面接者は、あたかも自分自身が体験しているかのように、被面接者の話に耳を傾け、表現されているその気持ちを自分自身のものであるかのようにして感じ取っていく（共感的に関わる）のであるが、しかしそのとき、面接者は、相手の気持ちに注意を向けながら、同時にそれを聴いて同じような気持ちになっている、あるいはなりきれていないという自分自身の気持ちも把握しながら、しかも、相手に反応したり介入を行なったりしているわけである。関わることに力を入れると観察ができないし、観察しようとすると共感的関わりが難しくなるということも起こりやすい。

しかも、後に述べるように、こうした状況の患者や家族が最も必要としていることは、高度な技術者としてのケア提供者ではなく、ともに、いわば実存をかけて、そこに居てくれる人である場合も多いのである。フロムが『生きるということ』（Fromm, 1976/1977）で述べている、「為す（to do）」ことが期待されている場面で、なおかつ、適切に観察し関わりつつ、「在る（to be）」というあり方が問われてくるとも言えるであろう。在ること（being）と為すこと（doing）の両次元にわたって面接者は仕事をすることになるが、関与しながらの観察は言うまでもなく、その両次元にわたっている。

**（b）平等に漂う注意の必要性**

平等に漂う注意（free floating attention）というのは、心理療法においてクライエントの話の内容にのみ注意を集中するのではなく、非言語的な様子やその場全体に流れている雰囲気あるいはそれを支える場の構造とそれらの刻々の変化を捉えることをさしている。つまり、被面接者の語ることの内容に注意を向けすぎると、その時の身体表現や感情の調子、雰囲気、ことにそれらの微妙な変化に気づかない。カウンセラーは、刺激（情報）に対して新鮮に開かれていることが重要であり、それは相手の全体に向けてであると同時に、面接者の内側で起こっていることにも向けられている。そしてさらに、二者の間で何が起こっているのかにも向けられている。

そうした関係の中でクライエントが出来事を物語ることによって、それが自分自身の体験として自分の中に位置づけられ、さまざまな苦悩や困難な問いが、その人自身によってあるまとまりと意味を持つようになるということが期待されているということでもある。特にまた、ベッドサイドの心理臨床においては、病棟全体の雰囲気や医療チームの動きにも、広く自然に注意が向けられている必要がある。

## 2　信頼関係を築く

### （1）「喪失」を共有する努力

医療の場で患者の心理的側面への援助が二義的になったり難しくなったりするのは、おそらく第一に、現在の医療システムでは、医療従事者が患者のこころの問題にかかわることを、時間的・空間的、あるいは社会的・経済的に阻害する要因が多いこと、第二に、医療従事者と患者は、「喪失」が日常的か非日常的か、医学的知識の有無、援助の授受などの点で反対側に位置していること、そして第三には、医療従事者は喪失が日常的であるがゆえに、かえって半ば無意識的に、患者と自分とは違うと思い込むことによって安定を保とうとする面があることによるであろう。とくに、死の近づいた患者を相手とするとき、われわれが普段の生活では忌み嫌い、意識にのぼらないようにしている「死の不安」を直視せざるを得なくなり、心理的に苦痛の体験となりやすい。つまり、患者を理解しようとすることが、医療従事者にとって、時として本能、あるいは人間性の自然な傾向に逆らう行為であるという側面がある。

人間としての自然な反応に逆行しながら親身になって患者を理解するには、まさに真の意味での教養を必要とする。土居は『新訂　方法としての面接』（1992）の冒頭において次のようなゲーテのことばを引用している。「自分の心を伝えることは自然（Natur）である。伝えられたものを、伝えられたままに受け取ることは、教養（Bildung）である」。立場の違う相手の側に身を置いて現実的に自分自身のことであるかのように理解することの深さは、知性と感性による洞察力の程度によって異なってくる。そうした能力は天性のものを土台に、その後の教養によって磨かれるとも言えよう。つまり、自分とは立場の異なる人を理解し援助するためには、第一に、自分の自然な傾向を自覚して、それをわきまえつつ、異質な考えや感じ方を、知的・感性的に（あるいは体感的な納得をもって）理解する能力を育てることが必要なのである。第二には、冷静で客観的な判断と綿密で精力的かつ忍耐強い実行力とが要求される。ここで言う「教養を深める」とは、これらのことを可能にするその人の、人としてのあり方の涵養のことであると筆者は解釈している（木村 1999b）。

そして患者を理解するには、相手が今何を訴え、伝えようとしているのかを、できるだけ相手の伝えようとしているままに受け取ることであると同時に、相手がまだ気づいていないこころの叫びを感じとることでもある。心理的な意味で言うならば、それだけでもきわめて有効な援助となるであろう。では、伝えられるままにこちらが受け取るには、どうするのか。言語的・非言語的に発せられる相手からのメッセージに積極的な関心を寄せ、耳を澄まし、こころを傾けて、相手の「こころ」を聴こうとすることである。また、相手の気持ちの流れを阻害せずに、こころを先取りすることもなければ遅れることもなく、相手の心的な歩調を尊重しつつ、こちらも共に歩くことである。刻々と変化している相手と自分自身のこころの動きを同時過程的に把握して応答していくのである（木村 1999b）。

### （2）主体性の尊重と守秘の取り扱い

喪失を契機に、人間存在として「いかに生きるか（死ぬか）」の選択を迫られることが多い。それを援助するには、それぞれの人の価値観に真正面から対峙する必要に迫られる。その際、決して援助者の価値観を押し付けてはならず、決断したり方向性を見いだすに当たっては相手の主体性を尊重すべきであると言われる。しかし、こうした原則を実際の医療の場で適用するのは容易ではない。たとえば、生命の質（quality of life）にかかわる選択をする際、どの患者も自分自身の生を主体的に責任をもって選択するのに必要なほどに成熟しているとは限らないし、また、患者の独特な心理に陥っていてものごとを十分に判断できなくなり、それが可能な状態にないことも多い。またさらには、患者が自由で主体的選択をしたとしても、医療の状況がその実現を可能にするほど常に豊かに整備されているわけではない。主体的な決定とそれを支える社会的な資源については、のちに再び取り上げる。

主体性を支える他の側面として、守秘の問題がある。喪失に際して援助を可能にするためには、まず、患者が自分の正直な気持ちをありのままに伝えようとしてくれることが必要である。患者がこころを開くには、聴き手に対する信頼がなければならず、プライバシーの尊重や守秘は、信頼関係を維持するための基本的要件のひとつである。医療の場で患者の不利益を避けるために守秘の義務を破るという判断が下される場合があるが、それはよほど慎重でなければならず、特に、こころが傷ついている人にとって、守秘は信頼関係そのものであり、生死にかかわるほどに大切な場合もある。しかも、ある情報がどの程度その患者にとって知られたくない重大なことかは、当の本人にしかわからないのである。すなわち、医療従事者からみれば些細なことであっても、当の本人にとっては、絶対に知られたくないことであったりする。しかも、傷つきやすい人ほど、秘密が多くならざるを得ないのである（土居 1992）。さらに、こうした人々は、知らない振りをしている医療チームのメンバーの誰がどの程度何を知っているかを見破ってしまうことが多く、黙って殻の中に閉じこもってしまいがちである。

喪失という危機的な状況で、人々は信頼できる人にこころを開き、援助してもらう必要がある場合が多い。自立できない傷つきやすい人には、なおさら援助が必要である。援助を可能にするためには、患者から信頼されることが肝心であり、それは小さな秘密を大切に扱うことから始まることに心すべきであろう。チーム医療において、患者のプライバシーをどう扱うかは、誠に難しい課題である（木村 1999b）。

## 3　共感

ロジャーズは人格変容の生ずる6つの条件について記述した際、カウンセラーの態度として必要な3つの条件として、「受容（無条件の肯定的配慮）」、「共感（感情移入）的理解」、「真実性（純粋性・自己一致）」をあげた（Rogers, 1957/1966）。「受容（無条件の肯定的配慮）」とは、カウンセラーがクライエントのどんな言動も体験も批判することなく、ありのままのその人をそのまま受け容れ尊重することである。そして、傾聴する基本的な姿勢を言う。「真実性（純粋性）」とは、カウンセラーが生命体（有機体）としての自己が体験していることをそのまま認識して自己観に組み入れ、自己一致（すなわち、自己の体験と自己の認識がより一致）しているということである。

「共感」は、ケア提供者が、自分自身の心を、理解しようとする相手の心に移し入れて、あたかも、自分自身がその人自身であるかのように、相手の見ているままに見ているかのように、相手の感じているままに感じているかのように、目の前のその人を理解するという方法である。しかもあくまでも、「あたかも」その人であるかのようにということであって、こちらの主体性は失わないでいるような理解の仕方である（Rogers, 1957/1966）。それによって相手のこころに添ってその人を理解し、それに基づいて、相手を援助しようとするのである。

なお、ここで留意しなければならないことは、ロジャーズは理論的なことを言っているのであって、完全な受容や自己一致、共感を要求しているのではない、ということである。カウンセラーは、クライエントに比べてより一致している人だ、という意味であり、いつも無条件にクライエントに対して肯定的な受容をしていなければカウンセリングが成り立たないというわけでもない。カウンセラーが、今日は他の気がかりなことがあってクライエントの話に集中できないとか、このクライエントに自分はなんとなく嫌悪を感じていると気づくこともある。これは生身の人間であれば当然のことである。カウンセラーは、そのような自分のありのままの状態を把握できていることが必要であり、それが「真実性（自己一致）」ということなのである。ロジャーズ自身はこのように述べているのであるが、初心者はよく誤解して、完全な自己一致をめざしたり、いつも必ずクライエントに肯定的な配慮をして共感しなければならないという過大な要求を自分自身に課したりしがちである。すると、そうではない自分自身の姿を意識の外に追いやろうとして、ありのままの自分自身を捉えることができなくなったり、そのようにできない自分自身に失望して自信を失い、自分自身を受容できなくなったり、肝心なクライエントへの関心がもてずに、自分自身に注意が向いたりしがちになる。そして、いずれにしても、カウンセラー自身が、ありのままにそこに居ることの妨げとなり、クライエントの話を、その人の「ありのまま」を尊重しながら共感的に傾聴することが十分にできなくなってしまう要因を、自分自身で作り出してしまう危険性がある。

医療の場において、苦しむ者としての患者にとって、その苦悩をそっくりそのまま受け取って共感的に理解してくれる人の存在は大変重要である。たとえば、療養生活にとって必要であるとの医師の判断によって出される指示に従えない患者は、なぜ自分が医師の指示に従った行動がとれないのかを省みるためにも、まず咎められるのではなく、従えない自分を受け容れてくれ、その苦痛を共感的に理解してくれる相手が必要である。脅かされずに反省する余裕を与えられてこそ、自己反省的に問題に取り組めることが多いのである。

ところで、医療従事者の言うことを聞いて病気を治すというのは一見理に適っているようであるが、しかし、患者が「その人らしく生きること」が、必ずしも健康を第一の価値とすることであるとは限らないということにも留意する必要がある。そうした差異に気づいて患者の主体性を支えるためにも、共感的理解が重要である。

他方で、患者にも個性があり、また状況も多様に変化するので、常に共感的な理解という方法が効果的だと言えるわけではない。医療従事者の厳しい叱責であっても、あるいはナマの怒りであってさえ、自分のことを真剣に思ってくれていると患者や家族が感ずる場合には、受容的な関わりよりもはるかに効果的な場合があるし、困難な状況を生きる家族と患者を支え、その人らしく生きることを助けることもある。この点の重要性は、後に、ケア提供者自身のその人らしい在りようこそが、患者や家族にとってどんな手法よりも重大であるという論点において、再び取り上げることとする。このことにつけ加えると、かつて筆者は難病の人の自立ホームに伺ったとき「私たちにはプロは要らない。必要なのはともに生きようとしてくれる人なんです。」と言われたことがある。その意味するところは、共感的な理解は必要であるとしてもそれだけでは不足であり、この苦しみを自分のこととして共に歩んでくれる「共苦」（共に苦しみ痛みを分かち合うこと）が必要であるということである。

## 4 「生きる意味の探求」を支える

「人間として生きることへの問い」の前に立たされる場合には、その答えを模索するための手助けが必要となる。ここでは、実存の深淵をのぞき込むような、あるいは必然的に価値の選択を伴うような問いに直面する場合の、基本となる考え方を検討する。

### (1) 態度価値(フランクル)

精神科医フランクルは、人間が人間らしく生きるには、それぞれの人が自分自身の「生きる意味」を見いだすことが大切であると主張している。自らも捕虜になって入れられたアウシュビッツのユダヤ人収容所における経験から、それまでの心理療法の技法だけでは治癒することができない、いわば実存神経症とも言える人々への治療として、彼は、実存分析(ドイツ語では Existenzial Analyse)という手法を開発した。なお、この療法は、英語では別の精神療法である「現存在分析」(Dasein Analyse)と同一の語になるため、混同をさけて、のちにロゴセラピーと言い換えられた。

フランクルの考えでは、「意識性」と「責任性」こそが実存の根本的事実をなすものである。したがって、従来の精神分析が「心理的なものの意識化をはかる」のに対して、ロゴセラピーは、「精神的なものの意識化」に努めると共に、「責任性を――人間実存の本質的根拠として――人間に意識させることに努める」ことになる。ロゴセラピーの任務は、人間が自主的に、自己が責任性存在であることを意識し、そこから使命の模索へと進み、一回限りの独自の生命を生きる意味を見いだすようにすることにあると説いている。そして、この「責任」が何に対する責任であるか、その「内容」は規定されていないので、倫理的に中立的な概念である。したがって、宗教や人生観など特定の

「価値」を患者に押し付けることにはならず、医学的指導や心理療法的な領域を逸脱していないと、フランクルは主張するのである（Frankl, 1952/1957）。

そして、使命とは、根本的には何か偉業をなすことでも重大なことを果たすことでもない。そうではなくて、かけがえのない命を受けたものとしての自覚であり、自分の置かれた場所で日々の責任を果たそうと生きること、あるいは、そう願う意識的な態度である。極端な場合、死の瞬間に死すべき使命を自覚して、それを肯定して死に赴くということである。要するに、与えられた生を引き受けるという「態度価値」の問題なのである。フランクルはまた、患者が恐れ避けていることにわざわざ直面させる、逆説療法という手法を考案している。それは「悩みを悩みとして本人に返そうとする」援助の仕方であると言われる。

## （2）他者への真の「顧慮」

患者が、刻々に変化する現実をしっかりと捉え、将来に期待できることとできないことを区別して認識するためには、まずは医学的な情報が必要である。また、患者が、さまざまな段階と内容をもつ「より良い生」を選択し、それを実現しながら病気や障害、あるいは死への過程を生き抜くには、自分とともに歩んでくれる人が必要である。患者に対する医学的な治療や教育、情報の提供や生活指導などさまざまな場面で、医療者側が率先して問題解決をはかるのはもちろん重要なことではある。しかし、「人間としてどう生きるか」という価値の選択の前に立たされている患者に対しては、医療者が優位に立って問題を処理するやり方では有効な援助とはなり得ない。しかも、「生」への実存的な問いの前に立たされている患者にとっては、患者とともに自分自身の実存に直面しつつ、いわば自分の人生の必然において、この隣人と同行せずにはおられないという医療従事者またはケア提供者の「こころとからだ」があってこそ、真の援助が可能になるのではなかろうか。

哲学者ハイデガーは、共同存在としての現存在相互の間の交渉の仕方は「顧慮（Fürsorge）」であるとしている。

この顧慮には2つの様式があり、一方は尽力的顧慮（einspringende Fürsorge）と呼ばれ、他方は、垂範的顧慮（vorausspringende Fürsorge）と呼ばれる。前者は、本来他人が自分自身ですべき配慮を他人の身になり代わって力を尽くすことであり、相手に対する本当の顧慮とはならない。それに対して後者は、他者の前であらかじめ範を示し、他者が自分自身において実存として存在できるようにしむけるような仕方の顧慮である（Heidegger, 1927/1960; Boss, 1956/1966. なお、訳語は三好訳を使用した）。M・ボスによれば、患者との関係において大切なことは、相手のために尽力するというよりは、「彼のためにその実存的存在可能について先立って手本を示し、彼から〝悩み〟を取り去るのではなく、むしろまさに悩みを悩みとして本来的に彼に返して与える」ような垂範的顧慮をすることであるとしている（Boss, 1956/1966）。

そして、意味への探求の援助においても、真の顧慮を実現していくには、相手の「こころを聴く」共感的な理解が不可欠であるのは、言うまでもない。

さらには、前章の「問われる存在」の項において述べたように、生きる意味を問わないで大いなるものに委ねるという在り方もあった。また意味を問う必要のない状態、すなわち安心で安定しいわば幸せな状態がケアにおいてめざされる方向となる一側面があることも忘れてはなるまい。

## 5　その人らしくどう生きるか――人間観・いのち観の必要性

今まで見てきたような人生の規定性の中で、すなわち、すべての人が死すべき運命を背負い、喪失と隣り合わせに生きている状況において、「どのような状態にあっても、それぞれの人が〝その人らしく〟充実して生きられる」には、どうすれば良いのであろうか。ここに、ひとつの試論を展開しよう。

喪失を怯れそれを予防するのも良いが、それに拘っていると喪失の不安とそれへの備えに人生が費やされる。しかも結局は、誰もが、身近な人との死別と自分の死に遭遇する運命にある。また、あたかも喪失など有り得ないように楽しく暮らしていると、不意打ちを喰らうことになる。どちらにしても、充実した人生とは言えまい。

まず、意識性存在である人間にとって、喪失に対処するには、喪失を超えることを可能にする哲学や宗教、あるいは、人間観・宇宙観・いのち観が必要になる。事実、古来哲学も宗教も、人間にとって生とは何か、死とは何かという根源的な問いに答えようとしてきている。

心理学や精神医学の中では、人間のいわば理想的な到達点が模索されてきた。人間発達の最終段階の課題を「統合」とするエリクソン（Erikson, 1959/1973, 1963/1977-80）、人間における果てしない自己実現の可能性を説くマズロウ（Maslow, 1954/1987）、人間には本来自己成長の動機が備えられており「十分に機能している人」になり得るというロジャーズ（Rogers, 1963/1979）、創造性と愛他に満ちた「生産的な人」を想定するフロム（Fromm, 1956/1959）、人生は「個性化」のプロセスであると考えるユングなどが代表的である（Schulz, 1977/1982）。また、キューブラー・ロス（Kübler=Ross, 1969/1971）は、死の心理過程の最後を「死の受容」であると述べ、「意味への意志」を強調するフランクル（Frankl, 1972/2002）は、人間には、どんな状況にあっても主体的にそれを引き受ける態度価値を実践することができると言う。

しかし他方では、人生の途上で病気や不慮の事故にあって準備もなく死ななければならない人もいるし、乳児や重症心身障害者あるいは認知症老人など、自分の死を覚悟したり生命の意味を意識したりできない人もいる。「人がどんな状態にあっても」の問いに答えるには、これらの人にも当てはめることのできる生の充実と完成の理念モデル、人間観・いのち観が必要になる。

その試みのひとつが、「人間としての健やかさ」概念と「つながりあういのち」という理念モデルの導入であり、これについては、次の第5章において詳細を述べる。この概念モデルのもとでは、病気や障害があっても無くても、誰でもが、かけがえのない人格として、精一杯に生きられる環境づくりが大切である。さらに、皆が互いに「ふつうに生きること」、ありのままに人生を同行し合うこともまた重要である。それは、人間として当然のことであるが、しかし、現実には、当たり前のことが当たり前となってはいない。障害者の立場からこのことを主張し世直しの実践をしている人々もいる。それは、自分がそのように生きたいからであると同時に、仲間のためでもある（得永 1984; 山田 1989; 栗原 1999）。

さらに、「人がどんな状態であっても」「それぞれの人らしく」という観点に立てば、インフォームドコンセントも、当然、望む人には誰にでも、その人に合った方法で提供され、また、知らされたくない人は知らされない権利を行使し、暗黙のうちに察して看取られたい人にはそのように治療とケアが提供されてしかるべきであろう。これらについても、第5章で検討を加える。

## 第2節 「生きること」を問う人とともに

本書の第3章では、死を意識する、あるいは実際に死別が生ずるときの患者と家族の心理を「喪失」という角度から検討した。そして本章の前半では、そうした「喪失」や「生きることが問われる」ような場合におけるケアのあり方を問い、実存心理学や心理療法における知見と実践に学びながら、より有効なケアのあり方を取り出す作業を行なった。

ここでは、そうした場における心理臨床家は、誰に対して何をするのか、その実践結果の評価を何によってはかるのかという問題、いわばこの領域の専門性とは何なのかについて、少し考察してみたい。

## 1　ケア提供者は、相手にとってどんな存在か

### （1）どのように居るか

医療の場で心理臨床家がケアを提供する場合、その行為の第一の目標となるのは、患者である。そして、患者が直面して課題となっていることを見定めることにはじまる一連の支援活動を行なう。問題の解決ができないまでも、問題を問題として認識するのを手伝ったり、当事者が少しは楽になったり、充実したりする方向で、試行錯誤をすると も言える。そして、第二は、それらの人を取り巻く人々、つまり、そのことが課題となって対処を迫られている家族、医療従事者、職場や地域の人々がケアの対象となるであろう。第三は、それらの問題の発生の予防や広範囲への伝播の予防のための活動であろう。そして、第四は、それらの問題の発生原因あるいは膠着状態を招いている社会や文化的要因の発見と同定であり、それに基づいた社会への発言と啓蒙、実際の社会システムへの働きかけであろう。

誰にとってのケアかという観点から、患者の主体性を支え、病気とその管理の仕方を自分で行なうことを支えようとすると、自ずから、患者にわかるように説明する、患者に選択の余地を残す、という努力がなされることになる。たとえば、精神疾患の患者に対して、それぞれの患者の理解力に合わせて病気の説明をしようとしてきた一連の医師たちの努力の歴史がある（たとえば土居 1994; 神田橋 1999）。

また、心理臨床家が、ケアを受ける対象からどのように見えているのか、その時、実際にその患者さんに役に立っているのかを、つねに反省的に吟味することも重要である。

心理臨床的ケアにおいて肝心なこととして、藤原は、まず、患者さんの側から受け取られる心理臨床家の姿を知ることをあげている（藤原 2004）。心理臨床の活動は、何らかの困難を抱えている相手に対して、どのように役に立ちうるかを考えるときに、相手にとって、自分がどんな存在なのかを知ることが大切である。また、相手との関係がど

のようになっているか、つまり、自分自身の意図がどうであるかに先立って、相手との関係においてその意図がどう機能しているかということの反省的吟味が必要なのである。そして、さらに、役立っているかどうかの評価の基準は相手にあるということである。心理臨床家の実践活動が専門家としての倫理にのっとっていることはもちろん前提であるが、「職業倫理と人としての倫理にしたがって」活動するということそのものでさえ、相手との関係において決まってくるので、終局的には、一般論を当てはめて安心するわけにはいかない性質のものである。そこにはあいまいなもの、不備、不行き届きなどがいつもつきまとってくる。したがって、一回ずつ反省的吟味を行ない、より適切なこと、正しいことを行なうよう努力しなければならないが、それには常に限界がある。むしろ、実際にそこで何が起こっているかを把握しようとする真摯な態度こそが求められるであろう。そのためには、自分をできるだけ偽らないでいられるように、できない自分、不甲斐ない自分を引き受けるだけの自分への信頼（自信）を育てていく必要がある。これは逆の見方をすれば、M・メイヤロフの言うところのオネスティの大切さであり（honesty. 日本語訳では「正直」とされているが、ニュアンスが異なるので、ここではあえて、オネスティとしておきたい）、「自分が自分自身であることによる誠実さ、謙虚さ、真摯さ」と言っておこう（Mayeroff, 1971/1987）。

そしてまた、ありのままの自分で居ることは、それによって相手のありのままを受け取ることができ、相手が少しでもありのままに居られるということでもある。

### （2）その時、傍に居るということ

ここでは、実在のひとりの事例ではなく、これまで接してきた多くの患者さんに共通している姿を複合して事例として示し、考察してゆく。

**（a）「うつ状態」とつき合わざるを得ない患者さんたちの場合**

「健やかさ」概念（第5章で詳述する）を再考せざるをえないことになった事柄でもあるが、長い間どこにも出口の見えてこない「うつ状態」とつき合わざるを得ない患者さんたちの場合について、その時、心理臨床家はどのような存在なのか、何ができるのかについて考察する。まず、よく症例報告にあるような患者を取り上げて、その内側の声を聞いてみよう。

不甲斐ない主治医とカウンセラーであっても、それらの人を頼りにするしか手立てがない。恨もうにも相手の誠意だけは感じられる。しっかり自分を治してくれと迫りたくなるが、それはできない相談であることはわかっている。いっそ医療機関を替えようかと思ったこともあり、そこを去ろうかと思ってみても、こんなに自分を理解してくれる人がすぐに見つかるとも思えない。何とかしたいがどうにもならない。何とかして欲しいが相手も精一杯やってくれている。どうにかならないものか、奇跡でも何でも良いから何かが起こって、この苦しみから解放されたいと願う。自分だって、これまでこんなに努力してきたのに、できることは何でもやってきたつもりなのに、自分の状態は相変わらずで、この苦しみから逃れる方法はないのか、……あるとしたら、唯一の方法、それは、死ぬこと。何度も何度も繰り返し繰り返し、死を考えた、死ぬ方法だって決めた、でも、あの時、死なないことに決めた。死ぬのはやめようと思った。あの時そう決めた自分が居る。死なないということだけが、自分にできることだった、家族だって心配してくれている、それを裏切ることはできないと今は思う。しかし……、自分自身にだって死なないという保証はできない、何かきっかけがあったら、自分は死んでしまうだろう、たとえ死なないつもりでいても……。

こうした患者にとって、心理臨床家はどういう存在なのだろうか。それは、患者とカウンセラーの組み合わせごとにそれぞれ異なるであろうが、しかしそれでも、共通している点がある。当てはまらない場合もあること、全然違うという患者さんたちからの叱責を覚悟の上で、あえて、考察してみたい。

このような場合、心理臨床家は確かに頼りない存在である。患者からすれば、もっとしっかり診てくれ、もっと良い助言をしてくれ、自分がもっと楽に生きられるように何とか知恵を出してくれ、と言いたいであろうし、ある人はそのように表現をする関係になり、他の人は、それを心のうちに仕舞いこんでいき、あるいはそのことには気づかないように努力している。

心理臨床家の側はどうであろうか。このような状態で、なお関係が続いているとすれば、その心理臨床家も精一杯の努力をしているに違いない。どうにか役に立ちたい、でもこの状態を打開できない、いろいろ工夫をしながらどうにもならない窮地を歩んでいるのである。何ができるか、何もできない。ただひたすら、できない自分を引き受けて、相手とともに、その「うつ状態」を生き抜いているのである。専門家としてできることは、できない自分、無力な自分を引き受けて、逃げることなく、「その時、その場に居続けること」であろう。そしてのちにも述べるが、この無力・非力を直視しつつ、逃げずに引き受けているというあり方こそは、こころのプロの専門性のひとつの重要な要件であろうと思う。

### (b) ALSの患者さんたちの場合

第二の例としてあげるのは、ALSの患者さんの何人かによって、経験させていただいた事柄である。一連の検査が終わったところで、たいていの場合、家族も呼ばれて、この病気について、インフォームドコンセントが行なわれる。

疾患の原因はわからず、予後は不良である。つまり、非常に個人差があるが、平均して一定の期間に症状が進んで、呼吸ができなくなって死に至る病気である。人工呼吸器を装着すると、呼吸が確保されるのでもっと生きられる。しかしそれでも、だんだんに全身の筋肉が動かなくなって、意志の伝達ができなくなる……というようなことを、患者と家族は説明される。

われわれが出入りさせていただいている病棟では、最初の入院検査で結果が判明した場合は、ＡＬＳを専門とする主治医を中心に、受け持ちの看護師、そして機会が得られれば臨床心理士が同席して、これらのことについて、衝撃を緩和しながら告げられるように努力されている。しかし、他の病院で一気に全過程の病状を単なる病態の事実として告げられ、受け止めかねて来院する患者さんもいる。その場合は、致死の病であることだけが患者さんの脳裏を支配してしまい、もうおしまい、何をしてもだめ、どうせ死ぬのだから、早く死なせて欲しい、どうせ根本的な治療がないのだから、何もして欲しくないというような状態に陥っておられることも稀ではない。そして仮に、このような状態の患者さんでなくとも、もう少し落ち着いた状態で宣告をされたにせよ、だんだんに少しずつ実感に合わせて理解していった患者さんであったとしても、病気の性質上から（原因がわからない、誰が罹患するか予測が立てられない）、このような難病が自分の身に降りかかるとは予期するはずもないので、程度の差はあっても、衝撃は非常に大きいのがふつうである。

それぞれの状態の患者さんに対して、心理臨床家は何ができるのか、何をすべきなのか。医師は治せない病気であるからこそ、こころのケアを提供する必然性と必要性を感じて、われわれにそれを期待して要請してくれたのである。告知された段階では、会話のできる患者さんも多いので、基本的にコミュニケーションは成り立っているし、ふつうの社会生活をしてきた方々であるから、礼儀をわきまえて、われわれを遇してくださる。そして次のような内容の会話になる。

病名を告げられて驚いたこと、今後を考えるとどのように生活を組み立てていけば良いのかわからない、現在の不安はこれこれである、入院している間にＡＬＳの勉強をしておくようにと受け持ちの看護師さんからパンフレットを渡されたが読みたくない、が、読まなくちゃと思っている、どうしてこんな病気になってしまったのかと思う。……これからの生活が具体的に一体どんなふうになるのか、自宅でどう過ごせるのか、人工呼吸器をつけるかつけないのかは自分で決めるようにと言われているが、どちらにしたら良いのか、着けなければ最期がどのようになるのか、着けた場合はどんな生活になるのか、何の意思表示もできなくなったら一体どうなるのか……

深刻で、生きることに密着した問いを抱えて苦しんでおられる患者さんのお手伝をすることこそが、こころのケアの専門家ではないのか。しかし、最初の段階では、予後の生活見通し、呼吸が苦しくなった際の状態と対処の方法を、患者さんが知りたがっているということを医師や看護師さんに対して中継することになりやすい。それは最初に表面化するのが具体的な医療や生活の見通しであるから、という理由もあることはある。そして、死のテーマが潜伏しているのに、関係ができるまではそれを扱い難いからでもある。しかし、ケア提供者の側の問題もある。

このような限界的な残酷な状況におかれている患者さんと、「生きること」についてともに歩もうとするとき、さまざまな心理的妨げが起こりやすい。さきに述べた死の不安や脅かしだけではない。健康である自分が申しわけないという気持ち、うしろめたいような気分に陥ってそれに気をとられて相手が見えなくなり、ともに歩むことが妨げられることがある。また具体的な生活についても、どうしようもない現実、どうにもならない経済問題や家族関係に直面することになる。現実を知れば知るほど、考えれば考えるほど、打開する方法がないことも多い。最期まで希望をもって生き抜いて欲しいとは思うけれど、この状況でそのように言えば、患者さんは、ちっともわかっていない人だ、そんなことができれば何も困らない、あなたなんかに傍に居て欲しくない、何が心理の専門家か……ぐらいの気持ちになるだけの危険もある。あるいは、ひとごととして切り離され、見捨てられたという気分に陥るかもしれない。ここでも、無力と非力の中をどう生きるかということが問われてくる。無力と非力については、のちの項で取り上げる。

病棟での具体的な実践経過については、本章の第3節に転載した日本ヒューマン心理学会の発表抄録に述べてあるのでここでは詳述しないが、「生きること、死ぬこと」に関わるテーマに対して、その時傍に居てどうするのかという問題は深刻である。たとえば、人工呼吸器を装着するかどうかは重大な決定である。それは最終的に本人が決めるしかないとされる。しかし前にも述べたように、現在の状況では、医療や福祉・介護の資源には限りがあり、本来的な選択、つまり本人の自由で主体的な意思決定が可能であるように、設備や人材が確保されているわけではない。実際的には、ほとんど選択肢のない状態で、それなのに、本人が決めるという形をとることになる。そして、人工呼吸器をいったん装着すると、人為的にはずすことが許されていない。だが、人が刻々と変化する状況においてその人らしくどう生きるかということになると、事柄の性質上、いったん決めたらその方針を動かさないというわけにはいかない。いったん装着しないと決めた人が、いよいよ呼吸が苦しくなった時に決意を翻して装着を希望した例もあり、また逆に、家族の懇願にいったんは装着すると決めても、結局装着に応じなかったという例もある。両方がそれぞれもっともと思えるのである。しかも、装着するまでの決意が上の例のようにしばしば動くことがあるのに、一度決断した結果が、生涯その人を拘束するのである。装着しなければ死を、装着すれば意思の疎通さえできない人生を、死が訪れるまで受け入れるしかないのである。自己決定の場の状況の残酷さもあるが、いったん決めた決意を本人がどんな状況になっても変更できないという過酷さもある。この非人道性については、のちにまた触れる。

もちろん、つきつめて考えれば、われわれの生は、その本質においては大同小異の運命ではある。どのみち、置かれたところで努力するという選択肢しかもたずに生まれてくるのであるから。しかしながら、もしも、人間が言語的なつながりによって内面を分け合っていることが人々を生き生きとさせているとするならば、そのつながりが絶たれること、つまり、人としてのコミュニケーションが取れなくなることは、決定的に異なる境遇になると言っても過言ではないのではなかろうか。単にことばが使用できないだけでなく、筋肉を動かすことができないので、非言語的な表現もできないのである。身体的に何も表現できない存在を、患者は引き受けて生きなければならないし、その人を家族や周囲の人は、人間として理解することが必要となる。これについては、節を改めて以下に記そう。

## 2　「プレゼンス（存在すること）」とフォーカシング

ことばを超えた存在として、その時どのように傍に居るのか。上記のような非言語的な表現の手段さえも奪われた相手を理解し、ケアするにはどのようにすれば良いのだろうか。これは切実な問いとなって筆者に迫ってくる。そしてまた、前項で一般的な例としてあげたうつ状態の長い患者さん、あるいは人工呼吸器を着けるかどうかの選択を迫られているALSの患者さん、大切な人を亡くして悲嘆にくれる人、いずれにしても、すぐに解決などできない問題を抱え、生きることを問わずにはいられない人々である。そうした苦悩のときに、傍に居て少しでも役に立つには、否、役に立たないにしても、邪魔にならずに傍に居させてもらうには、ケア提供者はどのようなあり方であればよいのだろうか。行動でもなくことばによる会話でもなく、身振りや表情でもなく、どうにもならないその時に傍に居てその人をケアする、それはどういうことであろうか。一体、人が、存在そのものとしてケアするとは、具体的にどのようなあり方なのか。

このことを問いながら、心理臨床の先人たちの教えるところを模索していくと、ひとつのことばに出会うのである。「存在すること、または、プレゼンス」と訳されているところの英語“presence”である。（存在することという用語が本書で頻繁に使用されているので、ここではこの概念を「プレゼンス」と呼んでおく。）「プレゼンス／存在すること、presence」とは、最晩年のロジャーズが、カウンセラーに必要な態度の「成長促進的関係のもうひとつの特徴」として、言及している（Rogers, 1986）。ロジャーズは、自分自身の体験を次のように記している。

セラピストとして、私は次のようなことを悟った。心のなかの直感的な自己に接しているとき、とにかく自分のなかの未知の部分に触れているとき、また、関係の中にありながら、おそらく軽い変性意識状態にあるとき、私が行ったことは、どんなことでも癒しの力に満ちているらしい。そんなとき、私はただ存在する（presence）だけで、相手を解放し援助することができるのである。この体験を無理に作り出すことはできない。しかし、リラックスして自分の中の超越的な核心に接することができたときには、関係の中ではよくわからないうちに勝手に動き出すようにふるまったりしているのである。それは、なぜそうしたのかという合理的な理由づけができるようなものではなく、いわば私の思考過程とは何の脈絡もないところから発しているのである。そしてこれらの一風変わった行動は、何かしら妙なところで正しかったことが証明される。そういうときには、私の中にある魂（spirit）が、相手のなかの魂に到達し、触れたように感じられるのである。われわれの関係はそれ自体をはるかに超越し、より大きな何者かの一部になったのである。そこには深遠な成長、治癒、そしてエネルギーが存在しているのである。

（ロジャーズ 1986, pp.188-186 / ゼイク編、成瀬監訳 1989 より）

ロジャーズは積極的にカウンセラーの4つ目の態度条件とはしていないが、晩年になって、この重要性を認識していたものと見なされる。

また、D・メァーンズ（Mearns, 1994/2000）や保坂ら（2003）は、精神疾患が重篤な場合に必要なケアする者のあり方として、G・シュビング（Schwing, 1940/1966）の例をあげている。シュビングが精神科の看護師だった頃に、布団をかぶっている重度の精神疾患の患者であるアリス（30歳の女性）の傍らに黙って座ることを続けたときに、患者はシュビングの存在（プレゼンス）に気づいており、回復の糸口となった。そのことからシュビングは、ケア提供者としてのプレゼンスの重要さを指摘しているのである。

ロジャーズやシュビングのプレゼンスに学んで、上記に述べた出口のない、解決のできない行き止りの状況に黙って「ともに居る」ということがケアでありうるし、また、それしかできないときがあると言うべきであろう。その時、ケア提供者にとっての頼りは、自分自身の全身をもってその場に居る、いわば、おのれの実存をかけて、患者とともに、その苦悩を分け合い引き受けようと努力することではないのだろうか。それには、相手の存在を存在全体として受け取り感じること、それを自分のものとして引き受けること、しかもそれが多少とも相手に伝わっているということが必要だと思う。では、そうした態度、否、態度を越えたあり方を可能にするには、どのような訓練の方法があるのだろうか。

ロジャーズの指摘がカウンセラーの第四の必要条件なのか、それとも神秘的な非科学的なものなのかという議論はさておき、目下のところの筆者には、「フォーカシング」の方法が極めて有効であると思われる。フォーカシングが、おそらく、ここでの議論の最重要課題であるところの、「本質的には何もできない無力な私が、どのようにして、その時、限界状況を生きる患者と家族の傍らに居るのか、そのあり方はどういうものか」ということの答えとなるのではないかと筆者は思っている。すなわち、実存をかけたあり方と少なくとも類縁関係にある「プレゼンス、ないしは存在すること」のあり方を学び習得するためにも、また、ケア提供の場面を振り返って、その時そこに居た自分を反省的に吟味するためにも、フォーカシングという手法が大変役に立っている。筆者はまだその片鱗を学んでいるにすぎないと言うべきであろうが、それぞれの人のその時のあり方であると考えるならば、技量の程度を比較するのが本質ではないという側面がある。その人にとってその時、その状態での、最大のプレゼンスのあり方を導き出してくれるのであれば、すなわち、ありのままの、存在そのものとしての、その時のその人の深いあり様を体験させるのであれば、それで十分であり、その人にとってそれ以上でもそれ以下でもないその時の、いわば真実の姿と言うべきかと思う。深刻で出口のないような「生きること」への問いに直面して苦悩している人にとって、その時「ともに居てもらう」ことになるのではないかと思う。

では、「フォーカシング」とはどのようなものであろうか。

「フォーカシング」は、このような体験過程そのものを指すことばであると同時に、このような体験を導く心理療法の技法を指すことばとしても使われており、現在それぞれの心理療法家によってさまざまな実践がなされている。具体的なやり方は専門書（ジェンドリン 1973/1999, 1978/1982 など）を参照していただきたいが、まずフォーカサー（自分の内面に触れる人）はこころとからだがリラックスしたところで、胸の奥深くやいわゆる丹田など身体の内側に注意を集めながら、自然にからだの内面の感じに触れていき、感じとことばが共鳴してフェルト・センスを感じられたら、それを味わうようにしながら、イメージやことばがぴったりするかどうかを確かめる。違っているように思えたなら、ぴったりくるまで、この過程を繰り返す。さらに、フェルト・センスに対して、「これは何か」、「この感じはどこからくるのだろうか」などと尋ねてみて、フェルト・センスのほうから自然に反応が返ってくるのを待つ。最後に、フォーカシングの中で得られた体験をていねいに味わい直してから終える。フォーカシングは一人でもできるが、リスナー（聴き役）に、フォーカシングの過程を聞いてもらいながら行なうとよい。なお、井上は、「素朴に、素直に、そのまま」を強調している（井上 2008）。

ケアは、その提供者が、いかに実存をかけてその場で患者とともに在るかということにかかっている。フォーカシングは、ケア提供者にとって、心の内奥にあるものを意識化し自己理解をするための方法としても大変有効であることを実感してきた。患者と家族の真の願いを把握して、今、相手と自分に対して何を求めているのか、それは、両者にとってどのような意味があるのか等について吟味する可能性が開ける。そうなれば、医療の場で、限界状況におかれた患者や家族、ケア提供者にとって、有効な人間理解の手法となると言い得るであろう。

なお、仏教におけるいのち観とカウンセリングの関係を参照するならば（大須賀 2001）、華厳経の言うところの、「一即一切、一切即一」が、実は、フォーカシングによって多くの人が実際に体験するところのものであり、しばしば、自分自身の中軸の芯が地球の中核、真ん中をまっすぐ貫いている感覚や、あるいは、自分や地球の真ん中から吹き上げてくる噴水などとして言語化される。

## 3　何もできない自分ということ

### （1）限界の中をどう生きるか

以上に、主として相手にとってのケア提供者の存在という観点から、「ともに居る」という心理臨床のあり方を模索してきた。

それは、フロムの言うところの、「すること（to do）」のあり方と、「在ること（to be）」のあり方との対比にも当てはまるであろう。心理臨床にとって、相手を援助すること、問題を解決すること、つまり「すること」は、その専門性を社会的に定位するためにも第一義的に重要である。そのための方法は、本章の第1節においても言及した。そして、「すること」を人間として対等な関係の相手に提供するためには、背後にある態度として、「在ること」が前提となる。特に本書でしばしば取り上げた、限界状況の苦悩にある人、解決の糸口のない状況に際して、最も要求されるケア提供者のあり方は、そのままそこに自分自身として「在ること」であった。

しかし、本当にそれだけで十分であるのだろうか……。

先に、ALS患者にとって人工呼吸器を装着するかどうかは重大な決定であると述べた。そして、それは最終的に本人が決めるしかないとされる一方で、現在の状況では、医療や福祉・介護の資源には限りがあり、家族による介護の可能性があるかどうか、あるいは、1日1万円前後あるいはそれ以上の差額ベッドの費用を支払えるかどうかによって、その人が人工呼吸器を装着できるかどうかがほとんど決まるという側面がある。人工呼吸器装着の患者を無差額で受け入れられる施設が非常に少ないという現実があるからである。つまり、少なくとも資産か介護の手のどちらかがなければ、実質的に装着できないという現実があり、その現実を検討しないことには、本人の意思決定は意味を為さないという現状がある。自己決定という名目のもとに、実際的には、選択肢がないことも多いのである。また、先にも述べたように、装着するにしろしないにしろ、本人が決定したという結論が本人に跳ね返っていくという構図となっている。二重の意味で、非人間的な状況があるのではないだろうか。もしも、国民がこの費用負担をできないのであれば（公費でまかなえないのであれば）、多くの諸外国のように、最初から人工呼吸器の装着を視野に入れずに予後の生活を設計することにして、本人の自己決定という責任を押し付けるのを避けたほうが、まだしも人間的ではないのだろうか。

こういう状況に置かれている患者の傍に居て、どうするのか。プレゼンスが重要であることは間違いなかろう。われわれは人工呼吸器を着けて真摯に生き生きと生きる人々の姿を第2章で見たばかりである。しかしながら、ひとりの市民としてまず為すべきことは、どうしてそうなってしまうのか、この現状をどう打開したら良いのか、政治や社会システムへの素朴な問いかけから始まるのが自然なのではないだろうか。また、自己決定を求めるのであるならば、自由な選択肢が対等に並ぶところで、本人の意思や、本人の生き方の希望を明らかにするのを手伝いながら、その時々に変更可能であるように、社会への働きかけを含めて努力すべきではないのだろうか。

さらに問い直す必要を感ずるのは、ケア提供者側も、患者と家族も、必ずしも、プレゼンスとしてのあり方に馴染むとは限らないという点である。ケア提供者が苦悩する人の傍らに居て邪魔にならないためには、自分の実存をかけてプレゼンスするというあり方ができる人でないといけないのかという疑問があるし、一方ではプレゼンスとしてのあり方がかえって邪魔になる場合もあると思う。特に日本人のコミュニケーション・スタイルは、必ずしも視線と視線をしっかりと合わせて、我と汝として出会うなどという方法だけではない。今宵の月は美しいと言って、同行している女性を口説いてしまうような文化、つまり、たとえば自然を媒介にしてさらりと重大な内容を取り交わすようなスタイルになれている人にとっては、実存に深入りしない、距離の保たれた関係が、安心して癒されることもあるだろう。それぞれの、その時の、個人的なあり方にもよるであろう。このことは、ケアを提供する人と受ける人との相互的な関係を視野に入れて論ずることが重要であろう。そして、限りあるいのちを生きるということには、常に、時間的な限界ということも横たわっているのである。人間存在の本質的なあり方として、生まれた人は必ずいつか死ぬという絶対的な運命を背負わされており、また、たまたまどのような星の下に生まれたかという、その人の努力ではどうにもならないものを最初から引きずっているのである。当の本人もケア提供者も、どんなに努力してみてもどうにもならないことが数多く存在するのであり、その中でケアを提供することは、もしかしたら砂漠の水の一滴にすぎないのかもしれない。そうした人間というものの限界も、ケアの場では視野に入れておくべきであろう。そうした現実を黙って甘受するような感性がないと、親切そうな見かけをもった欺瞞が横行することになる危険があると思う。

以下の文は、筆者が大学の広報誌の原稿を依頼されて、いわば、この頃思うことと学生への提言というような趣旨で記したものである。筆者のここでの主張の背景を述べているので、少し修正の上、再掲しておきたい。

**【メメント・モリ―― 死を忘れないように】**

小児科医の細谷亮太先生（聖路加国際病院）が、雑誌『ターミナルケア』（vol.10）に「『メメント・モリ』の時代」と題して、大凡次のようなことを記しておられます。「大学受験の時に読んだ『野ざらし紀行』の中の話であるが、松尾芭蕉が旅の途中で泣いている捨て子に出会ったとき、『露ばかりの命待つ間』として袂から食べ物を投げただけで通り過ぎたという。当時、医学部をめざしていた彼には全く理解できなかったが、小児がんを専門として治らない子ども達と日々接している現在は、芭蕉が捨て子を『自分とまったく同じ運命をもつ仲間』として遇したのであると、受け容れられるようになった。」

「メメント・モリ（memento mori）」ということばは、ラテン語で「死ぬことを忘れるな」という意味です。細谷先生は、生きとし生けるものはすべて必ず死ぬ運命にあるのだということを忘れないように、ということばです。細谷先生は、芭蕉がこの旅に出るときに「野ざらしを心に風のしむ身哉」と詠んだことと合わせて考察して、「死」に裏打ちされているからこそ、命の大事さがこちらに伝わると述べておられます。そして、最後に「死を忘れよう」としている時代に生きている私たちにとって、この死生観は新鮮であると締め括っておられます。

さて、皆様も、そのまま放置すれば、死んでしまうであろう3歳ぐらいの子どもを見捨てたということには、たとえ、芭蕉の生きた時代であっても、理解できない、ひどいことだとお思いかもしれません。

芭蕉が「野ざらしを……」と詠んだのには、漂泊の旅人であった晩年の芭蕉が人骨となって野ざらしになる覚悟で旅に出たという背景があります。芭蕉の振る舞いが、無慈悲か慈悲かは私にはわかりませんし、むしろそうした判断を超えた事柄ではないでしょうか。その時芭蕉にとってそうするしか無かったということに、現代でも同様の、人間の置かれた本質的なあり方を垣間見る思いがします。

誰にでも、細谷先生の例のように、その時は納得できず後になって理解できる大切なことがあると思います。若い日の感性で捉えた疑問や違和感を大切に温めておくことによって、やがてそれが人生を豊かに彩るものとして熟成されるのではないでしょうか。

### （2）何もできないということ

何もできない自分、無力な自分、それを抱えて、逃げないで、相手とともにじっとそこに居る……これは、本書において、繰り返されてきた基本旋律である。

第一に、心理臨床という仕事は、本来クライエントの自助力を支えるものであり、クライエントがその気になってくれなければ、心理療法はもちろん、日常的なケアも、ほとんど何もできない。

第二に、相手の過酷な状況を打破できない場合、気休めを言ってそこにいるぐらいしか、本来的には何もできないのである。しかしそれでは辛いので、何とか心に立ち入り、何かの慰めか、決心のお手伝いか、覚悟を支えるか、というようなことをするのである。

要するに、人間としての限界の中を、自己矛盾を抱えたまま生きてゆく。不備だらけの自分であっても、そういう自分を道具として、相手を支えてゆくのである。

大きな抱えの中で、小さなわれわれが生きている、そこには、いのちある者同士のつながりがある。いや、いのちがなくなってさえ、つながって生きている姿が見えてきたから、その中の小ささは、必ずしも、不安を呼ぶものでもないし、喜んで安心して、その時その場で最善を尽くすということで良いのではないか、良くなくても、それしか方法がないではないか、それに甘んじるということも、大切なケアではないのか。

そもそもお互いが支えあうところに、ケアがある（Mayeroff, 1971/1987）。そして、およそ人間が人間に為せることに、これで良い、１００％完全ということは有り得ないのではないか。まして、ひとりずつ、ひとつずつが、初めてのこととしてそこには起こっているのであって、同じことと見えたとしても、時間が異なったり、相手が異なったり、こちらの状態が異なっているのである。

## 4　「居る」ということ

ケア提供者が患者や家族の傍に居続けることについて何度か取り上げてきたが、ここでは次の三つの側面から取り上げておこう。

第一には、われわれの自然の傾向として、何もできない自分を認めるのが難しいということである。とくにケア提供者としての職業を選ぶ人々は、少なくとも人の役に立ちたいと思っている善意の人が多い。相手が困っている時に何もできずにじっと傍に居ると、申しわけない気持、情けない気持、何とかしてあげたい気持になって、何かをしてしまうことになりやすい。それは余計なことであったり、相手に侵入することになったりして結局は自分の気持をやわらげるため、気安め、自己満足になってしまいがちである。

どうにもならない状況では、どうにもならないことを認め、引き受け、逃げないでつくづくと困り果てるというのがその時傍に居て必要とされていることなのである。そして、そういう存在が傍にあってこそ、ケアが提供されていること、つまり相手が支えられることを指摘しておこう。

第二には、ケア提供者が、そうした覚悟を思い定めてみても、相手が傍に置いてくれるかどうかという問題である。たとえば、先にも述べた長い間うつ状態に苦しむ患者の場合、自分がこれ以上傷つき消耗するのを避けて、友人との関係でさえも距離を置かなければならない人も多い。思うにまかせない自分自身の状態に苦しみながら、孤独を嘆き人との関わりを求める人にとって、他者が自分をどのように遇してくれているかが、実は結構気になっていることでもある。人との関係を求めるためにかえって関係に傷つきやすい状態になっているので、ケア提供者との関わりについても過敏になりやすい。人を信頼したくて信頼できないという状態にある人にとって、少しのズレであっても見捨てられたとか裏切られたとか迷惑をかけて嫌われたとかの思いを誘発してしまいやすい。関係が損なわれる危険性の中を歩んでいるのである。そして自分が相手の恨みや怒りの対象となり、クライエントが絶望するということがないよう、（これは自分に対しての文句ではないか等と）関係のあり方に敏感に話を聴くようにとよく言われるゆえんでもある。こうした状況を歩むとき、相手のことばはもちろん非言語的なささやかなメッセージに気づき、それを取り上げ、あるいは取り上げないようにして、相手にとって必要なケアを提供できるよう、「できない自分」にではなく、相手にとってどうであるかということにこころを開いて居ることが大切であろう。

第三の側面は、こうした傍に居ることの難しい状況の中を真摯に生き抜くためには、同僚同士の支え合いやグループによる勉強会、そしてスーパーバイズなど個人的努力によって作り上げる支援システムと同時に、ケア提供者をケアする社会的・組織的なシステムの構築も今後必要なことであろう。

いずれにしても、同じ苦しみ、同じ喜びを分かち合える仲間との愚痴の言い合い、駄じゃれの会話、時にはブラックユーモアも交わせるような力まず素直で居られる心のつながりも大切になるのではないかと思う。

そして、精進の仕方としては芸術家のように、あるいは、茶道、華道、剣道などその道に励むプロのように、相手とともにケア道の探求をしてゆくのが心理臨床のプロなのであろう。その際、何が必要であろうか。一回ずつの新しい関係性の中でのケアの探求であり、ケアの道を求める人、ケアの求道者としての、ケア提供者のあり方こそが大切なような気がしている。

自己満足かもしれない。しかしそれを恐れないで、ケアに潜む、自己のため、自分自身の利のためという動機を認めることが大切であって、それを避けなければいけないと思って躊躇しているなら、それも自己自身で自分を評価しているだけのことで、相手が見えていないのである。

その時の自分自身の内奥からの声に耳を傾け、風の声に耳を傾け、一度限りの人生を、相手にとって、同時に自分にとって、いかに生きるかを探求している人、……まことの道を探す人……。このようなケア提供者像であるならば、無力であって当たり前、彷徨《さすら》う人としての自分、無力で非力な自分を曝しつつ、相手にとってお邪魔なだけかもしれないけれども、そこに居させてくださいとお願いしつつ居る人になることもあろう。どうしようもない運命の中に喘ぐ人々の傍に居させていただくことに、感謝しつつ、生きられるのではないか。

そうした態度で、自分の必然性によって傍に居させてもらうことも、人として許されるのではないだろうか？

そして、自分がその時何を選んで何を行なうかは、自分のいのちをどう使うかということだと日野原重明氏は、ある講演において語られた（日本小児がん学会、２００８年11月15日）。ここから敷衍すれば、自分のいのちの時間を、あるいは、自分のいのちであるところの時間を、その時相手に差し出している、貴重ないのちを差し出しているということでもある。それが、精一杯の相手への私からの贈り物なんだ、という感覚は、お邪魔するだけの自分の申しわけなさ、罪責感を少し和らげてくれるかもしれない。

限りある生を生きること、それは限りある時間を使うことである。時間はいのち、いのちは時間とも言えるのかもしれない。

何度も述べたが、本質的には、人間は相手に代わって人生を生きることができない存在であり、その中で、ささやかにでもお互いを支えて生きようとしているのである。

ＡＬＳの患者さんの病棟へ出入りさせていただくことを決心したときにも、無力であること、非力であることを予感していた。筆者の場合には、そこにこそ、臨床心理士としての専門性が呼ばれて（calling）居る（to be）というあり方があるのだと思い定めることにした。別の言い方をすれば、本書で表現してきたところの「風」が、そこへ呼んでいるのだ。私の返事はただひとつ「はい」と言うことであった。それから先は、風、つながりあういのちとしての風の示すところへ、風に乗って行くプロセスの中にある、そこにしかないという感覚であった。


ケア提供者の専門性とは、これらの人間の限界にもめげず、自分の自己矛盾にも驚かず、それらを認識しており、それを認め続けること、見据えたまま居るには苦痛なほどの、自分自身の在り様を、それでも誤魔化さずに、引き受けていることではないのだろうか。そのことの中に、相手との関係を保って、居続けること、無力な自分、木偶の坊のような自分を、そこに置いて、相手とともに、苦難の道を歩むことを生業としていること、そのプロが心理臨床家の専門性なのではないか。

そして、そうした中にあって、力まずに自然体で居られるようになりたいものである。それには、何処かから、いのちの風が吹いてくる。許しの風、癒しの風、労わりの風、救いの風……が吹いてくる、それを信じて待つというような心のありようが必要かもしれない。

少なくとも、最善を尽くしつつ、その風を信じて、精一杯の努力の中で、そのとき必要な風が吹いてくるのを待つことができる人、風に気づくことのできる人、風を壊さないこと、妨げないことに一所懸命で居られる能力、そして力まず、その人らしく居られる能力が、専門性を支えるのではないだろうか。

## 第3節　「病棟心理臨床」への模索

この節では、現在筆者が取り組んでいる心理臨床の現場であり、また、「実践を通しての研究」（下山・丹野 2001）を試行錯誤している場でもある、ある病棟での経験について、言語化を試みる。その実践の場での活動をあえて「病棟心理臨床」と呼んでおく。それは、ここで検討しようとしている対象領域は病院心理臨床のひとつの場ではあるが、病院全体を視野に入れて定位するとサイズが大きくなりすぎて曖昧になること、また、そうした広範囲の心理臨床を扱うには、筆者の経験では不足であることなどから、焦点を絞ったのである。そしてまた、単なる患者と家族のベッドサイドでの「病床心理臨床」ではなく、患者と家族を支える医師や看護師、その他の病棟スタッフとの連携なしには成り立たないひとつのつながりあう生きものとしての病棟という視点から考察したいので、あえて、「病棟心理臨床」というサイズで考察しようとしているのである。

なお、この節で取り上げるのは、ある病院の神経内科に受診されている患者さんとその家族、そしてそれらの人々を抱える病棟における実践と研究活動の事例である。

取り組むきっかけとなったのは、２００４年1月に、ある病院の神経内科医長さんから、1通のファックスが届いたことに始まる。それに応えて最初に病棟訪問をするのに3ヵ月半を、そして、実際に病棟へ出入りさせていただくようになるまでには、さらに2年数ヵ月がかかった。それは主として、病棟に入院しておられるのが、ＡＬＳ、つまり筋萎縮性側策硬化症の患者さんたちだったからである。この病気は、筆者のそれまで知り及ぶ病気の中で最も過酷なものであるという認識があった。しかも看護師さんたちが、しばしばできれば罹りたくない病気の筆頭に挙げるものでもある。そのため、筆者にはさまざまな躊躇と葛藤があったのである。しかも、心理臨床に携わる者としては、最初から、おそらくノーと言う選択肢がない、プロとしての真価が問われることだと感じていた。

ALSは治療の方法のない神経難病で、次第に筋肉の力が衰えていき、最終的には呼吸筋の限界によって、診断がついてから早い人は1年未満で、多くの場合は2年から4年程度で（個人差も大きく、いろいろな数値が示されている）いのちを終えなければならなくなる。しかし人工呼吸器を装着すれば、もっと長生きができ、数年から十数年の間生き延びられるが（20年以上を経過している人々もいる）、しかし、筋肉が次第に衰えるために、最終的には、意識は清明であっても、自分の側からの反応が全くできなくなるとされている病気である。そうした方々の傍にあって、この過酷な運命をともに生きることができないならば、少なくとも、ともに生きようとする意思がもてないならば、何が心理臨床の専門性なのか。しかし他方では、そのようにできると考えるとするならば、それはあまりにも実情を知らない者の安易な専門家としてのアイデンティティであろう。本質的には、できないことを承知で、なお、その時そこに居て、何とかお役に立ちたいと願うというところにこそ、最終的な専門性があると日頃から考えていた筆者にとっては、この要請を受けたとき、「あぁ、来てしまったか……。有り難い話で、同時に避けたい話だ！」というのが本音であったような気がする。真の意味で、まことに有り難い、そして恐れ多い、真価の試される機会であった。

とにもかくにも行かないという選択肢はなかったので、その年の5月に院生2名を伴って、最初の訪問を行なった。大学へ帰ってすぐに、ベッドサイドで何ができるかを模索するために院生たちとロールプレイイングをしてみた。しかし、本質的に治せないのであって、さまざまな慰めのことばも振る舞いも、それを意図している場合には、ほとんど慰めとしての効果が期待できないということが判明するばかりであった。ではどうするのか、何もできないということを、そしてそれなのに傍に居させていただくということを、どのようにして患者さんに納得してもらえるのだろうかということが最初の課題であった。

ただ、この点は、他の病気でも同じことが起こるので、多少の経験はあった。基本的には、その時その人と一緒に困りながら、先の方向をともに手探りするというあり方である。しかし、それは患者さんが、先を、出口を探そうという気持ちになったときに有効ではあっても、突然の病の宣告と近い将来に死が待っており、それを避けることができないという場合には簡単なことではない。まず最初に、「あなた、何しにここへ来たの。私は治して欲しいのよ」という患者さんの真意を受け止めるところから始まらざるを得ない。自分自身は良いとしても、初めて患者さんのベッドサイドに立つ院生たちに、患者のこの心境がわかるだろうか、わかったとしても、患者さんの置かれたこの過酷さをどう受け止めるのだろうか、そして患者さんに迷惑をかけずに傍に居るには、どうすれば良いのだろうか。また他方、長い年月をかける研究フィールドとしても、最終的なケアの評価は、患者さんが反応できなくなるので、天国まで行ってインタビューしなければ誰にもわからないという性質のものである。こうした難問と課題を前に、逡巡するばかりであった。

次第に、心理臨床家として、また人として、このことにどう答えを出すのかという自分自身の「生きることへの問い」に直面することになった。２００６年の秋から病棟に出入りし患者さんにお会いするようになったが、それを決心する直前の2～3ヵ月は、行きつ戻りつの「問い」となった。一方で、お断りするなら早くしなければならない、他方で、着手するなら自分の年齢や立場を勘案すると、まさに今だ、今でなければ機会はない、と思った。

筆者はちょうどその年の春に、実家の母を看取ったところであった。その母の願いは何であっただろうか。今相談したら何と言うだろうか。また、私自身の臨終の時に、私は何と言うだろうか。これからの人生をどう生きようとしているのか。自分自身が、こうした問いの前に立たされながら、答えを探求していくことになったのである。

ようやく答えにたどり着いてみれば、至極当然のことであった。それは、自分自身の臨床心理士としてのアイデンティティは、本質的には、何かができるから患者さんの側に居るということにはないということである。たとえ有効なことなど何もできないとしても、なおかつその時傍に居る、ひとりの人間としてそばに居させていただく、その無力感と申しわけなさから逃げないで、それらを自分のものとして引き受けていくということにあったのである。今回も例外ではなかった。

最初の一年は、「病棟のお邪魔をしないで役立つ方法の模索」であった。経験的に知っていたのは、張り切った心のケアのプロ気取りの人が病棟へ入ってくると、看護師さんの仕事の邪魔になるという事実である。看護師さんの方がよほど患者さんを理解しているし、心を砕き身体を使って、患者さんの全人的な面倒を見ているのである。一年目は、まず、どのようにしたら実践的なケアが成り立つのかということの模索であった。実践的な介入をしながらのフィールドリサーチを行ない、それぞれの人の内面的な理解だけでなく、実際的に病棟で何が起こったかも併せてデータとして組み込んだ。

それらの試みの中間報告を、日本ヒューマン・ケア心理学会で継続的に発表した。以下にそれらの発表抄録を、多少修正を加えて掲載する。【抄録抜粋その1】は、木村の発表抄録「生と死をめぐるヒューマンケア心理学［Ⅱ］」である。研究全体の構想は、その中の研究目的Ⅰ～Ⅲに記載した。【抄録抜粋その2】には、活動を開始してから8ヵ月目に、同行していた大学院修了生で臨床心理士の清野圭子さんと一緒に、それまでの実践活動について、病棟スタッフ（医師2名、看護師2名）およびこのプロジェクトに参加したわれわれのスタッフ2名にインタビューを行なって、実践活動の評価を試みたものである。清野圭子氏を連名代表として、「ＡＬＳ患者の『生きること』を支えるための協働の模索――病棟における『心理の人』」として発表した。【抄録抜粋その3】は、病棟2年目の報告である。木村を連名代表として、「ＡＬＳ患者の『生きること』を支える心理臨床［Ⅰ］」として発表した。

## 【抄録抜粋そのⅠ】「生と死をめぐるヒューマン・ケア心理学［Ⅱ］」
### ——ある難病病棟における心理臨床的実践と研究の試みを通して

### はじめに

筆者はかねてより、「人が、どんな状態にあっても、それぞれの人がその人らしく生きられる医療の場はどんなところか。それはどのようにして実現可能か」という問いを追求してきた（1987, 1990, 2006. 以下、括弧内年号のみ記載は、著者木村）。当初は、それを「医療人間学」（1990/1992/1994）という枠組みで検討していたが、現今の医療および社会的状況では、医療の場だけでなく、人が生活する場、そして各人によって抱かれる「居場所感」（ここに居て良い、これは自分の自分らしい居場所だという感覚）を視野に入れることの重要性が増大している（2006）。フランクルは、「どんな状態にあっても」、それを引き受けて生きようとする態度価値（Frankl, 1952/1957）について述べているが、それらの稿では、意識の無い患者・重度の認知症者・乳児等のように、意識性存在、責任性存在とは言い難い人々の場合に、その人らしさの実現とは何でありえるかを問うた。

人間が共に生きる存在であるとの人間観に立つならば、仮説として「他者を生かす〈生〉、使命に生きる〈生〉、あるいは生命の価値の証としての〈生〉」が想定され得ること、そうであるならば、たとえ本人に自覚や意識がなくても、「人間として健やかな」存在でありえることを見いだした（1990/1992/1994, 1999b）。そして現在は、「生きること」が問われる状況で苦悩する人々を、どう理解しケアをするのかが筆者の課題となっている。

上記表題［Ⅰ］においては、人が生まれてから死ぬまでの全生涯にわたり、健康と病気のあらゆる健康度の段階において、どこでどのような生活が営まれるにせよ、居場所感を抱きながら人間として健やかに生きるために必要とされるケアを、心理学の側面から検討した。そして、それがヒューマン・ケア心理学の課題と対象領域のひとつであると述べた。本稿では、ある難病病棟における実践と研究の取り組みの一端を報告する。

## 目的

第一には、病者や家族の「生きること（死ぬこと）」に関連して、心理学の角度からどのような問題を取り上げる必要があるのか、病気の特徴によって生ずる問題は何かを見いだす（目的Ⅰ）。

第二には、病院臨床における心理的支援のために心理職の果たすべき役割とその具体的方途について検討する。その際、心理職が何をどう実践するかが課題となるので、①心理職者のケア提供者としてのアイデンティティの問題（目的Ⅱ－1）、②病者や家族が健やかに生きるために求めていることの把握（目的Ⅱ－2）、③病棟のスタッフとの協働や患者・家族のニーズの把握、その中で心理職の果たしえることの識別（目的Ⅱ－3）、④当該の心理臨床現場に、実践と研究の矛盾や相克があるのか、あるとすればどのように解決しえるのか（目的Ⅱ－4）の4点に問いを細分化する。

第三に、心理臨床的な実践および研究活動において、自分たちの実践的・研究的行為の評価は、開始当初から欠かすことのできない課題であり、この評価のフィードバックも同時に目的とする（目的Ⅲ）。

## 方法

**1**　ある神経内科の病棟スタッフおよび疾患管理のために入・退院をしているALSの患者と家族を対象とする。

**2**　目的ⅠおよびⅡのために、ケア提供者・研究者である自分自身の動機や心理過程の分析を行なう。

**3**　患者を理解しケアを提供しながら、ケアのあり方を探求するため、参加観察法を基本としたフィールドリサーチの手法を採用する（目的ⅠおよびⅡ-2～4に対応）。また、研究Ⅱ－4には、日常的な出来事や雰囲気を把握すると同時に、ある程度の実践後に協働している他職種の人から何らかのフィードバックを得る。

4 目的Ⅲの実践活動の評価には、患者やスタッフから発せられる言語的・非言語的な反応の把握、研究Ⅱ－4の結果から導き出される評価、そして、自分の体験の吟味のために適宜フォーカシング（録音してデータ化）を行なうこと、を採用した。

## 結果と考察

1 研究目的Ⅰの「生きること（死ぬこと）」に関連して取り上げるべき課題は、ALSという疾患のもつ特徴が、特に高度で深い心理的ケアを必要としていた。すなわち、進行性の運動神経障害を呈し、手足が動かなくなる、飲み込み・呼吸に障害が起こり、人工呼吸器を装着しなければ2～4年で（実際には個人差も大きい）死を迎えるとされ、人工呼吸器をつけても、徐々に病状は悪化し、本人の意識は清明であるにもかかわらず、意思の疎通が極めて困難になるという病気である。病名告知の難しさ、人工呼吸器装着の意思決定、装着後に収容可能なベッド数の僅少さから家族の介護を前提にしなければ装着が成り立たない、仮に介護が保障されても意思疎通の困難な人生の終焉を受け入れなければ装着決定ができないなど、人間性の尊重、つまりヒューマン・ケアという観点からも問題が極めて大きい。

2 目的Ⅱ－1のケア提供者のアイデンティティの問題は、専門職としての課題設定以前に、自分自身への問いが課題となった。すなわち、ノーと言う選択肢がないという直感と、意思疎通の限界からくる心のケアの困難さ、患者にとって残された貴重な時間を研究のために使って良いのか、責任感と無力感、罪悪感と主体性の模索など、最終決定前の2～3ヵ月の悩みは深かった。しかし、結論は、筆者がこの仕事をしているのは、究極的には、誰かを「援助する力」があるからではない、対等な人間同士の関係性こそがヒューマンケア・ワーカーの中核的態度として必要であり、また苦悩の中にいる人の求めるケアではないのか、という帰結であった。「生きること」の苦悩に直面している人の側に木偶の坊のようにただ座って居るだけ（1997a, 1999c）であったとしても、相手の苦しみを苦しみとして感じ取り、何もできない苦悩と無力感を自覚的に自分自身に引き受けつつ、逃げないでじっと居続けることが、逆説的ではあるが、この仕事の専門性なのではないかということである。また同時に、病気の特徴から、より意思疎通のできる段階で会った患者さんとは、一生付き合わせてもらう覚悟が重要であることに気づいた。

**3**　目的Ⅱ－2～4の段階で基本としたことは、病棟の邪魔にならずにお役に立つ方法の模索、この疾患についての初心者として患者の切実なニーズや、心理的な状態や過程を聞き取ることであった（なお研究のこの部分は、清野・加藤との共同研究である。両氏の許諾を得て、掲載する）。目的Ⅱ－3と4において、病棟の協働者からの聞き取りから、看護師の仕事を尊重したことは看護師から理解されていたが、少なくともこれらの協働者の自覚においては、病棟の邪魔をしないというこちらの配慮よりも、患者にとって有効な活動であるとの認識によって受け入れられたと判明した。しかし可視的ではない配慮こそが受け入れられる際に重要だったかもしれず、今後の要検討事項である。また、患者との意思疎通の媒体は口頭・文字盤・パソコンなど種々であったが、病状が進んで前回の媒体が使用できない患者との再会において経験した、人の対話は究極的には会話でも文字言語でも表情でもなく、視線を交わすことや存在全体が訴えることを受け取り、それに応答することによって成り立つのではないかとの実感は、今後のケアのあり方の模索にとって極めて重要であろう。目的Ⅱ－4については、この病院の、研修生や研究者を受け入れる歴史的な伝統が、われわれの困難を少なくしているのかもしれない。

**4**　目的Ⅲの評価的フィードバックにフォーカシングを使用したことにより、筆者のケアの効果というよりも、極限状況で筆者にケアを与えることによって癒された患者（2名）の姿が見いだされ、重大な発見であった。

## 【抄録抜粋その2】「ALS患者の『生きること』を支えるための協働の模索」

——病棟における「心理の人」(＊1)

### はじめに

医療の場において協働を必要としているさまざまな職種のうち、本報告では患者の「生きること」を支えるためのヒューマン・ケアの視点から、心理職の実践のあり方を模索する。木村(【抄録抜粋その1】)の発表においても言及されたが、ALS患者を多くかかえる神経内科病棟に「心理の人」が入っていくこととなった経緯とその後の8ヵ月の活動について、医師・看護師・心理の人のそれぞれの立場から振り返り、何がどのようになされてきたのかの検証を試みる。そしてそれを踏まえて、今後の病棟スタッフとの協働の方向性について検討する。

### 方法

実際に行なった活動経過を、まず時間軸の流れで整理し、医師・看護師・心理の人の三者間の認識の共有の手がかりとする。

各経過の中における医師・看護師・心理の人のそれぞれの考え・思いや戸惑い、協働の実践のための努力などについて、各職種から2名ずつを対象に、半構造化面接を行なった。具体的な質問内容は以下の3点、すなわち、①心理の人が病棟に入る経緯をどう捉えどんなことを行なっていたか。②心理の人の動きを病棟スタッフはどう捉えたか、他方、心理の人はどう考え何に留意したか。③それらの努力の結果、現在どのような協働が成り立ったと考えているか、についてであり、実際には話の流れに沿う形で聴取した。了解が得られた面接録音記録をデータ化し、病棟スタッフと心理の人がどのような協働(行動上と内面的プロセスの両面)を行なったかを質的に分析・抽出した。それに基づいて、病棟が抱えているニーズを明らかにし、この病棟の中で「心理の人」はどのような位置づけを得て病棟スタッフと協働することができるのか、その際のポイントは何か、それらがどう患者に還元されていくのが望ましいのか等について考察した。

なお「心理の人」という呼び方は、神経内科医長が患者に対して心理職であるわれわれを紹介する時に使った表現であり、医師、看護師からも共通の「あの人」を思い浮かべることのできる呼称であることから、今回この表現を使用することとした。

## 活動の経過

神経内科医長から「心理の人」に来て欲しいというお声がかかったのは、2004年1月であった。実際に病棟に継続的に行くようになったのは2006年の10月である。その後、ほぼ週1回程度のペース（不定期）で病棟に出入りした。その中で「心理の人」の要望も伝えつつ、医師から紹介された患者と会ってきている。

面接の対象および手順は、以下の通りである。算用数字は、面接の順序を、次に、面接対象者（経験年数）、［　］内は、面接を行なった人を示している。

1：心理の人A（心理臨床歴40年）女性［共同研究者である心理の人B（女性）による］
2：看護師C（本病棟に10年）女性［心理の人Aによる］
3：医師D（医師として8年）女性［心理の人Aによる］
4：心理の人E（心理臨床歴2年）女性［心理の人Bによる］
5：看護師C（2番目と同じ人）［心理の人AおよびEによる］
6：看護師F（経験年数5年）女性［心理の人Eによる］

7：医師G（医師として20年以上）男性［心理の人AおよびEによる］

面接時間：1時間～2時間。医師、看護師については業務開始前ないしは終了後に行なった。

面接の場所：医師、看護師は病棟内診察室、「心理の人」については大学構内にて実施した。

記録方法：了解を得てICレコーダー、およびカセット・テープレコーダーに録音。補助的にメモ用紙を使用。

## 結果

### 1　病棟スタッフが「心理の人」に求めたこと

**・医師の視点から見たニーズ**

医師G：ALS患者には医療援助のみならず、生活の質を上げるための心理的側面の理解や援助が重要であり、そのための研究の必要性を感じていた。そこで、今後のALS患者への対応を工夫するために、研究目的で「心理の人」を病棟に入れることを考えた。

**・看護師の視点から見たニーズ**

看護師C：本来は患者の「生きることの意味を確立するための自己決定への援助」に付き合っていきたいと思いながらも、向き合う時間がとれず、不甲斐なさを感じていた。「心理の人」には、できないことを補ってもらいながら、助言をもらい、自分たち（看護師）自身が患者への支援を考えていき、それを反映させたかった。

### 2　「心理の人」の動きを病棟ではどう捉えたか

**・医師の視点から見えていたこと**

医師G：「心理の人」が病棟に入り、看護師の様子が変わったということはない。患者はもともと話を聴いて欲しいし、協力しようとする人が多いので、満足していたと思う。

医師D：患者さんが心理の人に話すことと医療スタッフに話すこととで内容的に違いが大きい、心理の人は患者さんの全体を見ている、また患者さんと家族とを同時にかつ同じ程度に視野に入れていることに気がついて、ちょっと驚いた。

**・看護師の視点から見えていたこと**

看護師F：「心理の人」が来ていることは受け持ちの患者に会っていることで知った。病棟に「心理の人」が入っていても邪魔には感じなかった。患者の思いを聴き出しているので、本当は自分たちがやりたかったことだけに悔しい気持ちもあるが、現状では可能な状況ではないので仕方ない。どのように話を引き出しどう対応をしているのかを知りたい。そのためにも、看護師と「心理の人」との記録のやり取りや、話し合いをする機会を設けることはできないかと考えた。

### 3　「心理の人」は病棟の中でどう動いたか

心理の人AおよびE：看護師の働きに支えられて自分たちが仕事をしていることを常に自覚する、必要な情報をシェアする、他職種との視点の違いによって協力する、などに心がけて、「できるだけお邪魔にならずにお役に立つ」ように行動した。「心理の人」としては、病気との関連性の有無にかかわりなく、さまざまな話を患者から聴かせてもらうことに専念した。そして、実際に患者さんのケアについて三者間で協働が生じた際の鍵は、患者さんにとって最も良い方法の模索が共有されていたことだと思う。

## 考察

### 1　病棟の中での「心理の人」の動きについて

病棟の医師・看護師は、「心理の人」が来たことで患者が喜んでいるという認識に基づいて、協働相手として積極的ないしは消極的に受け入れていた。他方、心理の人は多様な患者をどう理解するのか、および看護師の邪魔をしないようにと気遣っていた。患者が喜んでくれた背景には、ゆっくりと側にいて話を聴いてくれること、また、それによって、患者が治療を「受ける」立場から話を「する」立場になったこと、そして、「なぜそのことばを発するのか」という患者の想い全体を汲み取りながら聴くので、患者の「生きている」という感覚を支える役割を担えていたことが推測される。

### 2 心理の人が病棟の協働者であるための課題と、協働の方法の模索

• 今回の面接を通して、それぞれの職種間で「心理の人」に期待するものが異なっており、役割が不明確であることが明らかとなった。「心理の人」は、患者を含めて病棟内の心理・社会的ニーズを把握することや異なるニーズを調整する機能も果たしながら、自らの当面の役割を明確に把握する必要がある。

• 協働のひとつの方向性としては、患者の利益に沿って、たとえば、話をゆっくりと聴くことによって、患者の主体性を維持する、患者の自己決定を支えるなど、またそれによって病棟スタッフをサポートする役目を果たし得るのではないか。その際、患者の状態を医療スタッフと心理の人とが相互にフィードバックし合うことによって、患者の心理的ニーズにきめ細かく応えられる可能性がある。しかし、患者が希望する場合は秘密の保持も重要である。このことは対処が難しいが、肝心な点であろう。

### 3 当面の実践と研究との両立

医師は、今後のより広範囲の患者のための一般化できる研究をめざしており、看護師は現在入院中の患者の自己決定を支援する協働者として「心理の人」を認識し期待していた。このことは現段階ではズレであるように見えているが、矛盾するものではない。われわれの目の前にいる患者は病気の特徴や段階によって、また、家族的・社会経済的な背景によって、必要なことに種々の違いがあり、さらに、病気の受け止め方も生き方もそれぞれ異なっている。初心者としての「心理の人」がこうした患者のニーズに応えながら、病棟スタッフと協働するためには、患者に真摯に向き合い、一事例ずつを丁寧に、少しでも役に立つケアを模索することによってこそ、

より適切で普遍的なケアのあり方を見出せるようになると考えられる。

＊1　清野圭子・木村登紀子・吉山容正・石川千恵子・中村和代・加藤麻美の連名発表である。

## 【抄録抜粋その3】「ALS患者の『生きること』を支える心理臨床［I］」——病棟における「心理の人」のその後（＊2）

### はじめに

本発表は、「生と死をめぐるヒューマン・ケア心理学」および「ALS患者の『生きること』を支えるための協働の模索」に続く報告である。今回は、病者や家族の「生きること」を支えるために心理臨床から取り組むべき課題を中心に、患者の心理的ニーズに応えるためのスタッフとの協働（前大会抄録の目的IおよびII-3）について、その後の成果の一端を報告する。

### 方法

I　病棟におけるその後の活動状況と、その不備および成果の検討を行なう。

II　病棟スタッフを対象に「心理の人」に関する評価や期待などについてグループ・インタビューを行ない、録音内容をデータ化して分析を加える。すなわち、前大会抄録に記載した対象である医師G・看護師C・心理の人AおよびBの4名、および新たに看護師1名・心理の人H（共同研究者）が加わり、上記のテーマについて自由に発言するという形態を採用した。

## 結果および考察

Ⅰ 「心理の人」は、上記のAを中心に大学院生のB、H、Iが、交代し合いながら2名一組で、病棟の患者さんとの面接を行なった。定期的訪問は前年度より減ったが、前回入院中に面接した患者さんの再入院時や、病棟からの要望に応じて、短期的・集中的に面接を行なう形が多かった。面接の内容は、前年同様多様であり、病気の受け止め方、現在と将来の自分自身、家族との関係、人工呼吸器装着の選択に関する直面化のサポートなどであった。1例クレームの生じた事例があったが、今後の生き方の選択に困惑して迷いあがく患者にとって、本人の決定を尊重し支えるために傍らでじっと寄り添い待つしか方法のない心理の人が生ぬるく、頼り甲斐の無い存在と感じられた不満であった。（心理カウンセリングにとっての諸刃の剣の部分であること、患者の抱く暗々裡の運命への怒りとそれへの防衛をどうケアするかを含む今後の課題である。）また、患者・家族にとっても病棟スタッフにとっても、定期的・安定的に会える相手、「当てにできる」心理の人の必要性が指摘された。他方、心理の人Bは、患者と家族への面接に基づいて修士論文を作成し、そして、修士課程修了の今春より、もともとの本研究の依頼者である医師Gのご好意と努力によって、非常勤職（1週1回）の病棟臨床の心理士としてこの病院に採用されたことは特筆すべきであろう。（この出来事そのものが、心理の人が病棟にある範囲で受け入れられた結果と見なすこともできるであろう。）

Ⅱ 病棟スタッフとのグループ・インタビューの結果

主として以下の4点が挙げられた。（1）スタッフで共有可能な記録、（2）患者の心理的状態についての評価方法、（3）それらに基づいて、ケアに結びつけることのできるマニュアルの作成、（4）スタッフへの具体的示唆の方法、などの必要性である。（1）および（2）の共有可能な記録と患者の心理的状態の評価方法については、誰でもが評価可能で、ひと目で誰にでもわかる数値化した評価ツールの作成が、4月以来、医師Gから強い要望として出されており、話題の中心となった。（上記（3）ケアの指針、マニュアル作成の必然性も併せて言うならば、たとえば熱を測り、熱があれば当然行なうべき対処があるように、心理的な状態の査定、それに基づくケアの具体的実行方法を提示せよという当然の要請でもある。）評価ツールについては、試案作成中であるが、心理の人からは（看護師からも？）3行でも良いからその人の全体像がわかる記述を入れるという希望が出された。（（3）の作成と（4）には、看護師からの提案である看護スタッフとの定期的なカンファレンスの実行が双方にとって効果的であろう。目の前の個別の相手へのケアと、心理の人が必要でなくなることを目的とした評価とケア・マニュアル作成の方向とは、多少の矛盾を孕んではいるが、個々の場とその事情によるであろう。）

＊2　木村登紀子・加藤麻美・高阪知秀の連名発表

以上が、病棟心理臨床の実践とその可能性についての模索の報告である。医療の場のケアの実践においては、様々な職種が協働で働くが、お互いの専門性を活かして関わるためには、他の領域の専門職の人が、心理臨床に携わる人をどういう人と見なしているのかを知ることが最初に必要なことであろう。その上で、お互いを活かしつつ、自分たちの仕事をすることが必要である。これらの研究はそのためのひとつのささやかな試みであると同時に、少なくともケアの現場では、実践と研究が切り離されたものではないということを伝えたいという意図があった。病棟へ出入りさせていただいて、ひとりひとりの患者さんから学んだことを、広く人々へ伝えていくという側面も重大であると思うからである。第2章で、患者となった人々が、自分の辛い経験、あって欲しくない経験が、せめて後の人々が苦労をしないように役立てばと願った例を述べた。他の同じ運命にある人のために自分の経験を役立てることによって、終末期にある自分自身が後世へつなぐ希望を見いだす人もいる。ここにも、誰かをケアすることによってケアされるという人間の存在のあり方の一端が窺われるであろう。

最後に、できることならばこうした面接が、調査研究の協力をいただいた患者さんにとって自分を振り返る好機となったり、語ることを通して自分にとって必要なことや大事なことが自覚されたりするものとなるなど、結果的に何らかの意味で、患者さんへのケアとなるようなものであれば幸いであると思っている。

第5章
# 患者と家族の理解とケアのための理念モデル

第3章および第4章において、「喪失」という角度から、患者とその家族の理解を試みた。その結果、存在としての人間のひとつの重要な側面として、次のような在りようが見えてきた。

すなわち、真実なる生は（生における真実があるとして）、閉鎖的・自己完結的な幸福の追求や、喪失を避けようとすることの中にあるのではない。むしろそれは、世界から、あるいは運命や絶対者から「問われる者」として、喪失を自ら引き受け、他者と共に人生の不条理の中を生き抜こうとするときに、目の前におのずから開けてくるものであるという仮説的な視点である。また、その際「関係において生きる人間」にとっては、死もまた生そのものであること、すなわち、死が生の終わりではなく、遺される者との「関係」において、死者は日々新たに生き続け得ることが示唆されるのである。

この章では、このような存在である患者と家族を浮きぼりにする概念を模索する。

# 第1節　「人間としての健やかさ」概念の検討

## 1　人間としての健やかさ

### (1) 健やかさへの希求

これまで検討してきた医療の場における患者と家族の体験とその心理学的な説明、あるいは喪失の中を生きる人々の理解とケアの方法の模索において浮き彫りにされてきた、ひとつの側面がある。患者や家族が、たとえば、現実を自分にとって有利な方向や不利な方向に曲解しやすいのも、過度に従順だったり疑い深かったりするのも、不全感や不確かさにおののくのも、あるいは、防衛機制によって身を守らざるを得ないのも、いずれも、自我の崩壊を避け、より良い健康を求めているからであった。また、喪失の苦しみの中で、その意味を模索するこころの奥には、存在としての自分自身への保障や揺るぎないアイデンティティを求めて、あるいは絶対者や何か大いなる者と自分とのつながりを求めての、悲願のような動きがあると見なすことができる。

病気や怪我によって「患者」となった人は、ＷＨＯの健康の定義に照らせば「完全な肉体的・精神的・社会的に安寧な状態（well-being）」にはないし、「疾病または障害」があるのであって、「健康」ではない。慢性疾患の患者の比率が大きくなった医療の場で、完全な健康へ向けて患者を援助しようとすることには無理がある。患者は、正常・強固さ・能率・効用などの強者の価値には当てはまらない。また、心理学的な自己実現や個性化などの追求にも、必ずしも該当しない。該当しないだけでなく、往々にして病気になることによって、それまでの「その人らしさ」さえもが、どこかへ姿を消してしまったように見えることもある。しかし、身体的には健康でなくとも、爽やかで暖かな人間的にきわめて健康な印象を与える患者に出会うことがある。

患者や家族をよりよく理解し援助を工夫するためには、患者であってもなお通用するような理念的な価値モデルを必要とする。否、むしろ、患者や家族と接しているときに、ときどきわれわれが垣間見る、苦難を乗り越えた患者や家族であるからこそ到達しているような、何かの価値の世界を表現できるような理念があるとよい。

患者（家族）を、既成の価値尺度ではなく、患者（家族）であるが故にかえって輝くような別な概念によって捉えることができないだろうか。われわれには、すでに、この問いの追求が可能であるような視点が用意されている。すなわち、第1章で述べたように、哲学的あるいは実存心理学的な方向から人間存在へ光を当ててみるのである。

### （2）こころの健康

「人間は、生理的・心理的・社会的存在であり、それらが相互に絡み合って不可分な統合体として機能している」と言われる。「身体的な疾病」が、心理的なあり方を変えてしまうし、また、心理的な変化が、病状の悪化や回復に直接的な影響を与えることもある。あるいは、「システムとしての家族」の関係の変化が、構成メンバーの心身の健康を左右する場合もある。そして、健康の喪失や家族の喪失に際して、個人の発達課題の未達成な部分や、家族としての関係の歪みが顕わになることも多い。さらに、「生きることへの問い」に直面している患者や家族は、生への価値の模索や選択に迫られる。

### （3）「健康」と「人間としての健やかさ」という2つの軸

もともと世の中は、健康な人と不健康な人という2種類の別個な人々によって成り立っているのではない。第一に、「健康」という尺度で言うならば、各人は、心身の統合体として、健康と不健康という両極をもつ1本の線上のどこ

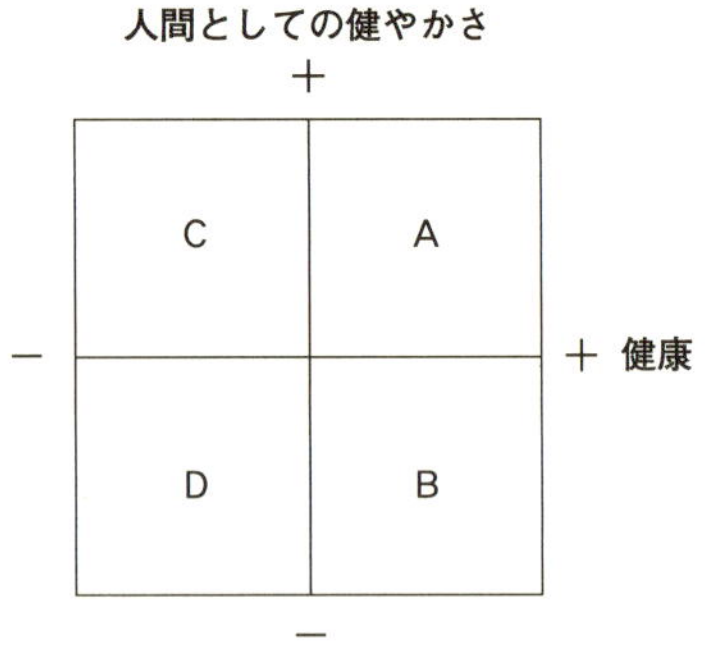


**図5-1　健康と人間としての健やかさ**

かに位置し、時間経過の中で少しずつ左右に変動していると言える。第二に、「人間としての健康」ということについてさらによく考えてみると、いわゆる「健康」に暮らしている人々にも、人間として見たときに、極めて「健やかでない」場合がある。政治や経済の世界、あるいは家庭の中にさえ、自分の利得のみを追求して他者を顧みない者がいるのではないだろうか。他方、慢性疾患に悩み、あるいは障害を抱えながら懸命に生きている、人間的に「健やかな」人々も多い。また、世の偏見に耐えながら、病んでいる自分を引き受けて真摯に生きる精神的な疾患をもつ人々もいる。すなわち、心身に不調があっても、人間として健やかであり得るのではなかろうか。

本章において扱う「健やかさ」は、医療の場で通常用いられる「正常と異常」、あるいは「健康と不健康」の尺度で計るものとは異なる概念である。したがって、「健康と不健康（疾病）」という尺度のほかに、第二の尺度、すなわち「人間としての健やかさ」の視点が必要となる。

前者を横軸とするならば、後者は、とりあえず、それと直交する縦軸として表現しておこう。すなわち、各人は、これら2つの座標軸で構成される2次元の空間のある地点に位置することになる。つまり、「健康」という横軸と「人間としての健やかさ」という縦軸に区切られた4つの平面（A～D）を仮定できる。「健康で人間として健やか（A）」な人もいるが、いわゆる健康に暮らしている人でも、「健康であるが人間として健やかでない（B）」場合もある。「病気であるが人間として健やか（C）」であり得るし、「病気であって人間としても健やかでない（D）」こともある（図5－1）。基準となる位置には個人差がありながら、各人は、その時々の心身的・社会的なあり方を反映しつつ、座標空間を上下・左右に移動すると見ることができる。人間は、心身の健康を求めていると同時に、「人間としての健やかさ」をも希求している。

しかし、これらの概念モデルには、疑問点も生ずる。第一には、身体的な健康と病気を1本の軸の両極に置いてよいかという問題である。第二には、もしも第一の尺度が成り立つとしても、それと「人間として健やか」という尺度が直交しているかどうか、である。

### （4）「人間としての健やかさ」という概念

「人間としての健やかさ」という概念を厳密に定義しようとすると難しい。筆者にとっては、まるで目に見え手にとれるように明瞭な概念なのであるが、人にわかるように説明することが難しいのである。というのも、ちなみに、「健やか」は辞書的な意味では、「病気をせず、からだの丈夫なさま。健康」（『広辞苑』第5版）、あるいは「からだが達者なさま。心が強く正しいさま」（『日本語大辞典』）である。これらの辞書的な定義は、ここで表現しようとする「健やかさ」と同一ではない。からだの丈夫さや達者さではないと同時に、単にこころの強く正しいさまでもない。表現しようとしている対象は、身体や心理の次元を超えたものであり、いわば、「人間」の「存在としての次元」を問題としている。そして、それは、前章でも見たように、一人の人間だけでは到達できない、他者を前提として生起する概念かもしれない。日本語の語彙においては、「健やかさ」は日常的には必ずしもこれらの辞書的な意味だけでなく、「活力がある」とか「元気がよい」、または「健全である」、「率直である」、「素直」で「すくすく」育っている、成長可能性を秘めている、というようなニュアンスでも用いられていることばでもある。他に適切な用語もないので、とりあえず、ここでは、日常用語的な意味合いで「健やか」を使用しておこう。英語で表現するとすれば、やはり「healthy」というよりは、「soundness」に近いように思われる。

そして、概念を整理するために、人間の極限の状態での「健やかさ」を想定してみるとき、次のような例が思い出される。すなわち、自分が望まない死であっても、それでもなお、運命に同意する、摂理を甘受して絶対者に感謝する、遺される者への配慮をする、あるいは、個体としての自分が消滅してもなお子孫や芸術の中に、もしくは、社会

**表5-1　シュルツによる健康な人格の7つのモデル**（Schultz, 1977/上田（訳）1982）

| 特徴 | オルポート | ロジャース | フロム | マスロー | ユング | フランクル | パールズ |
|---|---|---|---|---|---|---|---|
| 動機 | 未来への指向 | 自己実現 | 生産性 | 自己実現 | 自己実現 | 意味 | いま、ここ |
| 意識あるいは無意識 | 意識 | 意識 | 意識 | 意識 | 双方 | 意識 | 意識 |
| 過去の強調 | 無 | 無 | 有 | 無 | 有 | 無 | 無 |
| 現在の強調 | 有 | 有 | 有 | 有 | 有 | 有 | 有 |
| 未来の強調 | 有 | 無 | (?) | (?) | 有 | 有 | 無 |
| 緊張増大あるいは解消の強調 | 増大 | 増大 | (?) | 増大 | (?) | 増大* | (?)* |
| 仕事の役割と目標 | 強調 | 無 | (?) | 強調 | (?) | 強調 | 無 |
| 認知の性質 | 客観的 | 主観的 | 客観的 | 客観的 | 客観的 | (?) | 客観的 |
| 対人に対する責任 | 有 | (?) | 有 | 有 | (?) | 有 | 無 |

註　（?）はその理論家が、その点について明らかにしていないこと、あるいは彼の著書にその問題について何の論議もないことを示す。
＊印は、Schultz の原書に合わせて訳を修正した。

的な使命の実現において生き続けるというような姿である。それは、個体完結的というよりは、何らかの「存在とのつながり」において「健やかである」と称することのできる概念である。

### （5）「健康な人格」概念との対比

表5－1は、D・シュルツによる健康な人格の7つのモデルの特徴である（Schultz, 1977/1982）。ここで述べている〝健やかさ〟概念も、明瞭な自己意識の可能な人（自覚的反省的自己認識を有する人）の場合は、シュルツのまとめた特徴と対比させることができる。たとえば、表5－1の中心的「動機」については、上記および次項に述べることから「生への希求（〝まことの生〟〝健やかなる生〟への希求）」と仮定することができる。「意識あるいは無意識」の点では、「双方の重視」、「過去・現在・未来の強調」は、どれもが「有」となる。すなわち、過去の無意識を力動論的に現在に組み込み、現在の無意識をも強調する。その一方で、現在の意識としての「主体性や責任性」、未来への「志向性」や、現在と過去・未来をつなぐ各自の内的「意味づけとその変化」に重要な位置を与えている。

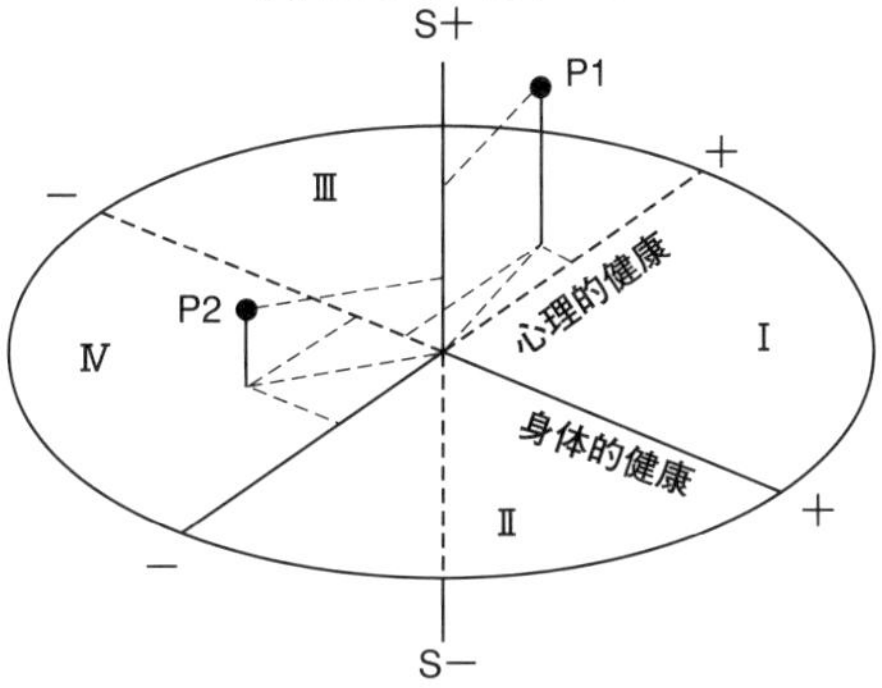


図5-2　心身の健康と人間としての「健やかさ」

しかし本書では、もう一つの重要な「健やかさ」を設定している。すなわち、明瞭な形で自己を反省的意識的に認識できない場合であり、たとえば重症心身障害児や臨死の乳児の例である。この場合には、運命的に与えられた限界の中での「精一杯に生きる生」に、「健やかさ」を認めようとしている（木村 1988-1990）。

## （6）医療の場における「人間としての健やかさ」

以上、主として患者の場合の「健やかさ」について検討してきたが、これらに共通な「健やかさ」とは何だろうか。とりあえず、ここでは、「運命的に与えられた限界への内発的な挑戦」あるいは「人間存在として限られた〝生〟の中で、その可能性を〝精一杯に〟生きること」が、「人間として健やか」と見なされている。したがって、図5-2で説明するならば、次のように言える。たとえば、心身ともに健康な人（Ⅰ）が、自他を大切に生き生きと生きるとき（S＋）それを健やかと見なすのはもちろんのこと、身体が病んでいても（Ⅲ、Ⅳ）、心が病んでいても（Ⅱ、Ⅳ）、健やか（S＋）でありうる。また、死に瀕していようとも（Ⅲ、Ⅳの左極）、重症心身障害者であろうと（Ⅳ）、「人間として健やか」でありうる。そして、各人がそうした生を全うできるように援助されることが、最初に設定した問い、すなわち、「人間が人間らしく生きることを支える医療の場とはどんなところか」への解答であり、その重要な一側面と見なすことができるのではないだろうか。

## 2　人間としての真の動機

ブーバーは、人間は、かけがえのない「我‐汝」としてかかわるのであって、「我‐それ」という「もの化」した所有の関係は人間同士の取り結ぶ関係ではないと指摘し、「真実の生」は、「我‐汝の出会い」の中にこそあると言う。カントの人間の価値の絶対性、尊厳性の指摘（Kant, 1785）が思い起こされる。すなわち、人間はあらゆるものを手段として用いることができる。しかし、ただ一つ人間に対しては、何びとと言えども、これを手段とすることは許されず、常に目的自体としてかかわらなければならないという指摘である。

人間としての根源的な問いを模索する人へのかかわり方は、汝としての相手に、絶対的価値をもった目的自体として対面することが要求されている。しかも、問いの前で模索する人の見いだすべき答えも、その根本において、この「自他の存在のかけがえのなさ」や「人間の失われ得ない本質的な価値の自覚」に他ならない。

ところで、カントやブーバー、フランクルらはいずれも、キリスト教の思想を背景として、個人の良心に呼びかけてくる価値、あるいは、使命の自覚や絶対者に対する責任性を考察している。しかし、無神論を背景とする人間学的哲学では、様子を異にしている。また、伝統的に八百万《やおよろず》の神々が許容される日本においては、人々の良心は、神に対する罪としてではなく、世間様に対する「恥」として形成されると言われる。しかし、これについてはいろいろと論議の分かれるところでもあり、まだまだ多角的な研究が必要で、一概に結論づけることはできない。ここでは、無理を承知で、一つの例を通じて考察を進めよう。

次の歌は、良寛さんの作品である（新編国歌大観編集委員会 1991）

いかにしてまことのみちにかなひなむ　千とせのうちにひとひなりとも

日本人においても、究極的に求めるべきまことの道が想定されている。そして、良寛さんほどの人でさえ、まことの生を歩むことの難しさを痛感しているのである。

したがって、洋の東西、宗教や思想の具体的内容にかかわらず、良心に訴えてくる何らかの中核的な価値があることを認める立場が存在することになる。しかし、その内容は個々に多様であり、最終的には当の本人にしかわかり得ないという性質のものであるに違いない。つまり、どうやって自己の生きる意味を知ったり、何がまことの道にかなうかを見分けるのかといえば、本人が、まさにそうだと、いわば「体感的に得心する」かどうかによる。正当であるとか合理的解答であると、知的には判断しているにもかかわらず、感情が伴わないために選択できなかった「価値」を、誰でも、過去において2つや3つ経験しているのではないだろうか。特に「まことの道」を選んだり、不可能にさえ思える価値の実現をなお希求するには、情操などの感情の果たす役割が大きい。

心身一如の人間を心と体に分割することは、本来的には誤りであるが、「こころ」と「からだ」と「人間としてのあり方」の関係を、少し考察しておこう。こころとからだは、自律神経を媒介としてつながっている。こころの中でも特に「感情」の動きと、自律神経の交感神経と副交感神経の働きが直結していると言われる。だからこそ、心身をもった存在としての自己の内なる声に耳を傾けて生きることによって、心身症が克服されたりするのである。そしてまた、克服の過程を通じて、人間として本来的なあり方を会得できたりする。

心身症などの身体の症状を主訴とする病気も、神経症などの精神的な不安や苦痛を伴ってあらわれる病いも、しばしばその根底には、人間としてのあり方そのものの歪みがあると言われる。そして、人間としての歪みがそのような形で表現されることの中に、むしろ、人間が「自己の真実への鋭い感度を有している」ことが示唆されるのではないだろうか。そしてまた、各人が必ずしも意識的に自覚してはいなくとも、いわば「まことの生」への模索が、内発的な動機として人を動かしている場合も多いのではなかろうか。

もしも人間が、心身をもって自己のあり方の歪みを修正し、真実を希求するとするならば、「人は〝まことの生〟へ向かって、健やかなあり方を求めて生きている」と言うこともできる。

そしてまた、人にとって、死が生の終わりではなく、遺される者との「関係」において生き続けると見るならば、〝まことの生〟は、時間・空間を超えて、永遠への根源的な希求を有していると言えるかもしれない。

## 第2節　医療の場における「健康」および「人間としての健やかさ」

### 1　医療の場における「健康」および「健康増進」の概念

医療の場において実現可能な「人間としての健やかさ」概念とその方途を探索するにあたり、まず、医療の場で、「健康」や「健康増進」がどのような概念として用いられているかを検討しよう。

ここであらためて「医療」とは、「医術・医薬で病気やけがを治すこと。治療、療治」(『大辞泉』)である。他方、「健康」の定義は、世界保健機構（WHO）憲章によれば、「健康とは身体的、精神的、および社会的に完全に良好な状態（well-being）であって、単に病気でないこととか虚弱でないということではない」(1946)とされている。つまり、治療を目的とする医療の場から見れば、患者は「完全に良好な状態としての健康」から遠い距離にあり、「健康」に至る順序としては、まず病気や怪我をしている患者の「健康を回復」して病気でない状態にし、次に「健康を維持」するように働きかけ、最後に「健康の増進」をはかることになる。

### (1) 医療の場の「健康増進(ヘルス・プロモーション)」

上記のWHOによる健康の定義は、「完全に良好な状態」など有り得ないとして、しばしば批判を受けたが、ヨーロッパを中心に、健康とは何かをもう一度原点に返って見直そうとする「健康ルネッサンス」の動きがある(島内 1994)。

そして、1986年に開かれたWHOの第1回ヘルス・プロモーション国際会議において採択された「オタワ憲章」には、「身体的、精神的、社会的に完全に良好な状態」という目標に向かってのヘルス・プロモーションの方略や活動の方法が詳しく述べられている(WHO, 1990; 郡司 1987)。オタワ憲章におけるヘルス・プロモーションの定義を簡略に述べると、「人々が自らの健康をコントロールし、改善することができるようにするプロセスである」が、この憲章が出されるまでには次のような経緯があった。まず、WHOが1977年に〝2000年までにすべての人々に健康を〟というスローガンのもと、6つの主要なテーマを掲げた。すなわち「公正」「疾病予防とヘルス・プロモーション」「住民参加」「さまざまな分野間の協力」「プライマリ・ヘルスケア」、「国家間の協力」を謳い、先進諸国も発展途上国もすべての国の人々が、平等に積極的な健康へ向けて住民参加型の健康づくりができ、身近に保健医療サービスを受けられるようにしよう、そのためには福祉との連携や国家間の協力が必要だという主旨である。続いて翌年、プライマリ・ヘルスケアに関するアルマ・アタ宣言が出された(1978年)。すなわち、「プライマリ・ヘルスケアとは、地域に住む個人や家族にあまねく受け入れられる基本的ヘルスケアのことであり、それは住民の積極的参加とその国でまかなえる費用で運営されるものである」という主張であり、各地域の住民のニーズに即した保健活動を、住民の主体的参加によって遂行しようとするものである。そして、たとえば発展途上国に先進国の機材や技術を押し付けるのではなく、住民主体の、その国の文化や伝統に基づいたヘルスケア・システムを重視しようとしている。

これらの理念は、医療者主導型の「知らしむべからず、依らしむべし」とは程遠いものであるのはもちろんのこと、すべての国のすべての人々がより良い健康への機会が均等に与えられる。そして、地域ごとに自立的で独自な形で住

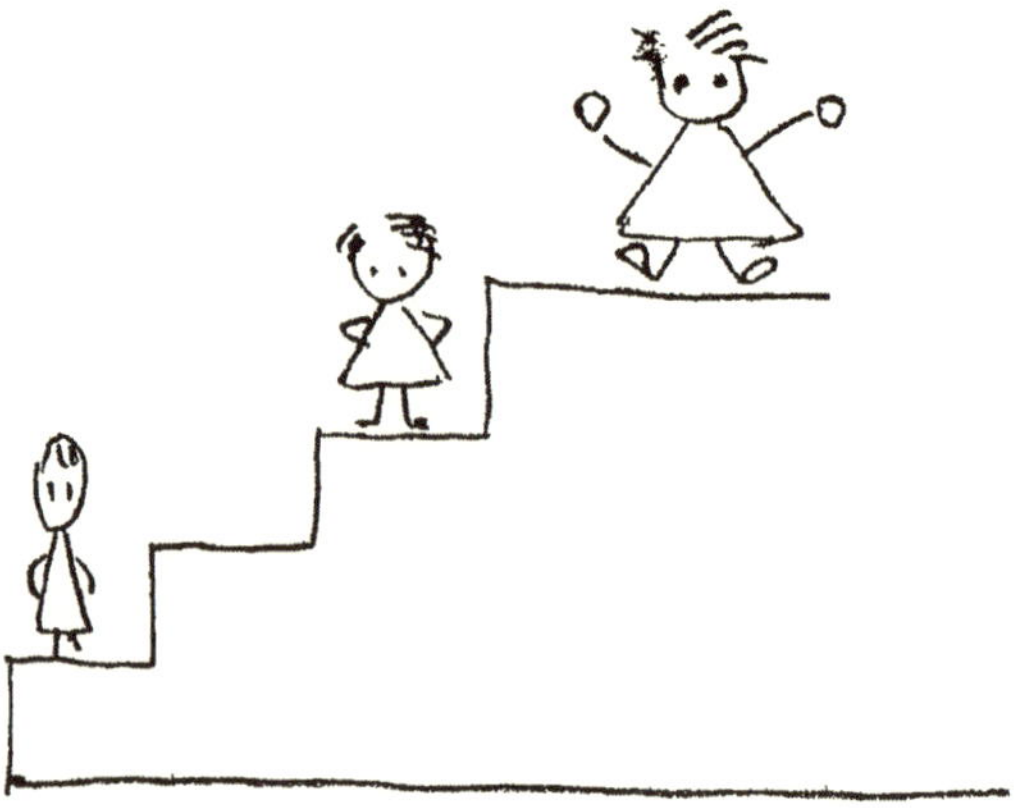

図5-3　個人間の比較評価（木村, 1995c）

民の参加が行なわれ、おのおの国や地域で個性的に健康へ向けて活動するという点で、本書の視点である「どんな状態にあっても誰でもがそれぞれらしく……」という理念に重なってくるのである。そして、それぞれの独自性や個別性を大切にして、当事者が主体的・積極的にかかわり恩恵を受けることができるよう、それらを生かした形で保健・医療・福祉の連携や、他の分野間の協力を求めようとする点でも、本書の論点に重なっている。

### （2）健康モデルの類型

医療の場における「健康（あるいは健康増進）」のモデルを模索して、とりあえず次のような4つの類型を設定した（木村 1995c）。

第一は、健康の程度は高いほど良いという見方である。個人と個人を比較評価して並べるという相対評価に基づくモデルである。個人を外から見た評価と言ってもよかろう（図5－3）。

第二は、ある範囲を正常と見なし、そこからの逸脱を異常とする健康観に基づくものである。健診センターを受診すると、たとえば血液や尿の各検査データに正常範囲の数値が示されていたりして、その個人の数値が高すぎても低すぎても問題となる。これも健康の尺度は個人の外側にある（図5－4）。

第三は、その個人にとってのそのときの最高位の健康（optimal health）という考え方である（図5－5）。虚弱であれば、他の人と比べていわば小さな健康を与えられている。しかし、それを最大に使っていれば、その人にとっては最大の健康生活を営んでいることになる。そうであれば、病気であっても、たとえ死を間近にしていてさえも、概

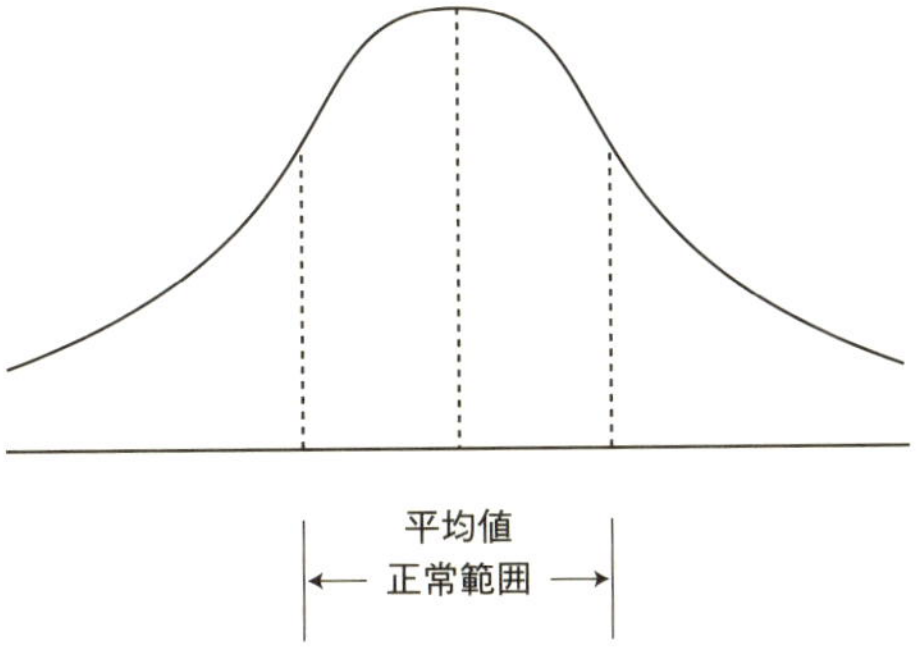


**図５-４　正規曲線内のある範囲にあるかどうかによる評価**（木村, 1995c）

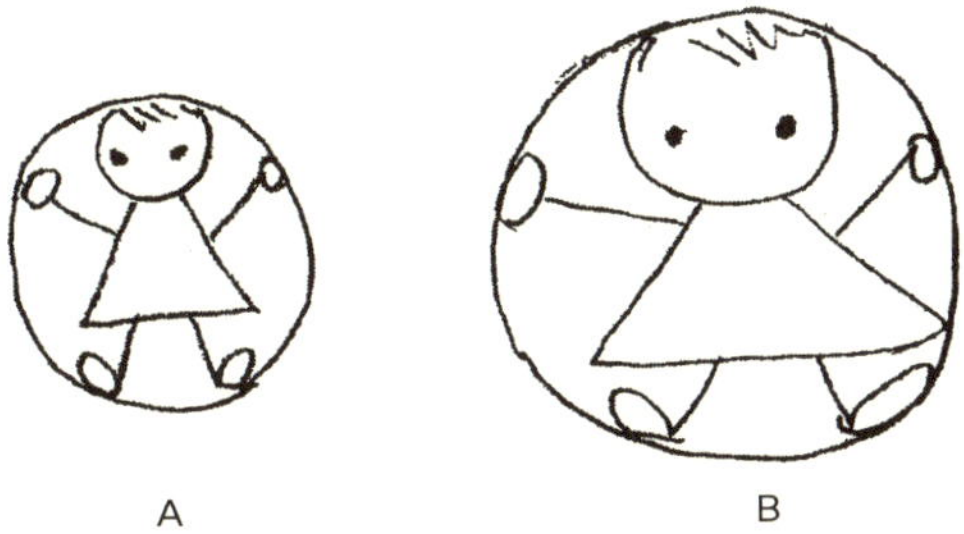


**図５-５　「精一杯に生きる」という評価**（木村, 1995c）

念上は、最高位の健康を達成できるということになる。図５－６に即して言えば、Aのように円錐の器が十分に満たされていれば健康であり、たとえ分量の上でAより多くても、器いっぱいに健康が使われていない場合は、Aよりも健康でないということになる。

第四の類型は、L・W・グリーンの次のような主張に近い考えに基づいている。すなわち、身体的、精神的、および社会的に良好な状態は次の３つの要素のいずれか、またはその組合せである。（１）良好であるという主観的感情、（２）ストレス状況または変化する条件に適応する能力、（３）自己の潜在的能力を完全に実現あるいは発揮する能力（グリーン 1990）。そして、この概念は、A・バンデューラの自己効力（self-efficacy）の概念を思い起こさせる（Bandura, 1977/1979）。これを図示するのは難しいが、筆者が図

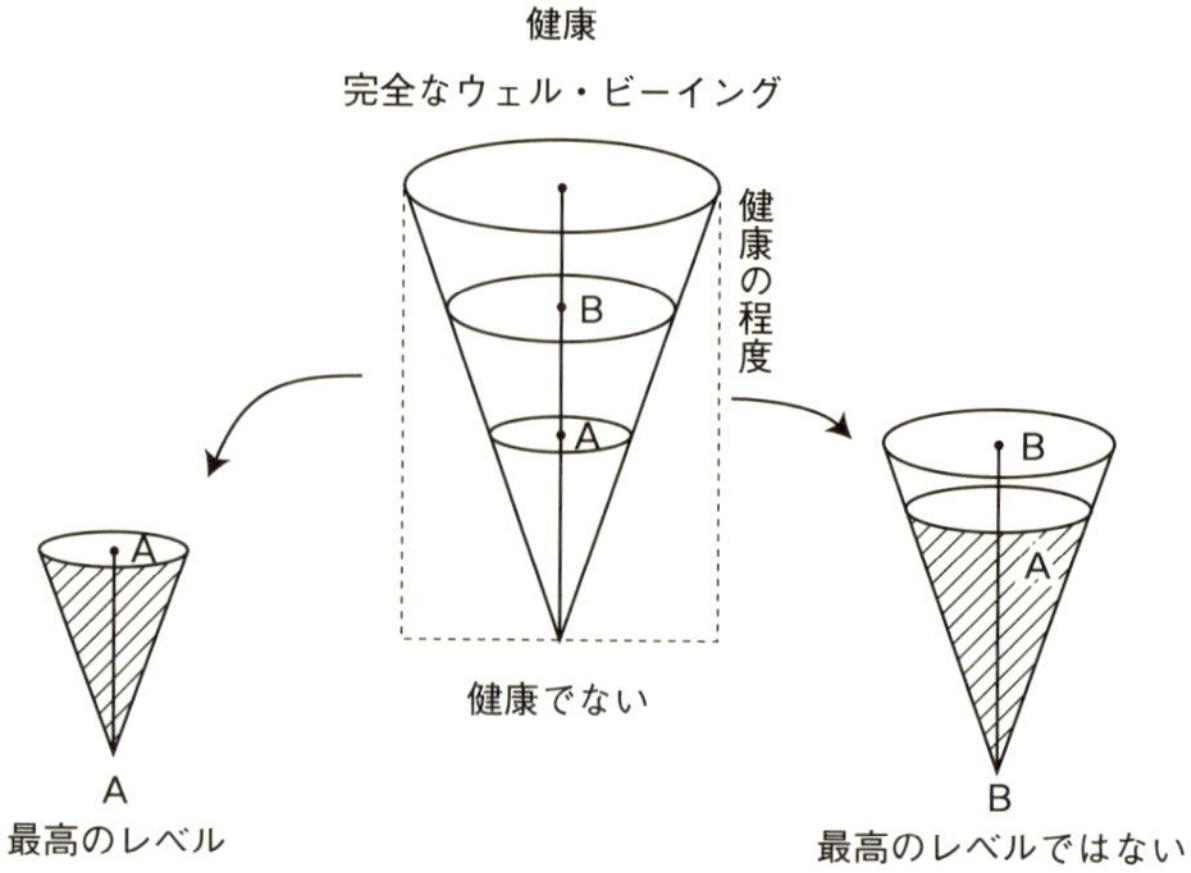


**図5-6　その人にとっての最高位の健康**（木村, 1995c）

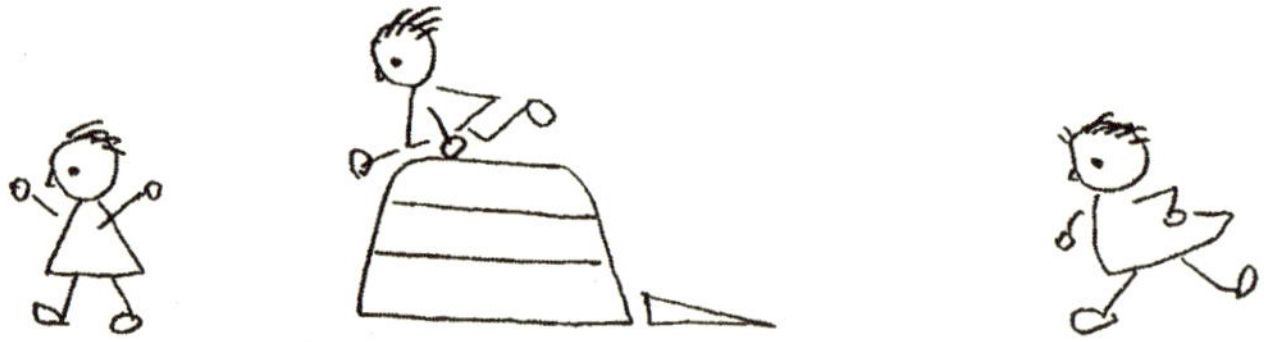

**図5-7　「できるんだ」という自信、効力感**（木村, 1995c）

5－7において表現しようとしたのは、「それを自分にはできるんだ」という自己信頼に基づいた能動感や躍動感に満ちており、それに支えられて、自己の潜在的能力が最高位に発揮される可能性を秘めた状態である。

## 2　誰でもがふつうに生きられる場としての医療の場──何が必要か

### （1）医療の場における「人間としての健やかさ」の位置づけ

医療の場における患者の「健やかさ」の関連概念として、以下が参考となる。

E・J・キャッセルは、患者が「疾患（disease）にかかること」、「病気（illness）であること」、「病む（sick）こと」を区別する（Cassell, 1976/1991）。すなわち医者が見いだした「疾患」があっても、調子が良くないこと・行動し得ないことという意味での「病気」であるとは限らない。また、病気であっても元気な（病まない）人、つまり「健やかな病人」もいる。

また、健康であるとは、「自分で自分の心身を使いこなすこと、自分の資質や能力を活かし自信をもって生活できる状態のこと」であり、「その意味ではハンディキャップがあっても挫けることなく積極的な人生を目指す人は最高の〝健康人〟である」（緒方 1984）という見方もある。これらの観点を本書の文脈に引き入れて言うならば、「自己を意識できる」人が、病気や障害をどう受け止め、それらを担っている自分自身とどのように関わっているのかに着目していると言えよう。

本書においては、医療の場における「人間としての健やかさ」の概念について、「運命的に与えられた限界への内発的な挑戦」あるいは「人間として限られた〝生〟の中で、その可能性を精一杯に生きること」であると述べた。それを、上記の健康増進モデルと照合すると、第三のモデル、すなわち、図5－5および図5－6に示したものに該当する。そして、それを実現するには、意識のある人にとっては、上記の第四のモデルに示したような「それを自分には〝できるんだ〟」という全身的な感覚、すなわち、自己信頼に基づいた能動感や達成可能感であり、自己効力感や躍動感に支えられた状態であろう。それが、自己の潜在能力を最高位に発揮させ、人間としての成長を可能にするということになる。したがって、おのずからケアの指針もその方向となろう。

### （2）誰でもが「ふつうに」生きられる場――ノーマライゼイション

本書のもうひとつの視点である「どんな状態にあっても誰でもがその人らしく……」を追求すると、病気であろうと障害があろうと、何らかの形で不足や不便を補って、健康な人や障害をもたない人と同じようにその人らしく、ふつうの生活ができることを保障する必要がある。ここでは、医療の場を人間が「生きる場」として捉え、医療と接しながらさまざまな形で生活している具体的な例を通して、医療の場の健康とその増進に必要なことを検討する。

第2章にも引用した得永幸子さんは、健常者や、あるいは援助のプロであってさえ示す無理解を指摘し、障害者はまず自分の障害を受け入れて、障害があってもできるような職業や生き方を探すのが当たり前とするのは不当な差別であると言う。なぜなら、障害者は、自分が障害者であることをことさら意識しなくなったときに、はじめて真に障害を受け入れたと言えるのであって、その逆ではないからである（得永 1984）。

この観点は、第2章において紹介した事例、すなわち、障害者であるから清く正しく生きなければならないと感じて苦悩した進行性筋萎縮症の栗原征史さんの場合に、周囲の人々に必要だったものである。障害者が普通に生きられることの重要性である。

また、伊藤健治さんは、筋萎縮症の難病を抱えて車椅子の生活をしている。彼の住むK市の市民病院で医療者が行なっているターミナルケアのカンファレンスにゲストとして招かれ、意見を求められたとき、「末期の癌も、その人のひとつの個性と見なしてはどうか」と助言したと言う（ＮＨＫテレビ、１９９４年５月放映）。つまり、これらの主張は、健常者が、たまたま障害を背負っていたり、重い病気にかかっていたりするのと同じであり、障害や病気に惑わされずに、ふつうの人と同じに、すなわち、健常者とつき合うのと同じように考え、つき合うことが大切であるという、本当は当たり前のことなのである。

また、「仙台ありのまま舎」は、進行性筋萎縮症の患者とその家族が自分たちの力で築いた、自立生活の場である。病気の性質上、長くは生きられない貴重な一生を、病院という医療の管理下で患者としてのみ過ごすのではなく、ふつうの市民として、地域の中で暮らすためである。ボランティアの協力を得ながら、それぞれ自立して自分の生活を営んでいる（山田（編著）1989）。ありのまま舎は、全国的にも珍しい民間の難病障害者の自立ホームであり、1994年には難病ホスピスも開設している。これらのことが特筆されるということは、難病の障害者が自立してそれぞれの人がその人らしくふつうに生きるための受け皿が、わが国にはまだまだ足りない、足りないどころか皆無に等しいことを意味している。どんな状態にあっても誰でもが、それぞれらしく生きられる医療の場を構築するには、医療の場だけの努力だけでなく、必要とする人が必要に応じて、保健と医療と福祉の援助を同時に、または継時的に、しかも相互乗り入れ式に受けられるような社会体制が整備されなければならない。

そのためには、今叫ばれている保健・医療・福祉体制の連携はもちろん、周りの人々の理解を高めることや、社会資源の配分においてこれらの領域の体制づくりと運用に力を入れることへの国民の合意を育てる必要がある。それを進めるには、社会全体の人々への、病気や障害に対する見方を含めた自分自身の生き方についての教育が重要であろう。根本的には、初等教育に始まる人間観や健康観の形成であり、そのためには、教育場面そのものが、子どもの個性や独自性を大切にするのでなければ、建て前だけのものになる。国民の全体的な教育レベルをある程度に保ちながら、学校でも家庭でも社会でも、能力は高いほど良い、身体は強いのが良い、何かがうまくできることこそ良いことだという価値観だけではないこと、人間としてもっと重要な価値観が他にあることを、子どもたちに伝えていくにはどうすれば良いのか。それは、大人たち自身がそのような価値観をどれだけ大切にしていけるのかにかかっている。これは、困難であって、かつ重要な健康教育の実践の課題である。

## 3　死生を超える健康増進

どんなに理想的な健康増進をはかっても、人間はいつか必ず死ぬ。しかも、多くの人は、死に逝く過程で大なり小なり医療の世話になる。医療の場の健康増進をテーマにする場合、死の問題を避けて通るわけにはいかない。また、たとえ死の床にある人であっても、何らかの健康の享受を可能にする理念が必要となる。

そこで浮かび上がるのが、先にも述べたフランクルの提唱する「態度価値」である。すなわち、態度価値とは、人間が、どんな状況に置かれても最終的に追求できる失われることのない価値であり、自分の運命をどのように引き受けるかという主体性の問題である。死のテーマに即して説明すると、否応なく死ななければならない状況に立ち至ったとき、いやだいやだと運命を呪うことも、あるいは、背負わされた運命を自ら引き受けて逝くことも、その人の自由意志に任されている。だから、フランクルを含む西欧キリスト教社会では受け入れ難いことであっても、かけがえのない自分の生命を絶対者のはからいに信頼をもって委ねるという態度が、人間のできる最終的で最高な価値であるということになる（Frankl, 1952/1957）。こうした自己決定を可能にするには、病状に即した告知の過程を踏むことが前提になる。キリスト教を基盤にしたホスピスの多くは、大なり小なりこの理念的モデルを背景にしている。ホスピスにおいてだけでなく、さまざまな医療の場で、実際にこのような死の引き受け方をして亡くなった人々が大勢存在するし、第2章においても、何人かについて取り上げた。この問題について触れた手記や闘病記録が、日本においてもすでに数多く出版されている。

しかし前の章でも述べたが、日本の文化的背景、すなわち、主体性や自己主張が強調されず、言語によるコミュニケーションを強調するよりは非言語的な察しを大切にし、個人のアイデンティティの確立や責任性が西洋諸国のような形では問われないわれわれの文化的土壌の中で、どのような「健やかな死」のあり方を求めるかは、今後の大きな課題であろう。

## 第3節　「人間としての健やかさ」再考

以上「人間としての健やかさ」を見てきたが、その後の検討の中で、この概念は諸刃の剣のようなものであるという側面が浮き彫りになってきた。そこで、この概念の効用と限界についてここで「再考」しておきたい。

もともと、雑誌『病院』に「医療従事者のための患者学」という連載を行なった際、病気が人間の実存的なあり方を脅かすこと、患者はそれに対してあがき、その結果、病気を経験しなければ到達できなかった境地へたどり着く可能性があり、また、病気をしなければ陥らないですんだであろう健全ではない否定的な境地に陥る危険性もあることを見いだした。そして、それを吟味するなかで「人間としての健やかさ」という概念に辿りついたのであった。この概念によって、たとえ病気や障害があっても、人として健やかであり得るという側面を浮き彫りにし、さらには、その個人が明確な自己意識をもちえない場合でさえ、周囲の人がその人の存在によって生かされているような場合には、人間として健やかであると言えるのではないかと考えた。そのような視点に立って発展させてみたのが、前節までに述べた「人間としての健やかさ」という概念モデルであった。しかしながら、その後、さまざまな人々にお会いしていて、この概念の用い方と、限界とをはっきり述べておく必要を感じるようになった。

確かに、傍目にはどんなに自分の利益ばかりを求め、自己中心的に行動している人であっても、あるいは、精神状態が良くなくて傷つきやすく、対人関係から引きこもり、挙げ句には世の中に対して敵意を抱いていたとしても、ある限界の中でそうならざるを得なかったその人が精一杯に生きているという意味では、「健やか」であると言っても良いのではないかと思ったこともある。しかし他方で、素直に常識的に考えると、それでは何でも有りの概念になってはいないだろうかと疑問になることもあった。これを仮に「〝健やかさ〟への素朴概念からの疑問」と称しておく。また別の場合には、とても「精一杯の努力」をしているとは思えない人々、安穏と苦労もなく暮らしつつ周りに不満ばかりを見いだし文句を連ねる人もいて、それでもその人にとっては、育った環境や生来の素質、あるいは現在の生活環境などから派生している仕方のないことであって、やはり「健やか」であると言いえるのかもしれない、などと迷いながら暗中模索をしてきた側面もある。これは仮に「精一杯に生きることは健やかさの要件かという疑問」と称しておく。

そして次第に、「人間としての健やかさ」という概念が、病気や障害を抱えて生きる人を理解する際に、明確に光を当てることができるひとつの大切な観方ではあるが、この概念が使われ方によっては、当事者にとって残酷なモデルともなり得ることに気づくようになった。この第三の点については、仮に「健やかさ概念に潜む残酷さへの疑問」としておこう。

### (1)「健やかさ」への素朴概念からの疑問

上記のように、限界状況の中でそのようにならざるを得ないという理由づけに無理を感ずる場合がある。たとえば、その人がどうしてそのように行動するのかがまったく理解できない人に出会ったことがある。どうやら自分にとっての都合を最優先に考えているらしく、周りの人の迷惑には無頓着のようである。いや、周りを気遣って気にするらしいこともある。理解できないので、ある人が、「あの人は宇宙人なんだよ」と言ったところ、他の人が「宇宙人だったらまだマシだよ。宇宙人という分類ができるから」と言った。それを聞いていた筆者は、しみじみと、確かに宇宙人の方がまだマシだと思った。素朴には到底、その人が健やかとは言えない。しかし、このような「理解し難い人」が、現今多くなっていると言われ、脳に起因する障害が指摘されている。そうであれば、本人にとっては致し方のないことであって、その人なりには精一杯に生きている結果なのだと言うべきかもしれない。素朴には受け入れがたい健やかさである。そして素朴には、当然、健やかさ概念から除外してしまえば良いだけである。しかしながら、たとえ意識がなくても、重度の認知症であっても、「人間として健やかで有り得る」と豪語しているのであるから、最初から適用除外としてしまえば矛盾が生じることになる。

別の例を考察してみよう。長いうつ状態で、少々の人間関係の刺激にも傷つきやすく、自分の疲弊を防ぐために励ましたりこうした方が良いと助言してくる友人や知り合いを敬遠して、接点を持たないように工夫している人がいるとする。そうすることによって、かろうじてエネルギーの消費を避けているのである。対人関係を避けているのは、これ以上の疲弊を防ぐためにやっとの思いで築いている防御壁であり、対人的な疲弊の後に必ずやってくる自分への罪責感、自殺念慮、果ては死ぬという内的衝動から自分を守るために、どうしても必要なのである。それは、自殺を避けようとしての努力なのである。この人の「精一杯の努力」に焦点を当てるならば、死なないでいるということだけでも、すでに「人間として健やか」であると断言してもよいと思う。しかしながら、この人がこんなに努力して工夫をしている、ということは、この人が住む世界の内側から理解しなければわからない。外から一見したところでは、身近な知人にとってさえ付き合いの悪い人、引きこもってしまった人、すぐにひがむので付き合いがたい人、自分は避けられているがどうしたら良いかわからない相手、ということになってしまう。もう少し距離のある人にとっては、学校にも行かないで、あるいは仕事にも就かないで引きこもるニートなどと見えるかもしれない。そして、それまで親しくしていた友人にとっては、自分が傷つけてしまうらしいので避けられてしまって悲しい、寂しい、何とかしたいけれども自分は非力で何もできない、今は、どうしようもない、でも、その人が連絡してくれるまで待つ、というような相手となっている（実際にそういう友人をどのように理解しどう付き合ったら良いかを知りたくて、心理学科に入学してくる学生が毎年ある程度の人数になっているというほど、かなりよくある事例なのである）。こういう場合、友人にとって大切な存在であるが故に、その人が「健やかな人」だと言えば、こじつけのような印象を受けるのではないだろうか。素朴な概念としての健やかさからは、ほど遠いだろう。

### （2）精一杯に生きることは健やかさの要件かという疑問

前の章では、乳児や意識のない幼児が精一杯に生きたことによって周りを健やかにしたという事例をあげ、彼ら乳児や幼児も健やかな生を生きたと言ってよいのではないかと述べた。しかしながら、この「精一杯に生きる」という観点そのものが、ひとつの人生観や人間観を反映しているという側面を忘れてはならない。つまり、人間は生まれた以上、毎日勤勉に努力をし、人には親切に社会には役に立つ人にならねばならない、というような一種の人間観が背景に臭うという側面である。もちろん、ひとつの人間観としては問題がないのであるが、人間必ずしも精一杯に生きなければならないわけではあるまい。そもそも、筆者が第1章の冒頭にテーマとしてかかげたのは、「それぞれの人がそれぞれらしく生きる」ことをどう支えるかということであった。「それぞれらしく」という観点は、本書においては重要である。したがって、精一杯に生きていなくとも、健やかで有り得るということを前提にしなければならない。

このことを吟味しようとすると、どの範囲を健やかと見るのかという難問が生じてくる。つまり、のんびり生きる、楽しく生きる、無為怠惰に生きる、というのも、それぞれの人がそれぞれらしくという範疇に入れて良いのかもしれないが、人に迷惑をかけなければどう生きようが健やかと言えるのか、逆に、精一杯にやったのであれば、何をやっても良いのか……という議論になってくると、「健やかさ」概念におのずと適用範囲を設定する必要があるだろう。つまり、概念としての成熟が足りないということである。

### （3）健やかさ概念に潜む残酷さへの疑問

「再考」を最も必要としたのが、果たして人は「健やかに生きるべき」なのか、という疑問である。これは、「人間は発達すべき存在か」という基本的な疑問についての議論と重なる。つまり、人間が年齢を重ね、それを振り返って

「発達」したという観点から整理するのであれば、疑念とはならない。しかしながら、人間は、年を重ねる際には発達しなければならないという観点は、適用を間違えば、人間は発達するために生きているとする見方、つまり発達という目的の達成のために日々の人間の生活とその人の存在があるかのような、疎外的な人間理解が生じてくる。

したがって、病気や障害を抱えても、人は健やかに生きることが必要だ、たとえ、病気や障害があっても、人間としては健やかで有り得るのだから、そのように努力をしなければならないというふうにこの概念を用いると、その人に対して、二重の苦労を負わせる危険性が生じるのである。第2章に取り上げた例にもあるように、障害者なのだから、自分は頑張らなければならない、清らかに生きなければならないと思って努力し、疲れ果てた青年の例を思い出していただければ、たとえ善意からであったとしても、「健やかに生きるべきだ」という考えが、どんなに当事者を苦しめるかをご理解いただけると思う。

では、「人間としての健やかさ」概念は、こうした側面をもつがゆえに取り下げるべきであろうか。筆者は、取り下げようとは思っていない。適用の際の限界を設定し、取り扱いの留意事項を明確にするという範疇のことであると考えている。では、どのような留意事項なのであろうか。発達という概念が、発達すべき存在という観点になったときの問題点と同様、人間としての健やかさという目標を達成するために現在がある、そのために努力すべきだという観点を当事者に押し付けたときに、その人を理解することからは遠のき、その人に努力を強いて疎外し、病気や怪我あるいは障害に苦しむ人に対して、二重、三重の苦悩を引き起こす残酷な概念と化すであろうということである。つまり、「人間としての健やかさ」は、結果としての状態を浮き彫りにする際にのみ、有用な概念なのであると考えている。

要するに、どのような適用をすれば良いのだろうか。現在のところ、筆者は以下のように捉えている。人をかけがえのない存在として捉えることである。存在の次元では、居るだけで尊い、そのままのその人で十分、ということになるので、そこから出発してものごとを考える。そして、そうなることを強いる概念としてではなく、誰でもが有りえる可能性として、「人間としての健やかさ」概念を想定してみる。その人にとって、よりその人らしい「健やかさ」

を想定することが可能である、そのためには、周囲の者、ケア提供者は、どんな努力ができるのかを考える。人間として「健やか」であるには、今、その人が、何をしたいのか、何を必要としているのか、何を志向している存在なのか、自分たちは何を提供できるのか、という発想において、それを支える指針として用いていくときに、その人の自助力や主体性を生かすケアの提供がなされるであろうと考えている。

## 第4節 「つながりあういのち」の理念モデルの探求

「人間としての健やかさ」という概念は、意識性存在としての人間が、与えられた生をそれなりに受諾して精一杯に生きるとき、たとえ慢性的な病気や障害の中を生きていても、死に瀕していても、人間として「健やか」であり得ること、いや、それだけでなく、たとえ自己認識のできない人、あるいは意識のない人であってさえ、他者との関係において、他者によって健やかでありえるし、また、他者を生かす存在であることができるということを捉える概念であった。そこから、「つながりあういのち」という切り口が浮かび上がってきた。

### 1 「つながりあういのち」

#### (1) 医療の場での「つながり」の種々相

##### (a) 心身および他者とのつながり

人間は、心身不可分に関連しあった統合体として生きている。心と体の不調や回復は、相互に絡み合って同時過程的に進行することが多い。また、一方が他方の不調の原因になったり結果になったりしている。さらに、たとえば心身症や神経症の場合、人間としてのあり方を是正することによって、身体的・精神的な健康が快復されるばかりでなく、人間存在としてのより良い健やかさに到達できると考えることもできる。そして、心身症や神経症の原因が、個人の乳幼児期の対人関係に求められる場合もある。特に、初めて人間関係を結ぶ相手であり、また生存の鍵を握っていることが多い「親」との関係のあり方が重要だとされている。それが、のちの心身の健康を左右するほどに影響力をもつと言われている。また、個人の学校や職場での対人関係がストレスとなって発生する心身の病気もあるし、逆に、心身の不調ゆえに対人関係がギクシャクしてストレスを倍加することもある。あるいは、たとえば離婚がきっかけで病気になることもあれば、病気が原因で離婚騒動が起こることもある。そして、それらの両方が絡み合って、原因であり同時に結果である場合が、おそらくはもっと多いであろう。

### (b)「集団内相互関係」におけるつながり

心身が不可分に絡み合って存在し機能しているように、社会的存在としてのわれわれは、身近な他者と心理的に不可分とも言えるほどに相互に関連し合って生きている。人間は「関係としてのみ存在する」と説く立場さえある。また、防衛機制について考察したとき、個別的な心身としても、対人的関係においても、さらに集団としても、様々な形で、自らの崩壊を免れそれを維持する方向に向かって機制が働いていることを指摘した。そして、「崩壊を免れ、自我や人間関係を維持しようとする真の動機は、もしかしたら〝自分も相手も健やかでいたい、より健やかであって欲しい〟という人間存在の叫びなのではないだろうか」とも述べた。

集団も、あたかもパーソナリティ(人格)をもった存在であるかのように機能することがしばしばある。たとえば、集団そのものが全体としては自らを維持する方向に向かうのも、また、危機的状況でさまざまなバランス機能を発揮するのも、さらに、集団が成員に圧力をかけたり同調させたりして徐々に各々独自な雰囲気を形成するのも、いわば生命をもったひとつの独自な生き物のように集団が機能することの証拠と言えよう。

有機体におけるホメオスタシスのような機能を持った存在としての集団を理解するのに有効なのが、「システムとしての集団」という見方である。システムとしての見方では、集団の時々刻々の変化を、要素間の因果関係によってではなく、さまざまな側面のパターンとして把握する。ある側面のパターンに変化が生ずると、側面同士が絡み合っているので、集団全体が影響される。この集団の変化を成員個々人のレベルに戻して捉えるならば、システム内の各人の変化となっている。

### （c）家族システム内の個人

システムという捉え方は、患者とその家族への見方と援助のあり方に対しても、多くの示唆がある。筆者の体験としては、かねがね、医療の場での協働者としての自分と、患者の家族としての自分との間に矛盾とギャップを感じてきた。たとえば、患者が日用品に不自由したまま、あるいは、淋しがって家族の面会を待ちあぐんでいるのに接すると、協働者としての筆者は、家族は何をしているのかと責めたい気持ちが起こる。特に、奥さんや娘さんや母親はなぜ来ないのかと思ったりする。つまり、病人を中心に家族を見ているのである。また、女性に対して、まず病人を世話すべき責を負わせている。しかも家族の個々の事情があることを知的には理解していても、感情的には、そのような妻や娘や母親をもつ患者が可愛そうに思えたりしてしまうのである。一方で、患者の家族としてのさまざまな経験の中で、こうした見方がいかに一方的で理不尽に患者や家族を苦しめるかを味わってきた。

医療の場では、医療従事者からの助言にあまり応じず、患者を見舞わない家族に対してどのように働きかけるかという問題がときどき生ずる。両者の矛盾した立場を経験した者として、筆者は最近、「見舞いに来させようとしないこと」が一番の解決策だと思っている。なぜなら、家族が病気になったとき、多くの人はすでにその事態に苦しんでいる。十分に世話をできなければ、たとえ正当な理由があっても、自分を悪い妻（夫）、冷たい娘（息子）、あるいは駄目な母親（父親）と見なして自己評価を下げてしまいがちになる。患者心理の陥穽ならぬ患者の家族の心理的陥穽に陥るのである。そういう心理状態にある家族メンバーは、すまない、申し訳ないという思いによって、かえって医療の場の敷居を高く感じてしまう。どんなにことばを選び優しく言ったとしても、医療従事者側の本音が、「何とかしてもっと世話をさせよう、見舞いに来させよう」という意図であるならば、家族メンバーの心に刺として突き刺さったり、痩せ馬に鞭打つような結果に終わるであろう。結局、医療従事者の目的は果たせないことになるのみならず、患者や家族の苦痛を倍加する働きをしてしまう。

患者の家族も、患者と同様にひとりの個人である。家族の各々は、患者の病気を治すための手段として存在しているのではない。たとえ病人であっても、大切な人を犠牲にして幸せになるというものではないだろう。また、家族の側も病人の犠牲の上に、自分の幸福を追い求めて幸せになれるものでもないであろう。「患者を含む家族のメンバーが、それぞれらしく生き生きと生きられるとき、患者もまたこころの平和と真の安らぎを得られる」ことは、「システム」として家族を捉えるならば自明のことではないだろうか。

患者の心身の真の安らぎのためにも、また、医療の場を通じて社会の人間尊重の気風を実現するためにも、患者を含む家族をシステムとしてどのように捉えるかの工夫が大切である。そして、病気を契機として、患者を含む家族メンバーの各々の人間性が高まる、あるいは深まるような援助のあり方を模索することが、極めて重要なことであろう。全米ホスピス協会によるホスピス・プログラムの取り決め（1988年8月）には、患者と家族とを一体のものとして捉えること、患者の死後、遺族に対して死別の援助（bereavement care）を行なうこと等が含まれている。この視点は、何もホスピスに限って必要なのではあるまい。

### （d）「集団間相互作用」のつながり

医療の場を、各システム間の相互作用の場として捉えることもできる。この捉え方は、病院管理、看護管理、あるいは患者の管理などにも有効であろう。ひとつの病棟と他の病棟、病院内の職種や部門と他のそれらとの関係などを、一つのシステムと他のシステムとして捉える。あるいは、病院を、種々のそのようなサブ・システムを含む上位のシステムとして見る。さらには、医療全体を、医療システムとして把握する。ただし、ここで言う「システム」は「ひとりずつの人間からなる集団」を意味している点で、建築や経済などでいうシステムとは異なる。集団のこの捉え方は、集団間に起こる葛藤や協力の姿、それが起こる条件、それらの2つの集団が及ぼす他の複数の集団へのさまざまな影響等を理解しやすくするであろう。

日常的な場面で、相手の集団との葛藤によってかえってひとつの集団がまとまったり、あるいは相対的に弱小な方の集団にスケープゴート的ないじめが生じたり、それらの波及が院内のあちこちに広がったりしていることを経験することがある。現代における非行や犯罪、あるいはストレス性の疾患や若年性の慢性疾患の増加、家族の絆の弱まりなどさまざまな現象の背後にあるものを、システムとしての集団間のつながりから分析することも可能であろう。それらを、社会が全体的に相互に影響し絡まりあって出現させている社会病理として捉えることができ、問題の解明と改善に対して有効であろう。

### (2) 心身・対人・システム・風土・自然・時代とのつながり

「生と死」や「選択と喪失」のつながりは第4章において述べたので、ここでは深入りしない。むしろ、それ以外のさまざまなつながりが相互に絡まりつつ、綾なす織物として人生を展開させていくさまを考察しよう。

人間は誰でも、それぞれが何らかの意味での幸福を得ようとして生きていると言えるが、自己完結的に自分だけの幸福を追求しても、それは得られない。むしろ、自分が生きていると同時に、他人を生かすようなあり方をすることによって、はじめて、逆説的に幸福が掌中に入ってくる。同様に、心身の健康は極めて大切な価値であるが、しかし、自分の健康を得ようとか身体を回復させようとかとあがいても、あるいは自分の心の安らかさを得ようと焦っても、それのみを第一の目標として望むなら、めざすものを手に入れるのは難しい。自分自身の「健やかさ」だけを目標とするのではなく、他の人々の健やかさを助長するような自分自身のあり方を求めるときに、はじめて自他の「健やかさ」が実現されるのではなかろうか。

## 2 引き継がれるいのち

いのちのつながりの中で、人は、ケアをすることによって、結果的に自分自身がケアされており、ケアされることによって結果的に相手をケアしていることにもなっている。このような相互関係は、人間同士に限らず、集団対集団、そして物質的な細胞レベルに至るまで、さまざまな地球上のつながりあいの中で起こっている。動物や生物のレベルにおいてさえ、次々と「いのちが流れて」いるかのようにつながっていることが知られるようになっている（福岡 2007）。分子生物学を専門とする福岡氏は、１９４０年当時はほとんど注目されることのなかったR・シェーンハイマーというユダヤ人科学者の研究を紹介している。それは、同位体（アイソトープ）標識法という方法で元素に目印を付け、その元素を含むアミノ酸（食物）を作り、ネズミに食べさせたところ、その元素は、生体のあらゆる組織の中に取り込まれていたという実験である。そのことから、食物が単なるエネルギーとして生体の中を通り過ぎるのではなく、身体中のあらゆる組織に入り込み、生体のあらゆる分子は食べ物の分子と絶え間なく入れ替わっていること、そして入れ替わった生体の組織が体外へ排出され、あるいは食物連鎖によって他の生物に取り込まれていくこと（無生物にも循環されること）を指摘した。生体のすべての分子が食べ物の分子と絶え間なく入れ替わり、全体として流れていることを、シェーンハイマーは、「動的平衡」と名づけているが、生体は自転車操業のように、絶え間なく自らを分解して、それを置き換えているのである。福岡氏によれば、生命現象は発祥した時から、この方法によって生き延びて今日に至っており、それこそが生命現象であり、個体がある年限が来て、この置き換えができなくなっても、次の自転車に引き継いで走り続けてきた。つまり、限りなく広くつながりあい、また長くつながって生きながら、個別にはある年限が来れば、必ず死を迎える運命にあるということである。

しばしば言われることであるが、死を迎えるにあたって、いわば「死を生き切って」健やかにあの世へ行くには、何らかの希望がその人を支える必要がある。ある人にとってはいのちを受け継いでいる元気な孫たちであり、別なある人にとっては、後世に引き継がれている仕事であり、また他の人にとっては、芸術作品としてあるいは趣味の作品として残される自分自身であったりする。

## 3 「つながりあういのち」という理念モデル

以下に少し粗野にして大胆な試みになるかもしれないが、以上を踏まえて、仮説的なモデルを模索してみる。十分な詰めができていない段階で提示することの是非はあろうが、研究の将来の方向を探る試みとして記載しておこう。

### (1)「こころのケア」の研修と実践

最初に、筆者が「つながりあういのち」という理念モデルを模索することになった背景と動機について述べておきたい。

医療の場における患者と家族の理解とケアを模索する中で筆者が取り組んだのは、米国の州立大学病院における実践的な患者や家族の「こころのケア（psychological / spiritual care）」の研修に参加することであった。十数年前まで、日本においては聖路加国際病院に臨床牧会訓練という研修プログラムがあったが、１９９３年当時、国内にそうした機会がなかったので、米国において病院付き牧師（チャプレン）を養成するために組織的に営まれている研修プログラムに参加したのである。このプログラムの名称は、ＣＰＥ、すなわち、Clinical Pastoral Education と言い、患者や家族、そして医療従事者たちのスピリチュアルな側面のケアにあたる専門家を養成するためのものである。米国では、ミッション病院はもちろん、州立病院であってもほとんどの病院にパストラル・サービスという部門があり、専門家として牧師が配属されている。

日本人の患者と家族あるいは医療従事者も、何らかのスピリチュアルなケアを必要としていることは当然だと筆者には見えるが、現状においては、スピリチュアル・ケアを魂（たましい）のケアとか霊的ケアと日本語にしても、人々の合意が得られるわけではない。また、筆者は心理学を専門にする者であって、魂を扱う牧師でも僧侶でもない。しかし、日本人にとっても、何らかの〝その〟次元、すなわち、「スピリチュアルと称すべきであって、しかしその語を使用し難い次元」に対するケアが必要だと考えている筆者を含む周囲のこころの専門家たちが、１９９０年代にこれを何と呼ぶか、困惑し苦肉の策を練った結果が、英語では、psychological / spiritual care、日本語では「こころのケア」と称することであった。それによって、わが国では、未開拓なこの分野に名称を与え、試行錯誤を行ないつつ、とりあえずの市民権を得ようと努力することになった次第である。

英国とともにこの分野の進んでいる米国は、国家の成り立ちそのものが宗教の自由を求めてヨーロッパから北米大陸に渡った人々に始まっているので、伝統的にキリスト教徒が多い。したがって、一般市民を含めて誰でもが、患者や家族は、４つの側面のペイン（苦痛）を抱えているということに同意する。すなわち、病気や怪我によって、Physical（身体的）・Psychological（心理的）・Social（社会的）Pain に加えて、Spiritual Pain を有しており、それらをケアされなければならない、ということを当たり前のように合意しているのである。したがって、病院ではキリスト教のさまざまな宗派だけでなく、他の宗教の患者や医療従事者に対応できるように人材が配置されている。筆者を受け入れてくれたペンシルヴァニア州立病院においては、１９９３年当時、病院のチャペルが手狭になって改築していたが、キリスト教だけでなく、イスラム教にも、仏教にも神道にも使用できるようにと祭壇が工夫されていた。どの患者も、当然必要としているスピリチュアル・ケアを、いつでも必要なときに、平等に受けられるようにという目的からである。

そしてまた、牧師の資格をもたないだけでなく、そうした修行をしたこともない筆者を、臨床心理士であること、看護大学の教員であることから研修生として受け入れ、しかもことばのハンディキャップのある筆者が基礎コースを修了できるように、さまざまな教育的支援と訓練とを施してくれた。プログラムの内容もさることながら、筆者が学ばせてもらった重要なことのひとつは、そこに一貫して流れている理念と、それを具現する態度であったと思う。それは、患者であろうと医療従事者であろうと、病気が重かろうが軽かろうが、外国人であろうとことばが不自由であろうと、必要としていることには何としてでも応えよう、必要なときに必要なところで、その人に、その人が真に必要としていることを見いだすことをも含めて、援助を提供しようとするスタッフたちの姿勢であり、そこで一緒に学んださまざまな年齢と背景の5人の研修生たちの態度であった。

そしてまた、実際に、救急外来や手術室、あるいはICU（集中治療室）などの急性期の患者やその家族、内科や小児科の病棟、あるいは、癌病棟や老人精神科など、より細分化された病棟での患者や家族に対するケアのあり方など、さまざまな訓練プログラムが用意されていた。週1回のスーパーヴァイザーとの面接によって、そのつど、研修生の主体的な選択による個別的なプログラムを作成できるようなシステムができあがっていた。筆者の場合、日本人の精神科医が予めデンマークの知人に紹介してくれていたので、デンマークでの研修も含めたプログラムが作成された。その結果、米国とデンマークにおける医療システムの相違と、そこから生ずる「こころのケア」の相違、日本も含めた国民性、宗教性と医療におけるケアの諸相を学ぶ機会に恵まれた。

こうした経緯から、日本人における「こころのケア」を医療の中でどのように築き上げていくかが、筆者の次の課題となった。そこで、日本人を対象とする「こころのケア」の具体的実践とそのシステムづくりに対して、いささかでも有効な「こころのケア」のモデルを探求することになった。それらの体験を踏まえながら、上述してきたような研究において見いだされた知見を整理して、仮のものではあるが、以下のモデルとして提出したい。

## （2）「こころのケア」のための概念モデルの開発

目的として掲げたのは、さまざまな状態にある患者と家族（そして医療従事者）の理解とケアのための照合枠として使用できる、仮説的概念モデルを見いだすことである。できればそれは、ケアのための計画立案・実施・評価の指針ともなり得るものでありたい。それは第一に、個別的な問題の分類・査定や介入方法を選別するために役立ち、また、第二に、状況の移行に沿って連続的にスケールとして使える包括的・統合的なものである必要があると考えた。モデルを試作するに当たって、以下の（i）から（iv）の方法を組み合わせた。

（i）第1章から第5章において、意識的あるいは暗々裡に採用されていた「人間観」を、上記の目的に照らして整理し直す。

（ii）土台として、先人の概念モデルを検討する。まず実存心身医学者の高島博氏による概念モデル（高島 1989）を、筆者の研修体験や日常の経験と重ね合わせて吟味・検討し、仮説的な模式図を作成する。フランクルは、従来の「心・身」という2次元的な人間理解に対して、「心」の次元を動物と人間に共通の「心理」次元と、人間独自の「精神」の次元に分け、3次元的人間像を示し、「ロゴセラピー」は、主として「精神」の次元に働きかけるとした。高島はこれを発展させ、心身の「身」の方も2つに分けて、構造的な「体理次元」と機能的な「生理次元」に分け、合計4つの次元に区別した。そして、「体理」「機能」「心理」の3つの次元は「科学」の対象となる領域であり、「精神」次元は「哲学」の扱う領域であるとしている。

（iii）仮説的概念モデルの作成。図5－8は、高島の著書『人間学』（1989）の中の図を、筆者が少し修正して作図したものである。この概念枠に沿って、本書の第2章から第4章で述べた人間理解とその事例を当てはめてみると、次の①から⑤のようになる。

① たとえば心筋梗塞疾患者は「体理次元」の不可逆的な変異を伴っている。

② 心身症の人々は、主として「生理次元」の不調である。

③ 患者が、葛藤に満ち自己防衛的にならざるをえない等、独特な心の動きに陥るのは、主として「心理次元」の混乱である。

④ 自分の病気の意味を問い、運命的に与えられた苦境においてそれを主体的に引き受けて生きようとするのは、「精神次元」の働きである。

⑤ 高島は、ハイデッガーの「世界内存在」や孔子の提唱した「仁」に言及して、「社会的次元」を設定している。前章までの本研究の結果においても、社会的存在としての人間が浮き彫りになっている。また、筆者の過去における取り組みが必然的に「医療人間学」構想（木村 1990/1992/1994）へと発展した理由のひとつもそこにあった。

⑥ さらに高島は、人間の「心」には、少なくとも3種類の異なる概念、すなわち、「心理」と「精神」の他に、宗教家たちの言うところの「不滅の魂」があると述べ、ロゴセラピーには不滅の魂は含まないとされるが、フランクルによれば、宗教次元に門戸を開いておく考えが保持されていると指摘している（高島 1989）。

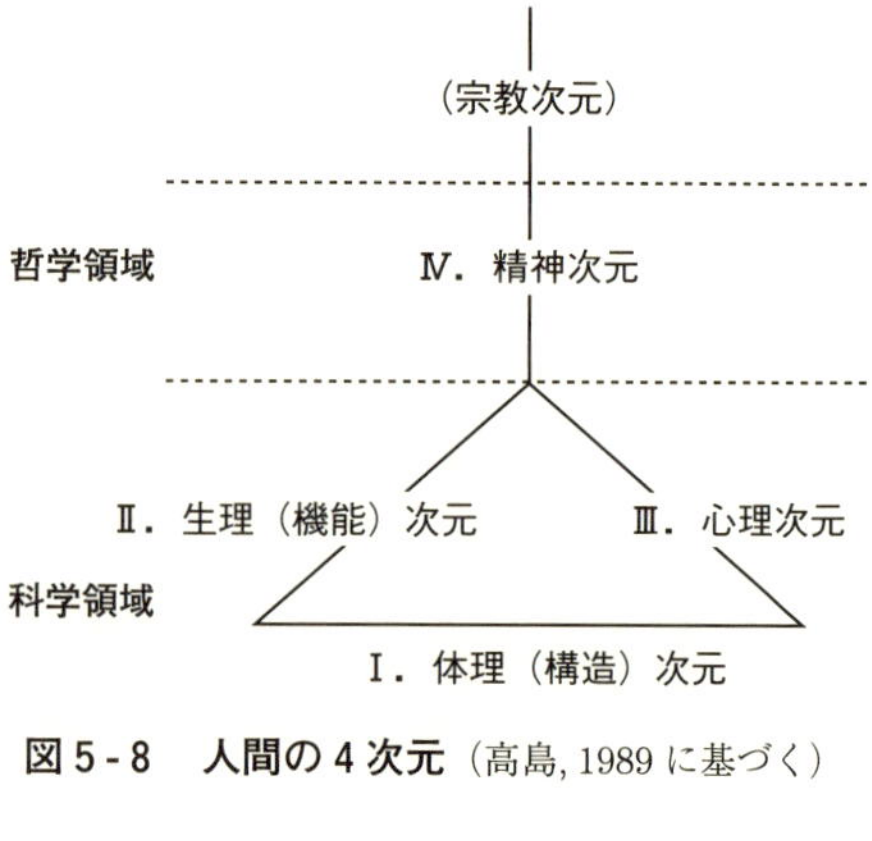


**図5-8　人間の4次元**（高島, 1989 に基づく）

（iv）次元の追加。本節では、つながりあういのちの姿を強調し、空間も時間も超えて「いのちといのちがつながっている」ことを述べた。そこにおいては、「社会的」次元と「宗教的」次元とを同時に論じる必要があった。また、第3章において「偶然の必然的なつながり、使命に生きる生、問われる存在」等の用語によって表現しようとした内容は、通常は宗教次元で解釈される出来事や事柄を、「科学あるいは哲学としての心理学」の次元で説明しようとする試みでもあった。そして、心理臨床の場では、時には無視できない事柄としてこの種の問題、すなわち、必然的に見える偶然の一致というような事態に遭遇することがある。前出のCPE研修や日常体験に照らしても、宗教次元を人間観の中でどう位置づけるかは重要な課題である。

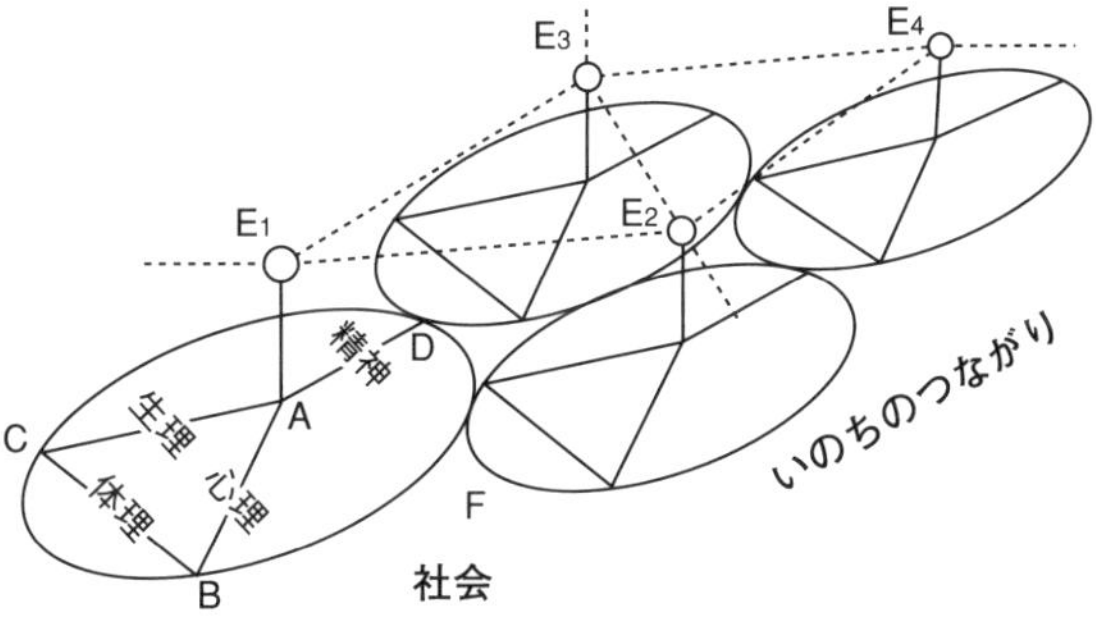


**図5-9　人間の6つの存在次元の仮説模式図**（木村, 1994）

以上の検討の結果、医療の場におけるどんな状態にある人にも当てはめて使用できる人間観の試験的な概念模式図を作成した。上に述べた「体理・生理・心理」の3つの次元は当面このまま借用することにし（高島 1989）、今回の概念モデルでは、上記に基づいて2つの次元を追加した結果、図5－9のようなものとなった。その際、次の（a）および（b）について吟味・検討した。

**（a）「人間としての健やかさ」の位置づけ**

まず、「人間としての健やかさ」概念をどこに位置づけるかの検討を行なった。自覚的・反省的に自己を認識できる者にとっては、必要に応じて現実をありのままに把握することや自分の無意識的な部分を意識化する努力、病気や死への歩みを引き受けて生きる主体性・責任性や志向性の中に「健やかさ」が認められる。また、前章までに、重症心身障害者や乳児、後天的に疾患あるいは治療の副作用のために、明瞭な形で自己を自覚的に意識できない場合、与えられた運命的な限界状況において精一杯に生きることの中に、意識的・主体的に生きる者と同価・同等な「健やかさ」を見いだした。つまり精神次元の活動が奪われていても「健やか」であり得ることを見た。三條と木村（1993）は、「人工呼吸器を装着した児の母親の体験」について報告した際、意識のない第2子の世話をする母親Hさんの体験を通して、「他者を健やかにすることによって健やかであり得る」生命の姿や「相互に関わりの中で生かされている」人間存在の姿を浮き彫りにしている。

図5－9の円で囲まれているのが個体であり、それらが他者と接点をもつ。これは高島の社会的次元の模式図と同じ考えであるが、しかし、本書では、「体理・生理・心理」の3つの次元のどこかに不調があっても、精神次元で健やかであり得るし、精神次元に不調があっても健やかであり得るので、人間存在の中核になるような「健やかさ」を仮定して、図の三角形の頂点「A」に接点をもつ第三次元の空間にA－Eを描いた。

これは、既成の概念で置き換えると何だろうか。学者や理論によっては力やエネルギーの源と見るかもしれない。たとえば、フロイトのリビドー、ロジャーズの成長動機、マズロウの自己実現の動機といくらか類似する概念として扱われ得るかもしれない。あるいは、魂《たましい》とでも称すべきなのだろうか？　それとも東洋医学で言う「気」のようなものだろうか。

そして、個体としての「ABCDE」を統合的に呼ぶには、もはや、こころの次元だけではないので、とりあえず、「いのち」と呼んでおこう。さらに、この「いのち」は、個体完結的存在ではなく、つながりあい生かされあっているので、社会的次元（F）はもちろん、宗教的次元（たましい？　気？）すなわち、「$E_1$－$E_2$－$E_3$－……」を結ぶつながりがあると想定される。これらを「いのちのつながり」と称しておく。

### （b）目的に掲げた「ケアの指針」になるかどうか

この仮説モデルは、患者と家族あるいは医療従事者の状態の査定のための手がかりとして使用しうる。たとえば、ある患者について主な問題はどの次元か、医療従事者の働きかけとのズレはどこに生じているか等の参照枠となる。それはおのずから、介入計画やその実施・評価の指針となりえる。

この人間観の概念モデルでは、誰かが誰かを一方的に助けるという概念はふさわしくないので、援助ではなく「ケア」と呼んでいる。ケアは相互に心に懸け世話をし合うことによって実現されるものだからである。したがって、「こころのケア」のあり方から出発して、「いのちのケア」と称されるものに到達していることになる。そして、そのケアは本来「AからFのすべての次元」に（各々の次元に対しても、統合的にも）向けられてしかるべきものである。したがって、このケアを具現していくには、学際的取り組みが必要である。また他方で、この「人と人のつながりの模式図」は、第2章で引用した「末期の癌もその人のひとつの〝個性〟と捉えてはどうか」という進行性筋萎縮症患者の伊藤健治氏の提案や、「先ず障害を受け入れて、その中で何かをせよ」と発想する援助者からの無理解を訴えた得永幸子さんの主張（『「病い」の存在論』）に端的に示されているような、従来の援助観のもつ問題点を見直すためにも役立つのではないだろうか。

日本人への「いのちのケア」にとってはどうであろうか。筆者が、先に述べたＣＰＥ研修で体験したのは、上記の「Ａ－Ｆを中心とした〝いのちのケア〟」の西洋文化におけるひとつの形と考えられる。キリスト教を前提とした米国の psychological/ spiritual なケアシステムから何を学び、日本の文化背景（しかも多様な副次文化）の中で「統合的ないのちのケア」をどう実現していくかは、今後の大きな課題である。

このモデルは、すでに西洋と東洋の両方の人間観・自然観をモデルとしているので、上記の「Ａ－Ｆのいのち」概念は、キリスト教や仏教の「この世と来世のいのち」でもあり得るし、「いのちは気」であり、「宇宙は気で成り立っており、気の流れの滞りが病気である」との捉え方にも馴染む。

この概念モデルにとって、ケアの実践における「いのちのわがまま性」や「いのちの流れ」（神田橋 1990）という見方が大いに示唆に富む。すなわち、いのちは本来、それぞれの「いのち」そのものの流れをもっており、自然がその方向へと導いているといういのちの捉え方である。だから、ケアにおいては、それらに逆らわないで、自然のなせる業を大切にしていくことが重要であるという実践の方針と技法である。

以上のような、「Ａ－Ｆのいのち」概念や「いのちは気」であり「気の流れの滞りが病気である」などの考え方に遭遇すると、研究に先立って検討してあった「こころ」の語源が思い起こされる。まず、漢字の「心」という文字は、心臓を描いた象形文字であった。そして、「古代人は精神活動のもとは心臓にあると考えたので、こころの意となり、物事の中心・重要な所の意」となったという（『新漢和辞典』）。そして、心理学の語源は、ギリシャ語の psyche と logos であり、「psyche」は「いき、生命、魂」という意味を有し、プシュケーは、「プシュ」という息を吐く擬声語であったという。英語の「spirit」の語源は、ラテン語の「spiritus（微風、呼吸、魂、精神）」で、「spirare（息をはく、呼吸する、吹く）」という動詞から来ていて、スパスパ、プップッと吸ったり吐いたりする息の擬音とされている。さらに、こころを意味するドイツ語の「Atem」やサンスクリット語の「atman-」も、語源は、「アー」とか「ハー」とかいう呼気の擬音であり、ラテン語の「anima（微風、呼吸、魂）」や「animus（生命、魂）」も「an-」を語根にもつ「いき、魂」を意味する単語であった（渡辺（編）1992）。

「こころ」ということばの語源が、息を吸ったり吐いたりする擬音語であったり、息そのものであったり、あるいは微風であったりするということは、古代の人間が経験的にこころをそのようなものと捉えていたことを示している。そして、息をしているという生命現象がこころと考えられ、また、それが「いのち」とされていたことになる。また、上に見たように、息をする擬声語としての「こころ」ということばの中には、同時に「生命や魂」という意味もある。そうであれば、よりよい「こころのケア」を模索するとき、生命や魂を含めても、古代の人々にとってはむしろ当たり前であったのではないのではなかろうか。『ことばコンセプト事典』（渡辺（編）1992）によれば、これら全体のコンセプトは「肉体に捉えられた、生命の風」とされている。

これらの知見を踏まえて、あらためて、図5－9の「人間の6つの存在の次元」上にあげた「AからFにわたるいのち」の概念を見ると、それほど奇異な感じがしないのではないか。とくに、「A－E」というEが上に突き出た立体的なモデルを想定しているが、これらの「$E_1$－$E_2$－$E_3$－……」を結んでいるのが、息であったり微風であったりするとしたら、いのちのつながりという概念もすんなりと納得がいきそうである。そして、そうした現象の背景にあるものを、「気」と呼ぼうと「こころ」と呼ぼうと、「いのち」と呼ぼうと、あるいは「魂」であったとしても、それほど不思議ではないだろう。

## 第5節　ヒューマン・ケア心理学の模索

### 1　日本ヒューマン・ケア心理学会の立ち上げ

「いのちの健やかさ」と「つながりあういのち」という概念によって、医療の場の患者と家族の生きている姿を捉える観方を検討していると、それらがかなり抽象的な概念であり、医療の場において実際に具体的に使用するには、難点も多いことに気づかないわけにはいかなかった。医療の場の人間尊重へ向けて、あるいは日常生活でも心の面でも苦しみの多い患者と家族のために、異なる角度から何らかの役に立つようなことはできないものだろうかとあがいていた。

筆者は、「人がどんな状態にあっても、それぞれの人がその人らしく生きられる医療の場とはどんなところか。そしてそれはどのようにして実現可能となるのか」という問いのもとに、医療の場における人間性の尊重を心理学の角度から検討しようとしてきた。そして、この「医療の場」を、「生活の場」あるいは、それぞれの人にとっての「居場所」というような意味合いに広げる必要を感じてきた。

すなわち、今の高齢社会にあって、誰でもが何らかの心身の不調を抱えて、医療の場と接点をもちながら生活をするようになっている。そして一方では、緩和ケアの技術の急速な進歩と医療政策や福祉施策の転換によって、死の間近に迫った病人であっても在宅で過ごすことができるようになり、病者や障害者が地域で生活するようになった。高齢者であれ、ターミナル期の病人であれ、障害を抱えた余命の短い難病患者であれ、残り少なくなったと感ずる命の最後の時をどう過ごすかは、その人にとっても家族にとっても、重要なテーマにならざるを得ない。地域で生きる患者や家族が、少しでも質の高い生活を営めるようにするにはどうしたらよいかと問うならば、医療のあり方だけでなく、それぞれの人のニーズに合う住居や生活用品の改善や工夫、人間味のある介護の量と質の保証、人とつながっていたいという対人的な欲求の充足、病気や障害を受け止めていかに生きるかという自分自身との折り合いのつけ方など、さまざまな問題の解決に取り組む必要がある。

こうした課題に直面して、心理学の立場から何ができるかと問うとき、そのひとつの試みとして「ヒューマン・ケア心理学」という構想にたどり着き、それぞれの必然によって集まった仲間とともに学会の立ち上げの一助を担わせていただいた経緯がある。ここではまず、筆者にとって新たな学会を必要と思うに至った背景について述べる。そして、広範な趣旨をもったこの学会の設立の意図について説明しておこうと思う。

必要性の背景には2つの側面がある。ひとつは、患者や家族の身体的・心理的・社会的ニーズに包括的に応えるためには、医療や看護の専門家をはじめ、法律・経済・建築・人間工学・社会学・社会福祉学・哲学・倫理学、心理学など、さまざまな専門分野の力を必要とする。それらの学際的な対話を可能にする場をどのようにして形成するか、そして、それらを実践に結びつけるにはどうするのかという課題が生じるが、これはすぐには解決できることではない。せめてもの蟻の歩みの一歩として考えられたのが２つ目の、心理学の幅広い専門分野、すなわち、生理心理学、認知心理学、動機や欲求・パーソナリティに関する心理学、社会心理学、文化心理学などを包含する心理学のテーブルを用意することである。さまざまな場においてそれぞれの人が解決を必要としているテーマをこのテーブルに載せて、参加可能な種々の専門分野の人々が集まって検討する。そういう心理学の領域横断的なコミュニケーションが可能になれば、いくらかでも前進できるのではないかという願いがあったのである。

学会設立の趣旨に則って言うなら、関連する諸学の対話の場としての学際的なヒューマン・ケア研究であり、細分化されている心理学の専門家同士の対話のための場の開拓である。将来はヒューマン・ケア学会と称するにせよ、当初はまずは可能なところから、心理学の諸領域を結集するために「心理学」という専門性を明示する呼称を用いたのである。そうしたわけで、日本ヒューマン・ケア心理学会の設立趣意書には「〝看護・介護・世話〟などのヒューマン・ケアにかかわる諸現象を心理的な取り組みによって解明し人間の健康及び福祉の向上を支援する」と記載されているのである。

以下、人が生まれて、生きて、死を迎えるという発達の軸にそって、上記に述べた「ヒューマン・ケア」という概念を考察したい。なお、以下は、木村（2006）を転載している。

## 2 ヒューマン・ケアの視点

### (1) 生涯発達および病気の各段階における心理とケアの視点

医療におけるヒューマン・ケアのテーマは、乳児であっても、成人であっても、あるいは高齢者であっても、そして一過性の病気であろうと、慢性疾患の患者であろうと、死に直面していようとも、それぞれの人がその人らしく生き生きと生きられる居場所がどのように見出されるのか、あるいは提供できるのかである。患者と家族の心理的な理解には、人がこの世に生を受けて成長し、成人期を経て高齢者となり、やがて死を迎えるという生涯発達的な観点をかかすことができない。人間の生涯発達の各段階において、それぞれの健康（病気・死への）状態における対処行動があり、患者や家族に対して必要なヒューマン・ケアがあるはずである。

### （2）「ヒューマン・ケア」と「成長」という概念

これまで自明のことであるかのように「ヒューマン・ケア」ということばを使用してきたが、少し吟味をしてみよう。手近な辞書から「ヒューマン（Human）」の訳語を抜粋すると（『新英和大辞典』）、形容詞として「①人間の、人類の、人の、人間に関する（属する）、人間特有の、人間のような、②人間から成る、人である、（以下は省略）」とされる。次に、「ケア」については（『カレッジライトハウス英和辞典』）、「①世話、保護、介護、ケア、管理責任、②用心、注意、配慮、（以下は省略）」である。これらを参照すると、とりあえずヒューマン・ケアとは、おおよそ、人間の世話（保護・介護）、人間特有の世話・配慮・介護などを意味することになろう。ところで、この「人間の」とか「人間特有の」という場合、「人間」をどのようなものと見なすのか（人間観）によって、必要とされる「世話やケア」が異なってくることになる。

たとえば、エリクソンは、「同一性」の獲得を理論の中核にしているが、それは、自分が誰かというアイデンティティの形成を意味している。また、エリクソンは発達段階の最終段階である第7段階の発達課題は「生殖性対停滞」であるとし、この段階における中心テーマは「ケアをすること」であるとした（Erikson, 1963/1977）。彼の言う生殖性とは、文字どおり親として子どもを産み育て子孫を残すことだけではなく、職業において他者の世話をする、後輩を育てる、思想や芸術作品を残すことなども含まれている。

哲学者メイヤロフは、『ケアの本質』（Mayeroff, 1971/1987）の冒頭で、「一人の人格をケアするとは、最も深い意味で、その人が成長すること、自己実現することをたすけることである」と述べ、また、「他の人々をケアすることをとおして、他の人々に役立つことによって、その人は自身の生の真の意味を生きているのである」と述べている。そして、著書の中の一節「他の人をケアすること」において、「自分以外の人格をケアするには、私は、その人とその人の世界を、まるで自分がその人になったように理解できなければならない。私は、その人の世界がその人にとってどのようなものであるか、その人は自分自身に関してどのような見方をしているかを、いわば、その人の目でもって見てとることができなければならない……」と主張している。これは、まさにロジャーズをはじめとする多くの心理カウンセリングにおいて重視されていることのひとつである（Rogers, 1957/1966; Combs & Snygg, 1959/1970）。

メイヤロフの著書にはわれわれが同意でき感動することが盛りだくさんであるが、次の一節については、ケアを実践している人の背景をなす人間観によって微妙に見解が分かれる可能性がある。「自分がケアをしているのかどうかを見きわめるためには、自分のすること、感じること、意図することを観察するばかりでなく、私の行動の結果として相手が成長しているかどうかをも、見なくてはならないのである。── 中略 ── そのうえで基本的に成長が認められなければ、いかなることをしていたとしても、私はケアをしていることにはならない。」この「成長」という概念をどのようなものと見なすのかによって、議論が分かれるのではないだろうか。たとえば、高齢者をケアする人々であって、エリクソン流の発達課題「統合対絶望」を信奉するとすれば、次第に退歩する心身の機能を「生涯発達における自然な成長」と捉えることができるであろう（エリクソン、前掲）。機能の衰退のあとに待つのは死であるが、対極にある「絶望」という危機を乗り越えて人生を「統合」するとはどういうことであろうか。エリクソンにとっても実存哲学者にとっても、暗黙の前提は、絶望を克服して絶対者に自分を全面的に委ねることができるならば、統合を達成することになる。そういう見方をする場合は、人間の死は、「成長」であると言えるかもしれない。しかし、米国においても決して統合に至っているとは思えない死の場面があるし、われわれの文化の中で、高齢者が統合に至るように援助するというような議論はあまりなされていない。

人生の終局点をどのように描くべきであろうか。筆者自身は、人間を成長可能な存在と見ることには進んで同意するものの、「成長すべき存在」、あるいは「発達課題を達成すべき存在」と捉えられているような臭いがする際には、そのこと自体のもたらす人間疎外に警戒せざるをえない。たとえば、十数年前のことになるが、ある研究会において、当時はまだ数少なかったホスピス病棟の医師と看護師から、カンファレンスで次のような検討課題が提出されたことがある。

余命幾ばくもなくなった男性患者Aさんに、数十年も会っていなかった妻が和解を求めて毎日面会に来ている。しかし彼は、頑固に拒否して会おうとはしない。善意のスタッフにとって、できればお互いに許し合ってこの患者に安らかな最期の時を過ごして欲しいというのが切実な願いであり、至極もっともな話ではある。検討の結果は、Aさんにとって一回限りの人生を、最後まで彼自身のものとしてAさんらしく生きることを尊重しよう、ケア提供者の願いではなくて、彼の願いを全面的に支えていこうという結論になった。そして後日談であるが、Aさんは、間もなく妻と会う気になったのである。ご理解いただけるであろうが、Aさんは、和解という課題を解決させられる対象としてではなく、よいケアの対象としてでもなく、安らかな死を迎えなければならない人でもなく、その人自身として理解され尊重され、かけがえのない命を生きるひとりの人として過ごすことができ、その結果、周囲からの圧力に抗する必要もなくなり、素直な自分と向き合う余裕が生まれたのであろう。このことは、ケアにおける逆説でもあり、ヒューマン・ケアにとって重大な観点でもある。

## 3　患者・家族の理解とケアの相互性

前述のメイヤロフは、「ケアの相互性」に関して、「ケアには相互性がある場合とない場合がある。事物をケアするとき、私がそれらに応じるようには、それらは私に応答することができない。――中略――私がバッハのカンタータを聴いて悦に入っているとき、音楽が自分をケアしていると考えることは、ケアの概念を極端に拡張しているのである。両親とそのごく幼い子どもとの関係も、やはり相互性のないケアの一例である……」と述べている。しかし、筆者は、たとえば、次のような場面での経験（三條・木村 1993）をとおして、ケアは必ずしもケアする側の能力や意図を必要とはしていないのではないかという主張をしてみたくなるのである。

ある病院で、長い間意識を失っており、人工呼吸器を装着して生きている男児B君に会ったときのことである。母親のCさんは、毎日この子のケアをするために病院へ通ってきている。この病棟には同様の状態の患児が数人おり、母親がときどき付き添っている子もいれば、教師が来訪する学童期の子どももいた。看護師も医師もすべての患児たちにごくあたり前のように声をかけ、治療や看護にあたっていた。

インタビューに応じてくれたCさんは、生まれてからこれまで病院を一度も出ることのできなかったB君の経緯を語ったあとに、この子は私たちの大事な家族です、小学生の長男にとってはかけがえのない弟であり、私にとっては、人の優しさを感じさせ、自分のもっている人への偏見に気づかせてくれ、生きることの貴重さを教えてくれている私の息子ですと言っていた。立ち会ったわれわれは、病院のスタッフと母親が子どもをケアし、子どものケアをする母親をスタッフが支え、母親同士が慰め合い励まし合っている、また、病院のスタッフが子どもの世話をする母親によって励まされていることを聞いて、素朴に感動し、人間存在の不思議さとそれへの畏敬の念を禁じ得なかった。そしてこの病院を清めているのは、もしかするとこの子どもたちなのではないかとさえ思ったのであった。

この場合、ケアとはケアする側の能力や意図によらないのではないか、「生きている」ことが本質ではないかと思えたのである。つまり、生きて居るだけで、その人の幸福を願う他者をケアすることが可能なのではないかという仮説を抱いたのである。

さらには、人は死んだあとにもなお、他者をケアする存在でありえるという体験がある。死後の安らかな顔や静かな姿によって、遺された者を癒すという側面である。死者となったその人が、あたかも、これでよい、私の人生に私は満足している、自分は幸せであったと伝えているように思えるとき、遺された者がその人のためにもその人生をすべて受け容れようという気持ちにさせられることがある。あれもしてあげられなかった、こんなことをしなければよかったと遺された者が嘆き悔いることは、かえってその死者をないがしろにするような、運命の計らいに対して自分の勝手な思いによって逆らうような気持ちを起こさせて、平静な安堵をつくり出すことがあるということである。特に、その死者が自分の居場所へ帰っていった、それによって喜んでいると感ずることができるならば、死者との永い別れが待っていようとも、その人がそこにいて見守ってくれているという感覚を遺族に遺すように思われるときがある。「供養」とは、人が共に養うと書く。供養する側が亡くなった人からケアをされるという側面も、当然なのではないだろうか。

こうしたことを考えると、ヒューマン・ケアとは相互的な行為であって、ケアをする行為そのものの中に、ケアする人を癒しケアをするということを含んでいるのではないだろうか。そうであるとするならば、ケアを提供する側は、相手を尊重し献身しようとする態度によってすでにケアされており、また、ケアを受ける側に即して言うならば、ケアを受けるということそのことによって、相手をケアしているという側面があるということである。

ヒューマン・ケア心理学の実践領域においては、こうした概念にも注目して具体的なケアのあり方が模索される必要があるであろう。

以上に、患者と家族の理解とケアのために何らかの視点や理念的支えとして役に立つかもしれない3つの理念モデル、すなわち、「人間としての健やかさ」、「つながりあういのち」、そして「ヒューマン・ケア心理学」について、模索してきた。しかし、これらはまだまだ試作の途中であること、そして何よりも忘れてはならないことは、人はひとりずつ異なっており、ケアする人もケアされる人もその時その場でかけがえのない一回限りの人生を営んでいるのであり、理念モデルは、そのいのちをより良く支えていくためにあるということである。

# あとがき

本書は、いよいよ筆者の手を離れて、読者の居る世界へと旅立とうとしている。

本書の執筆にあたり最初に構想として描いた内容は、患者の体験を、そのほんの一部分ではあっても丁寧に詳細に記述するとともに、ケアの提供について、実例に即して細やかに描き出し、患者と家族、そしてケア提供者が関係そのものの中で生き生きと生きる姿を浮き彫りにしたい、ということであった。さらには、ケア提供者のためのあるべき訓練プログラムについて、実践の一端にも触れようと考えていた。しかしながら、現実に本書において成し得たことは、本書の5つの章に記し得た事柄のみであった。

本書の執筆は、筆者にとって、自分で記載したことが自分に跳ね返ってくる体験の連続であった。たとえば、患者と家族を理解しケアするためには、自分の実存をかけて真摯にその場に居ることが大切だと記せば、そのようにできていない自分自身に直面することになり、そのようなことを言う資格のない自分自身とどう折り合いをつけるかという課題をつきつけられた。また、自分の非力さと無力さを認識し、それを直視して、なお逃げずにその場に居ることの重要さを説くとき、本書の執筆プロセスそのものが、筆者にとって非力と無力の中をどう生きるかという課題ともなっていた。不備ばかりが目立ってどうにもならない本書の傍らで、なお逃げ出すわけに行かずに困り果てて居たのである。

今想うのは、本書の執筆と完成へ向かっての日々が、苦しくはあっても、またとない貴重な充実した日々であったということである。この一年間、なけなしの余暇をすべて注ぎ込んだ感があるが、執筆の過程そのものが、自分自身の「生きることの理解とケア」の在り方であったし、「生きること」をどう理解するか、またそれに対してどのようにケアをするかという問いであった。

本書に託したかったメッセージの重さに比べて、筆者が十分には本書を育てきれなかったことを残念にも思い、また読者に申し訳ない気持ちでもある。そして、患者と家族の方々（あるいは患者の大切な人々／患者を大切に思う人々）の苦悩を、筆者がどこまで理解できているのか、どの程度にケアの実践ができてきたのかについても、心許ない限りである。

しかし、不備ではあっても、一応このような完成を迎えることができたのは、さまざまな方々の応援があってのことである。まさに、人とのつながりの中で、それらの方々に支えられたおかげで、頓挫寸前の本書が（そして私が）、生き延びたというのが実感である。


本書は、淑徳大学総合福祉学部の研究叢書として２００８年度の出版助成をいただくことによって刊行の運びとなった。本書執筆の機会を与えてくださった学長長谷川匡俊先生と淑徳大学に、こころより御礼を申し上げたい。また、研究叢書刊行の検討委員としての千葉浩彦先生からは、学科長としてもご多忙な中で多くの時間を割いて、本書の章立て（構造）や記述の詳細についてご指導を賜った。そして同僚の小川恵先生には、論理の組み立てと具体的内容の記載に行き詰まって助けを求めた際に、全体をお読みくださってさまざまなご助言をしてくださった。他にも多くの学内の先生方から、個別の記載箇所についてご指導をいただいた。そして執筆の過程で、職員の方々から励ましを頂戴した。これらの方々のご支援、ご配慮に対して、心より謝意を表したい。

本書は、東北大学文学部に提出した筆者の学位論文、「医療の場における患者と家族の心理学的研究」が基盤となっているが、論文作成に際しては恩師、故北村晴朗先生をはじめ、大橋英寿先生と畑山俊輝先生、その他東北大学関係の先生方にひとかたならぬお世話になった。

本書作成に至る過程においては、教育の場で、研究の場で、また心理臨床の場で、いわば筆者の半生とお付き合いいただいたさまざまな方のお力をお借りしている。特に、心理臨床の領域に関しては、面接の基本にはじまる専門的な技術、あるいは心理臨床家としての姿勢を、さまざまな流派のいろいろな先生方にお世話になって学ばせていただいた。そして匿名性保持のためお名前をあげることができないが、本書に事例として取り上げた方々の他にも、多くの患者さんとご家族、病院や診療所の医師、看護師、その他協働者の方々が、さまざまな形で協力してくださった。皆さまに感謝申し上げます。

本書の文献の検索と収集、書類の整理には、10余年にわたって筆者の研究に尽力してくださっている白戸満喜子さんがあたってくださった。筆者にさまざまなメッセージを遺して逝った次女と亡父母、いつも変わらぬ理解と協力を惜しまずにつきあってくれている我が家の家族へも、心よりの感謝を記したい。

本書を執筆するにあたり、筆者の以下の書物と論文を一部素材として用いた。

「医療従事者のための患者学」（全20回の連載）雑誌『病院』（医学書院）１９８８年から１９９０年
「医療の健康増進プログラム」『健康心理・教育学研究』第2巻第1号、51－61頁、１９９５年
「死にゆく患者への援助」岡堂哲雄編『患者の心理とケアの指針』（金子書房）１２６－１３９頁、１９９７年
『医療・看護の心理学』（川島書店）１９９９年
「病者と家族の心理学的理解とヒューマン・ケア」『保健の科学』48巻7号、４９７－５０２頁、２００６年

これらの刊行の際にお世話になった編集者と出版社の方々へも、この場を借りてお礼を述べたい。

そして最後に、本書の刊行へ向けて、作業の遅い筆者に対して忍耐をもって励ましてくださり、さまざまな実質的な支援を提供してくださった新曜社の塩浦暲氏に、衷心よりの感謝を申し述べたい。本書が世に出ることができたのは、氏のおかげである。

２００９年早春

木村登紀子

**著者紹介**

木村　登紀子（きむら　ときこ）
1964年　東北大学文学部（心理学）卒業
1966年　東北大学大学院文学研究科修士課程（心理学専攻）修了
1968年　東北大学大学院文学研究科博士後期課程中退
2005年　東北大学より博士（文学）
聖路加看護大学名誉教授。指導健康心理士，臨床心理士
主要著書
「死にゆく患者への援助」（岡堂哲雄編『患者の心理とケアの指針』）金子書房，1997年
『医療・看護の心理学 ── 病者と家族の理解とケア』川島書店，1999年
「老いと死と心理」（淑徳大学エクステンションセンター編『今を生きて老いと死を生きる』）
青娥書房，2004年
ほか。

新曜社

つながりあう「いのち」の心理臨床
患者と家族の理解とケアのために

初版第1刷発行　2009年3月30日
初版第4刷発行　2019年5月30日

著　者　木村　登紀子
発行者　塩浦　暲
発行所　株式会社新曜社
〒101-0051 東京都千代田区神田神保町3-9 幸保ビル3F
電話（03）3264-4973（代）・Fax（03）3239-2958
E-mail info@shin-yo-sha.co.jp
URL http://www.shin-yo-sha.co.jp/

印刷所　銀河
製本所　積信堂


ISBN978-4-7885-1151-4　C1011

# 索　引

◆さ　行

**◆た　行**



**◆な　行**



**◆は　行**

# 文　献


阿部幸子　1992　死の受容 ── ガンとわかってから三年余を生きて　講談社

Allport, G. W. 1937　*Personality: A psychological interpretation*. New York: Holt.（詫摩武俊他（訳）　1982　パーソナリティ ── 心理学的解釈　新曜社）

Bandura, A. 1977　*Social learning theory*. Englewood Cliffs, N. J.: Prentice-Hall.（原野広太郎（監訳）　1979　社会的学習理論 ── 人間理解と教育の基礎　金子書房）

Barber, T. X. 1976　*Pitfalls in human research: Ten pivotal points*. New York: Pergamon Press.（古崎敬（監訳）　1980　人間科学の方法 ── 研究・実験における10のピットフォール　サイエンス社）

Berger, P. L. & Luckmann, T. 1967　*The social construction of reality: A treatise in the sociology of knowledge*. Garden City: Doubleday.（山口節郎（訳）　2003　現実の社会的構成 ── 知識社会学論考　新版　新曜社）

Berlyne, D. E. 1970 Attention as a problem in behavior theory. In D. I. Mostofsky（Ed.）*Attention: Contemporary theory and analysis*. New York: Appleton-Century-Crofts, Pp.25-59.

Boring, E. G. et al.（Eds.）1948　*Foundations of psychology*. New York: John Wiley and Sons.

Boss, M. 1956　*Korperliches Kranksein als folge Seelischer Gleichgewichtssturungen*. Bern: Hans Huber.（三好郁男（訳）　1966　心身医学入門　みすず書房）

Bronowski, J. 1951　*The common sense of science*. London: Heinemann.（三田博雄・松本啓（訳）　1968　科学とは何か ── 科学の共通感覚　みすず書房）

Bronowski, J. 1965　*The identity of man*. New York: Doubleday.（松本啓・森松健介（訳）　1969　人間とは何か　みすず書房）

ブラウン／宇津木保・大羽蓁（訳）　1963　フロイドの系譜 ── 精神分析学の発展と問題点　誠信書房

Bruner, J. 1990　*Acts of meaning*. Cambridge, Mass.: Harvard University Press.（岡本夏木他（訳）　1999　意味の復権 ── フォークサイコロジーに向けて　ミネルヴァ書房）

Buber, M. 1923　*Ich und Du*. Leipzig: Insel.（野口啓祐（訳）　1958　孤独と愛 ── 我と汝の問題　創文社）

Buber, M. 1948　*Das Problem des Menschen*. Verlag: Lambert Schneider.（児島洋（訳）　1961　人間とは何か　理想社）

Burnell, G. M., & Burnell, A. L. 1989 *Clinical management of bereavement: A handbook for healthcare professionals*. New York: Human Science Press.（長谷川浩・川野雅資（監訳） 1994 死別の悲しみの臨床 医学書院）

Burr, V. 1995 *An introduction to social constructionism*. London; New York: Routledge.（田中一彦（訳） 1997 社会的構築主義への招待 ── 言説分析とは何か 川島書店）

Cassell, E. J. 1976 *The healer's art: A new approach to the doctor-patient relationship*. New York: J. B. Lippincott.（土居健郎・大橋秀夫（訳） 1991 癒し人のわざ 新曜社）

千葉敦子 1981 乳ガンなんかに敗けられない 文藝春秋

千葉敦子 1987 「死への準備」日記 朝日新聞社

近田輝行・日笠摩子 2005 フォーカシングワークブック 日本・精神技術研究所

Combs, A. W. & Snygg, D. 1959 *Individual behavior: A perceptual approach*. New York: Harper & Row.（友田不二男（編）・手塚郁恵（訳） 1970 人間の行動 上・下 岩崎学術出版社）

土居健郎 1992 新訂 方法としての面接 ── 臨床家のために 医学書院

土居健郎 1994 日常語の精神医学 医学書院

土居健郎 1997 「甘え」理論と精神分析療法 金剛出版

土居健郎 2000 土居健郎選集5 人間理解の方法 岩波書店

土居健郎 2001 甘え・病い・信仰 創文社

Erikson, E. H. 1959 *Identity and the life cycle: Selected papers*. New York: International Universities Press.（小此木啓吾（訳編） 1973 自我同一性 ── アイデンティティとライフ・サイクル 誠信書房）

Erikson, E. H. 1963 *Childhood and society*. W. W. Norton.（仁科弥生（訳） 1977-80 幼児期と社会 1, 2 みすず書房）

Festinger, L. 1957 *A theory of cognitive dissonance*. Evanston, Ill.: Row, Peterson.（末永俊郎（監訳）1965 認知的不協和の理論 ── 社会心理学序説 誠信書房）

Fischer, W. F. 1970 *Theories of anxiety*. New York: Harper & Row.（長谷川浩・井下理（訳） 1979 不安の心理学 ── その理論と体験 建帛社）

Flick, U. 1992 Triangulation revisited strategy of or alternative to validation of qualitative date. *Journal for the Theory of Social Behavior, 22*, 175-197.

Flick, U. 1995 *Qualitative Forschung*. Reinbed bei Hamburg: Rowohlt Taschenbuch Verlag.（小田博志・山本則子・春日常・宮地尚子（訳） 2002 質的研究入門 ──〈人間の科学〉のための方法論 春秋社）

Frankl, V. E. 1947 *Ein Psycholog erlebt des Konzentrationslager: Österreichische Dokuments zur Zeitgeschichte I*.（霜山徳爾（訳） 1971（改版） 夜と霧 ── ドイツ強制収容所の体験記録 みすず書房）

Frankl, V. E. 1947　*Trotzdem Ja zum Leben sagen*. 2. Aufl. Wien: Franz Deuticke.（山田邦男・松田美佳（訳）　1993　それでも人生にイエスと言う　春秋社）
Frankl, V. E. 1950　*Homo Patiens: Versuch einer Pathodizee*. Wien : F. Deuticke.（真行寺功（訳）　1986　苦悩の存在論　新装版　新泉社）
Frankl, V. E. 1952　*Aerztliche Seelsorge*.（霜山徳爾（訳）　1957　死と愛 ── 実存分析入門　みすず書房）
Frankl, V. E. 1967　*Psychotherapy and existentialism*. Washington Square Press.（高島博・長澤順治（訳）　1972　現代人の病 ── 心理療法と実存哲学　丸善）
フランクル, V. E.　1972／山田邦男（監訳）　2002　意味への意志　春秋社
フランクル, V. E.　1975／山田邦男（監訳）　2000　制約されざる人間　春秋社
Frankl, V. E. 1978　*The unheard cry for meaning*. New York: Simon and Schuster.（諸富祥彦（監訳）　1999　〈生きる意味〉を求めて　春秋社）
Freud, A. 1936　*Das Ich und Abwehrmechanismen*. Internationaler Psychoanalytischer Verlag.（外林大作（訳）　1985　自我と防衛　第２版　誠信書房）
Freud, S. 1916　*Trauer und Melancholie. Zeitschrift fur Psychoanalyse*. Bd.4. Imago.（井村恒郎・加藤正明（訳）　1955　悲哀とメランコリー　フロイド選集 10　不安の問題　日本教文社）
Freud, S. 1940　*Gesammelte Werke*. Bd.11, 15. London: Imago.（高橋義孝・下坂幸三（訳）1999　精神分析入門　上・下　新潮社）
Fromm, E. 1956　*The art of loving: An equiry into the nature of love*. New York: Harper.（懸田克躬（訳）　1959　愛するということ　紀伊国屋書店）
Fromm, E. 1976　*To have or to be?* New York: Harper & Row.（佐野哲郎（訳）　1977　生きるということ　紀伊國屋書店）
藤平健・小倉重成　1979　漢方概論　創元社
藤原勝紀　2004　臨床心理学の援助論　大塚義孝編　臨床心理学原論　第５章　誠信書房
福岡伸一　2007　生物と無生物のあいだ　講談社
福岡伸一　2008　生命と食　岩波書店
Gendlin, E. T. 1964　A theory of personality change. In Worchel, P. & Byrne, D.（Ed.）*Personality change*. New York: John Wiley & Sons. Pp.100-148.
Gendlin, E. T. 1973　Experiential psychotherapy. In Corsini, R.（Ed.）*Current psychotherapies*. Ithasca: F. E. Peacock.（体験過程療法　ユージン・ジェンドリン・池見陽　1999　セラピープロセスの小さな一歩　金剛出版　Pp.75-138.）
Gendlin, E. T. 1978　*Focusing*. New York: Bantam Books.（村山正治・都留春夫・村瀬孝雄他（訳）　1982　フォーカシング　福村出版）
Gendlin, E. T. 1990　The small steps of therapy process. In *Client-centered and experien-*

*tial psychotherapy in the Nineties*. Leuven University Press.
Gendlin, E. T. 1996 *Focusing-oriented psychotherapy: A manual of experiential method*. The Guilford Press.（村瀬孝雄・池見陽・日笠摩子（監訳） 1998 フォーカシング指向心理療法（上） 体験過程を促す聴き方 金剛出版）
ジェンドリン, E.T.／村瀬孝雄（訳） 1981 体験過程と心理療法 新装版 ナツメ社
ジェンドリン, E.T.・池見陽／池見陽・村瀬孝雄（訳） 1999 セラピープロセスの小さな一歩 ── フォーカシングからの人間理解 金剛出版
Gergen, K. J.／永田素彦・深尾誠（訳） 2004a 社会構成主義の理論と実践 ── 関係性が現実をつくる ナカニシヤ出版
Gergen, K. J.／東村知子（訳） 2004b あなたへの社会構成主義 ナカニシヤ出版
Giorgi, A. 1970 *Psychology as a human science: A Phenomenologically based approach*. New York: Harper & Row.（早坂泰次郎（監訳） 1981 現象学的心理学の系譜 ── 人間科学としての心理学 勁草書房）
Giorgi, A. 1976 *Phenomenology and the foundations of psychology*. University of Nebraska Press.（早坂泰次郎（監訳） 1985 心理学の転換 ── 行動の科学から人間科学へ 勁草書房）
Giorgi, A. P.／吉田章宏（訳・構成） 2004a 看護研究への現象学的方法の適用可能性 看護研究, 37 巻 5 号, 49-57.
Giorgi, A. P.／吉田章宏（訳・構成） 2004b 経験記述資料分析の実際 現象学的心理学の「理論と実践」 看護研究, 37 巻 7 号, 63-75.
Glaser, B. G. & Strauss, A. L. 1965 *Awareness of dying*. New York: Aldine.（木下康仁（訳） 1988 「死のアウェアネス理論」と看護 ── 死の認識と終末期ケア 医学書院）
Glaser, B. G. & Strauss, A. L. 1967 *The discovery of grounded theory: Strategies for qualitative research*. New York: Aldine.（後藤隆他（訳） 1996 データ対話型理論の発見 ── 調査からいかに理論をうみだすか 新曜社）
グリーン, L. W. 1990 健康教育のアセスメントと評価 健康心理・教育学研究, 第 1 巻第 2 号, 63-72.
Greenhalgh, T. & Hurwitz, B. 1998 *Narrative based medicine*. London: BMJ.（斎藤清二・山本和利・岸本寛史（監訳） 2001 ナラティブ・ベイスト・メディスン 金剛出版）
郡司篤晃 1987 WHO のヘルスプロモーションに関する憲章 公衆衛生, Vol.51, No.11, 797-802.
Hall, C. S. & Nordby, V. J. 1973 *A primer of Jungian psychology*. New York: Taplinger, London: Croom Helm.（岸田秀（訳） 1974 ユング心理学入門 清水弘文堂）
Hamel, J. 1993 *Case study methods*. London: Sage.
畠瀬直子 1997 シリーズ 人間性の心理学 悲しみに寄り添うカウンセリング 大日本

図書

早坂泰次郎（編著） 1981 新版 現代人の心理学 ── 科学としての人間理解 川島書店

早坂泰次郎 1986 現象学をまなぶ 川島書店

早坂泰次郎（編著） 1999 現場からの現象学 川島書店

Heideggar, M. 1927 *Sein und Zeit*. Halle a.d.S.: M. Niemeyer.（桑木務（訳） 1960 存在と時間 岩波書店）

保坂亨・岡村達也 2003 パーソン中心カウンセリングにおける「治療的人格変化の必要十分条件」の理論的展開 ── カウンセラーのもう一つの態度条件〈存在すること〉をめぐって 人間性心理学研究, 第21巻第1号, 6-15.

細川宏（小川鼎三・中井準之助編）1977 病者・花：詩集 細川宏遺稿詩集 現代社

Husserl, E. 1913 *Iden zu einer reinen Phanomenologie und phanomenologischen Philosophie*, 1.（池上鎌三（訳） 1939, 1941 純粋現象学及現象学的哲学考案 上・下 岩波文庫）

「生きる力」編集委員会（編） 2006 生きる力 ── 神経難病ALS患者たちからのメッセージ 岩波書店

井上澄子 1999 カウンセラー養成とフォーカシング 村山正治（編） フォーカシング 現代のエスプリ No.382 至文堂 Pp.131-138.

井上澄子 2001 心理療法の質を高めるフォーカシング 阿世賀一郎・伊藤研一（編） 治療にとってのフォーカシング 現代のエスプリ No.412 至文堂 Pp.184-193.

井上澄子 2003 カウンセリングとフォーカシング ── フェルトセンスに触れることの意味 村山正治（編） ロジャーズ学派の現在 現代のエスプリ別冊 至文堂 Pp.175-183.

井上澄子 2005 共に生きることとフォーカシング ── 面接場面において 淑徳心理臨床研究, 第2号, 41-43.

井上澄子 2008 生への扉を開くフォーカシング 淑徳心理臨床研究, 第5号, 11-14.

石井仁 1984 担癌者 新潮社

石川正一 1973 たとえぼくに明日はなくとも 立風書房

石川正一・左門 1982 めぐり逢うべき誰かのために 立風書房

伊藤哲司 2001 ハノイの路地のエスノグラフィー ナカニシヤ出版

伊藤義美（編著） 2002 フォーカシングの実践と研究 ナカニシヤ出版

岩崎正子（他） 2008 幸せを築く対人援助 フィリア

James, W. 1890 *Principles of psychology*. New York: Holt.

Jaspers, K. 1948／内村祐之（他訳） 1953-1956 精神病理学総論 岩波書店

Jourard, S. M., & Landsman, T. 1980 *Health personality: An approach from the viewpoint of humanistic psychology*. New York: Macmillan.

Jung, C. G. 1933 *Die Beziehungen zwischen dem Ich und Unbewussten*. Zurich: Rascher.（野田倬（訳） 1982 自我と無意識の関係 人文書院）
梶田叡一 1991 シリーズ人間性の心理学 内面性の心理学 大日本図書
梶田叡一 1998 意識としての自己 ── 自己意識研究序説 金子書房
金沢吉展 1995 医療心理学入門 ── 医療の場における心理臨床家の役割 誠信書房
神田橋條治 1988 発想の航跡 岩崎学術出版社
神田橋條治 1990 精神療法面接のコツ 岩崎学術出版社
神田橋條治 1992-2008 治療のこころ 巻1～巻14 花クリニック神田橋研究会
神田橋條治 1997 対話精神療法の初心者への手引き 花クリニック神田橋研究会
神田橋條治 1999 精神科養生のコツ 岩崎学術出版社
Kant, I. 1785 *Grundlegung zur Meaphysik der Sitten*.（篠田英雄（訳） 1960 道徳形而上学原論 岩波文庫）
Kant, I. 1787 *Kritik der Reinen Vernunft*.（篠田英雄（訳） 1961 純粋理性批判 岩波文庫）
Kant, I. 1788 *Kritik der praktischen Vernunft*.（波多野精一・宮本和吉・篠田英雄（訳） 1979 実践理性批判 岩波文庫）
柏木哲夫 1994 ターミナルケアにおける人間理解（2）── カウンセリングと時制 Molecular Medicine, 31巻3号
河合隼雄 1967 ユング心理学入門 培風館
河合隼雄 1986 宗教と科学の接点 岩波書店
河合隼雄 1989 生と死の接点 岩波書店
川上武他 1993 日本人の生死観 ── 医師のみた生と死 勁草書房
川喜田二郎 1967 発想法 ── 創造性開発のために 中央公論新社
川喜田二郎 1970 続・発想法 ── KJ法の展開と応用 中央公論新社
河野博臣 1994 死の臨床におけるモーニング ストレス科学，8（3), 30-34.
Keen, E. 1975 *A primer in phenomenological psychology*. New York: Holt, Rinehart and Winston.（吉田章宏・宮崎清孝（訳） 1989 現象学的心理学 東京大学出版会）
木田元 1970 現象学 岩波新書（青版76） 岩波書店
木田元・滝浦静雄・立松弘孝・新田義弘（編） 1980 講座·現象学4 弘文堂
Kierkegaard. S.／斎藤信治（訳） 1957 死に至る病 改版 岩波文庫
Kierkegaard. S.／斎藤信治（訳） 1979 不安の概念 改版 岩波文庫
木村敏 2001 木村敏著作集 1～8 弘文堂
木村敏 2008 臨床哲学の知 ── 臨床としての精神病理学のために 洋泉社
木村登紀子 1978 モティベーション 鬼沢貞（他）編 人間の心理学的省察 アカデミア出版会

木村登紀子　1981　要求と感情　早坂泰次郎（編）　新版　現代人の心理学　川島書店　第Ⅳ章　Pp.57-75.
木村登紀子　1987　“生きる場”としての病院　病院，46（6），32-34.
木村登紀子　1988-90　シリーズ　医療従事者のための“患者学”No.1-20　病院，47（2）-49（5）のうち20号に掲載
木村登紀子　1990/1992/1994　医療人間学へ向けて〔Ⅰ，Ⅱ，Ⅲ〕　人間性心理学会第9,11,13回大会発表論文集　〔Ⅰ〕Pp.36-37,〔Ⅱ〕Pp.62-63,〔Ⅲ〕Pp.116-117.
木村登紀子　1992a　慢性病者の生活ストレス　岡堂哲雄（編）　現代のエスプリ別冊　結婚と家族のストレス　至文堂　Pp.138-155.
木村登紀子　1992b　人工呼吸器を装着した児の母親の体験 ── 児の「生命の意味」をめぐって　日本人間性心理学会第11回大会発表論文集
木村登紀子　1993　病気になって変わる心理　篠田知璋（編）　医療の人間学1　講談社　Pp.89-110.
木村登紀子　1994　繋がり合う“いのち”を　公開シンポジウム「人の終焉をいかに看取るか」　日本応用心理学会第61回大会発表論文集，2，p.2.
木村登紀子　1995a　ターミナルケアにおけるカウンセリング　現代のエスプリ　別冊　特集：中高年の心理と健康　至文堂　Pp.198-212.
木村登紀子　1995b　医療の場における健康教育　肥田野直・本明寛・山本多喜司（監）　健康教育の心理学　第12章　実務教育出版　Pp.175-186.
木村登紀子　1995c　医療の健康増進プログラム　健康心理・教育学研究, Vol.2, No.1, 51-61.
木村登紀子　1997a　死にゆく患者への援助　岡堂哲雄（編）　患者の心理とケアの指針　金子書房　Pp.126-139.
木村登紀子　1997b　恩田彰 他（編）　臨床心理学辞典　八千代出版
木村登紀子　1997c　「死別による喪失体験」の理解とケア ── “健やかな生”の視点による一考察　健康心理・教育学研究　Vol.3, No.1, 27-33.
木村登紀子　1999a　「心」をどう理解するか ── 心理学からのアプローチ　月刊ターミナルケア, Vol.9, No.2　三輪書店　Pp.92-96.
木村登紀子　1999b　医療・看護の心理学 ── 病者と家族の理解とケア　川島書店
木村登紀子　1999c　征史さんと「木偶の坊」　栗原征史　命の詩に心のＶサイン──筋ジストロフィーを生きたぼくの26年　ラ・テール出版局　Pp.333-344.
木村登紀子　2000　患者学のすすめ ── ヒューマン・ケア心理学へのひとつの視点として　現代のエスプリ　別冊　患者の心理　至文堂　Pp.262-275.
木村登紀子　2003a　健康心理カウンセリングとヘルスケア・システム　日本健康心理学会編　健康心理学基礎シリーズ③　健康心理カウンセリング概論　実務教育出版

Pp.123-134.
木村登紀子　2003b　医療・福祉場面における健康教育　日本健康心理学会編　健康心理学基礎シリーズ④　健康教育概論　実務教育出版　Pp.125-135.
木村登紀子　2004　老いと死と心理　淑徳大学エクステンションセンター編　淑徳大学エクステンションセンター叢書２　大乗仏教の共生の教え　今を生きて老いと死を生きる　青娥書房　Pp.126-153.
木村登紀子　2006　病者と家族の心理学的理解とヒューマン・ケア　保健の科学, 48巻7号, 497-502.
木村登紀子・白崎けい子　1993b　虚血性心疾患とタイプＡ行動パターン ―― 自己観（Self-concept）およびロールシャッハ・テストによる検討　桃生・早野・保坂・木村（編）　タイプＡ行動パターン　星和書店　Pp.290-304.
木下康仁　1999　グラウンデッド・セオリー・アプローチ ―― 質的実証研究の再生　弘文堂
木下康仁　2003　グラウンデッド・セオリー・アプローチの実践 ―― 質的研究への誘い　弘文堂
吉良安之　2003　対人援助職を援助する ―― セラピストフォーカシング　村山正治（編）　ロジャーズ学派の現在　現代のエスプリ別冊　至文堂　Pp.184-192.
北村晴朗　1977　新版・自我の心理　誠信書房
北村晴朗　1983　希望の心理　金子書房
北村晴朗　1991　自我の心理・続考 ―― 意識・個性的人格・無我　川島書店
北村晴朗　2001　全人的心理学 ―― 仏教理論に学ぶ　東北大学出版会
北村晴朗・安倍淳吉・黒田正典（編）　1969　心理学研究法　誠信書房
Kleinman, A. 1980　*Patient and healers in the context of culture: An exploration of the borderland between anthropology, medicine, and psychiatry*. University of California Press.（大橋英寿他（訳）　1992　臨床人類学 ―― 文化のなかの病者と治療者　弘文堂）
Kleinman, A. 1988　*The illness narratives: Suffering, healing and the human condition*. New York: Basic Books.（江口重幸他（訳）　1996　病いの語り ―― 慢性の病いをめぐる臨床人類学　誠信書房）
Koffka, K. 1935　*Principles of gestalt psychology*. New York: Harcourt, Brace.（鈴木正弥（監訳）　1988　ゲシュタルト心理学の原理　福村出版）
小山充道　1989　病の心理学 ―― 医療カウンセリングへのいざない　学苑社
Kübler-Ross, E. 1969　*On death and dying*. New York: Macmillan.（川口正吉（訳）　1971　死ぬ瞬間　読売新聞社）
Kübler-Ross, E. 1975　*Death: The final stage of growth*. Englewood Cliffs, N.J.: Prentice Hall.（鈴木晶（訳）　1999　続死ぬ瞬間　読売新聞社）

Kübler-Ross, Arztin & Joseph, Helfer 1997　Die Kojoten sind meine Freunde. *Der Spiegel* 39, Pp.149-150.
鯨岡峻　2005　エピソード記述入門 ── 実践と質的研究のために　東京大学出版会
栗原征史　1999　命の詩に心のＶサイン ── 筋ジストロフィーを生きたぼくの26年　ラ・テール出版局
黒田正典　1982　根底に横たわる科学理念の問題 ── 法則定立的、個性記述的および個性変容的　杉渓一言（編）　現代の心理学を考える　川島書店　Pp.103-107.
マクナブ, F.／福原真知子他（訳）　1994　喪失の悲しみを越えて　川島書店
前田泰樹他（編）　2007　エスノメソドロジー ── 人びとの実践から学ぶ　新曜社
Maslow, A. H. 1954　*Motivation and personality*. 2nd ed. New York: Harper & Row.（小口忠彦（訳）　1987　改訂新版　人間性の心理学　産能大学出版部）
Maslow, A. H. 1962　*Toward a psychology of being*. Princeton, N.J.: D. Van Nostrand.（上田吉一（訳）　1964　完全なる人間 ── 魂のめざすもの　誠信書房）
松嶋秀明　2005　関係性のなかの非行少年 ── 更生保護施設のエスノグラフィーから　新曜社
May, R. 1953　*Man's search for himself*. New York: W. W. Norton.（小野泰博（訳）　1970　失われし自我をもとめて　誠信書房）
May, R. et al（Ed.）1958　*Existence: A new dimension in psychiatry and psychology*. New York: Basic Books.（伊東博・浅野満・古屋健治（訳）　1977　実存 ── 心理学と精神医学の新しい視点　岩崎学術出版社）
Mayeroff, M. 1971　*On caring*. New York: Harper & Row.（田村真・向野宣之（訳）　1987　ケアの本質　ゆみる出版）
Mearns, D. 1994　*Developing person-centered counselling*. London: Sage Publications（諸富祥彦（監訳・解説）　2000　パーソンセンタード・カウンセリングの実際 ── ロジャーズのアプローチの新たな展開　コスモス・ライブラリー）
Merleu-Ponty, M. 1945　*Phenomenologie de la perception*. Paris: Gallimard.（竹内芳郎・小木貞孝（訳）　1967　知覚の現象学１　みすず書房）
南博　1980　心理学と現象学　木田元・滝浦静雄・立松弘孝・新田義弘（編）　講座・現象学４　現象学と人間諸科学　第１章　弘文堂　Pp.35-80.
箕浦康子（編著）　1999　フィールドワークの技法と実際 ── マイクロ・エスノグラフィー入門　ミネルヴァ書房
森岡正芳　2002　物語としての面接　新曜社
Moustakas, C. 1988　*Phenomenology science and psychotherapy*.（杉村省吾・杉村栄子（訳）　1997　現象学的心理療法　ミネルヴァ書房）
村上英治　1992　シリーズ人間性の心理学　人間が生きるということ　大日本図書

村本詔司　1994　シリーズ人間性の心理学　魂の探求 ── 古代ギリシャの心理学　大日本図書
村瀬嘉代子・青木省三　2000　心理療法の基本　金剛出版
村山正治・藤中隆久（編）　2002　クライエント中心療法と体験過程療法 ── 私と実践との対話　ナカニシヤ出版
長濱善夫　1961　東洋医学概説　創元社
中勘助　1988　母の死　角川文庫
中井久夫　2008　臨床瑣談　みすず書房
中川米造・宗像恒次（編）　1989　医療・健康心理学　福村出版
中村秀吉・古田光（編）　1968　岩波講座　哲学 12　科学の方法　岩波書店
波平恵美子　1984　病気と治療の文化人類学　海鳴社
成田善弘（監修）　2001　医療のなかの心理臨床 ── こころのケアとチーム医療　新曜社
日本 ALS 協会（編）　2005　新 ALS（筋萎縮性側索硬化症）ケアブック　川島書店
日本臨床心理士資格認定協会　2008　臨床心理士になるために　平成 20 年版　誠信書房
日本死の臨床研究会・教育研修委員会（編）　2007　死の臨床とコミュニケーション　人間と歴史社
西川喜作　1982　輝やけ　我が命の日々よ ── ガンを宣告された精神科医の 1000 日　新潮社
緒方道彦　1984　巻頭言「自分を使いこなす」　教育と医学　32（10), 2-3.
小川恵　2006　心理臨床へのまなざし ── 経験の意味を支えるコンテクストと理念　日本評論社
荻野恒一　1975　苦悩と不安の現象学　川島書店
荻野恒一　1988　現象学と精神科学　世界書院
大橋英寿　1998　沖縄シャーマニズムの社会心理学的研究　弘文堂
岡堂哲雄　1974　集団力学入門　医学書院
岡堂哲雄・浅川明子（編）　1987　患者・家族の心理と看護ケア 2　病児の心理と看護　中央法規出版
岡堂哲雄・長濱晴子（編）　1987　患者・家族の心理と看護ケア 4　老人患者の心理と看護　中央法規出版
小此木啓吾・馬場謙一（編）　1977　フロイト　精神分析入門　有斐閣
大森荘蔵他（編）　1985　新・岩波講座 哲学 1　いま哲学とは　岩波書店
恩田彰（編）　1995　シリーズ人間性の心理学　東洋の知恵と心理学　大日本図書
大貫恵美子　1985　日本人の病気観 ── 象徴人類学的考察　岩波書店
大須賀発蔵　1990　陰は光に ──「華厳経」一行拾い読み　柏樹社
大須賀発蔵　2001　ひびきあう心 ── カウンセリングに生きる曼荼羅の智恵　茨城カウン

セリングセンター
大塚恭男（編） 1987 新版・東洋の医学 「からだの科学」臨時増刊 日本評論社
大塚恭男（編） 1988 こころの病気と東洋医学 「こころの科学」Vol.17 日本評論社
Rogers, C. R. 1947 Some observations on organization of personality. *American Psychologist, 2*, 358-368.（伊東博（編訳） 1967 パースナリティ理論 ロージァズ全集 8 岩崎学術出版社）
Rogers, C. R. 1950 The significance of the self-regarding attitudes and perceptions. In M. L. Reymert（Ed.）*Feelings and emotions*, New York: McGraw-Hill, Pp.374-382.
Rogers, C. R. 1951a Perceptual reorganization in client-centered therapy. In R. R.Blake and G. V. Ramsey（Eds.）*Perception: An approach to personality*, New York: Ronald Press, Pp.307-327.
Rogers, C. R. 1951b A current view of client-centered therapy. In *Client-centered therapy: Its practice, implication, and therapy*. Boston: Houghton Mifflin.（友田不二男（編訳） 1966 サイコセラピィ ロージァズ全集 3 岩崎学術出版社）
Rogers, C. R. 1951c A theory of personality and behavior. In *Client-centered therapy*, Part 3, Chap.11, Boston: Houghton Mifflin, Pp.481-533.
Rogers, C. R. 1957 The necessary and sufficient conditions of therapeutic personality change. *Journal of Consulting Psychology, 21*, 95-103.（伊東博（編訳） 1966 サイコセラピィの過程 ロージァズ全集 4 岩崎学術出版社）
Rogers, C. R. 1959a A theory of therapy, personality, and interpersonal relationships as developed in the client-centered framework. In S. Koch（Ed.）*Psychology: A study of a science*, Vol.3, *Formulation of the person and the social context*, New York: McGraw-Hill, Pp.184-256.
Rogers, C. R. 1959b Significance of the self-regarding attitudes and perceptions. In L. Gorlow & W. Katkovsky（Eds.）*Readings in the psychology of adjustment*. New York: McGraw-Hill.
Rogers, C. R. 1963 The concept of fully functioning person. *Psychotherapy: Theory, research and practice, 1*（1）, 17-26.（村山正治（編訳） 1967 人間論 ロージァズ全集 12 岩崎学術出版社）
Rogers, C. R. 1986 Client-centered therapy. In I. L. Kutash & A. Wolf（Eds.）*Psychotherapist's casebook: Theory and technique in practice* San Francisco: Jossey-Bass. Pp.197-208.
ロウ, エリコ 2007 誰もが知りたい上手な死に方、死なせ方 ── 円満でやすらかな終末期への道しるべ 講談社
西條剛央 2007 ライブ講義・質的研究とは何か ── SCQRM ベーシック編 新曜社
西條剛央 2008 ライブ講義・質的研究とは何か ── SCQRM アドバンス編 新曜社

斉藤久美子　1992　面接　心理臨床大事典　培風館　Pp.174-178.
三條裕子・木村登紀子　1993　人工呼吸器を装着した児の母親の体験 ── 児の「生命の意味」をめぐって　天使女子短期大学紀要, 14 号, 1-15.
三條裕子・木村登紀子　1997　人工呼吸器を装着した児の母親の体験 ── 児の死を通して ── 日本人間性心理学会　第 16 回大会　発表論文集　Pp.56-57.
佐藤郁哉　2008　質的データ分析法 ── 原理・方法・実践　新曜社
Schultz, D. 1977 *Growth psychology: Models of the healthy personality*. New York: Van Nostrand Reinhold.（上田吉一（監訳）　1982　健康な人格 ── 人間の可能性と七つのモデル　川島書店）
Schultz, D. 1981 *A history of modern psychology*. 3rd ed. New York: Academic Press.（村田孝次（訳）　1986　現代心理学の歴史　培風館）
Schwing, G. 1940　*Ein Weg zur Seele des Geisteskranken*. Rascher Verlag.（小川信男・船渡川佐知子（共訳）　1966　精神病者の魂への道　みすず書房）
島内憲夫　1994　ヘルスプロモーション ── 21 世紀の健康戦略　健康管理, No.480, 18-32.
清水哲郎　1997　医療現場に臨む哲学　勁草書房
清水哲郎　2000　医療現場に臨む哲学Ⅱ　勁草書房
下山晴彦　2002　質的研究におけるナラティブの位置づけ　人間性心理学研究, 第 20 巻第 2 号, 174-200.
下山晴彦・丹野義彦（編）　2001　臨床心理学研究　講座臨床心理学 2　東京大学出版会
品川博二・赤水誓子　2005　死別から共存への心理学　関西看護出版
新編国歌大観編集委員会（編）　1991　新編国歌大観　第 9 巻　私家集編 5　角川書店
Snygg, D. & Combs, A. W. 1949　*Individual behavior: A new frame of reference for psychology*. New York: Harper & Row.
Stern, D. N. 1985　*The interpersonal world of the infant: A view from psychoanalysis and developmental psychology*, New York: Basic Books.（小此木啓吾・丸田俊彦（監訳）　1989　乳児の対人世界　岩崎学術出版社）
Strauss, A. 1987　*Qualitative analysis for social scientists*. Cambridge: Cambridge University Press.
Strauss, A. L. et al. 1984　*Chronic illness and the quality of life*. 2nd ed. Saint Louis: Mosby.（南裕子（監訳）　1987　慢性疾患を生きる　医学書院）
Sullivan, H. S. 1953　*Conceptions of modern psychology*. New York: W. W. Norton.（中井久夫・山口隆（訳）　1976　現代精神医学の概念　みすず書房）
Sullivan, H. S. 1954　*The psychiatric interview*. New York: W. W. Norton.（中井久夫・山口隆（訳）　1986　精神医学的面接　みすず書房）
Sullivan, H. S. 1956　*Clinical studies in psychology*. New York: W. W. Norton.（中井久

夫・山口直彦・松川周二（訳） 1983 精神医学の臨床研究 みすず書房）
鈴木秀子 1997 死者と生者の仲良し時間 文藝春秋
鈴木裕久 2006 臨床心理研究のための質的方法概説 創風社
高橋順一・渡辺文夫・大渕憲一（編著） 1998 人間科学研究法ハンドブック ナカニシヤ出版
高島博 1981 実存心身医学入門 ── 医学と哲学とを結ぶ 丸善
高島博 1989 人間学 ── 医学的アプローチ 丸善
玉谷直実 1986 乳房よかえっておいで 春秋社
田中一彦 1982 方法論からの心理学 勁草書房
谷口隆之助 1986 人間学シリーズ 1 人間として生きるということ 桜山参究会
谷口隆之助（編） 1975 人間関係論集 川島書店
谷口隆之助・早坂泰次郎・佐藤功 1967 人間存在の心理学 川島書店
谷田憲俊 2008 患者・家族の緩和ケアを支援するスピリチュアルケア ── 初診から悲嘆まで 診断と治療社
立川昭二 1993 臨死のまなざし 新潮社
Thomson, R. 1968 *The perican history of psychology*. Harmondsworth, Eng.: Penguin Books.（北村晴朗（監訳） 1969 心理学の歴史 北望社）
Thorne, B. 1992 *Carl Rogers*. Sage Publications of London.（諸富祥彦（監訳） 2003 カール・ロジャーズ コスモス・ライブラリー）
戸川行男 1982 意識心理学への道 金子書房
戸川行男 1988 「私」心理学への道 川島書店
得永幸子 1980 予感の彼方へ 風跡 第 4 号, 7-13.
得永幸子 1984 「病い」の存在論 地湧社
都留春夫 1975 病者のこころの動き 医学書院
上野千鶴子 2001 構築主義とは何か 勁草書房
上野矗 1994 患者に対する精神的援助に関する研究 ── 現象学的方法による“病気との和解”の方途を探って 風間書房
上野矗 2006 病床の臨床心理学 フィリア
台利夫 2007 参加観察の方法論 ── 心理臨床の立場から 慶応義塾大学出版会
Van den Berg, J. H. 1966 *The psychology of the sickbed*. Duquesne University.（早坂泰次郎・上野矗（訳） 1975 病床の心理学 現代社）
Van den Berg, J. H. 1968 *Kleine Psychiatrie*.（早坂泰次郎・矢崎妙子（訳） 1984 日常性の精神医学 川島書店）
Van den Berg, J. H. 1972 *A different Existence*. Duquesne University Press.（早坂泰次郎・田中一彦（訳） 1976 人間ひとりひとり ── 現象学的精神病理学入門 現代社）

ヴァン・デン・ベルク, J. H.／早坂泰次郎（訳） 1982 現象学への招待――「見ること」をめぐる断章 川島書店

渡辺昇一（編） 1992 ことばコンセプト事典 第一法規出版

WHO／島内憲夫（訳） 1990 ヘルスプロモーション ―― WHO：オタワ憲章 垣内出版

Wier, R. F. 1984 *Selective nontreatment of handicapped newborns: Moral dilemmas in neonatal medicine*. New York: Oxford University Press.（高木俊一郎・高木俊治（監訳） 1991 障害新生児の生命倫理 ―― 選択的治療停止をめぐって 学苑社）

Willig, C. 2001 *Introducing qualitative research in psychology: Adventures in theory and method*. Buckingham; Philadelphia: Open University Press.（上淵寿・大家まゆみ・小松孝至（訳） 2003 心理学のための質的研究法入門 ―― 創造的な探求に向けて 培風館）

Windelband, W. 1894 *Geschichte und Naturwissenschaft*. Strassburg: J. H. Ed. Heitz.（篠田英雄（訳） 1933 歴史と自然科学・道徳の原理に就て・聖：『プレルーディエン』より 第5刷 岩波文庫）

Winnicott, D. W. 1971 *Playing and reality*. London: Tavistock Publications.（橋本雅雄（訳） 1979 遊ぶことと現実 岩崎学術出版社）

Worden, J. W. 1991 *Grief counseling and grief therapy*. 2nd ed., New York: Springer Publishing.（鳴澤實（監訳） 1993 グリーフカウンセリング 川島書店）

Wu, R. 1973 *Behavior and illness*. Englewood Cliffs, N.J.: Prentice-Hall.（岡堂哲雄（監訳） 1975 病気と患者の行動 医歯薬出版）

山田富也（編著） 1989 透明な明日に向かって 燦葉出版社

やまだようこ 2004 質的研究におけるライフストーリーの位置づけ 人間性心理学研究, 第22巻第2号, 13-38.

やまだようこ 2007a 喪失の語り ―― 生成のライフストーリー 新曜社

やまだようこ 2007b 質的研究における対話的モデル構成法 ―― 多重の現実、ナラティヴ・テクスト、対話的省察性 質的心理学研究, 6, 174-194.

やまだようこ（編） 2000 人生を物語る ミネルヴァ書房

やまだようこ（編） 2007c 質的心理学の方法 ―― 語りをきく 新曜社

やまだようこ（編） 2008 質的心理学講座2 人生と病いの語り 東京大学出版会

やまだようこ・サトウタツヤ・南博文編 2001 カタログ現場（フィールド）心理学 金子書房

山本俊一 1992 死生学のすすめ 医学書院

山本俊一 1995 肺がん三十年―がんとの上手なつき合い方 真菜書房

山中康裕 2006 心の宇宙3 心理臨床学のコア 京都大学学術出版会

山中康裕・馬場禮子（編） 1998 心理臨床の実際4 病院の心理臨床 金子書房

山中康裕・山田宗良（編） 1993 分裂病者と生きる 金剛出版
山野井道子 1988 ガン病棟にきてみない？ 窓社
山崎敬一（編） 2004 実践エスノメソドロジー入門 有斐閣
柳田邦男 1986 「死の医学」への序章 新潮社
吉福伸逸 1990 生老病死の心理学 春秋社
吉本隆明・河合隼雄・押田成人・山折哲雄 1993 思想としての死の準備 ── いのち・ホスピス・ことば 三輪書店
Zeig, J. K.（Ed.） 1987 *The evolution of psychotherapy*. New York: Brunner/Mazel.（成瀬悟策（監訳） 1989-1990 21世紀の心理療法1・2 誠信書房）